»Das Leben ändern!« rief vor einem Jahrhundert der Dichter Arthur Rimbaud. »Den Tod verändern!« ergänzt heute der Arzt Léon Schwartzenberg – nach langen und schlimmen Erfahrungen als Krebsspezialist an einer der größten französischen Kliniken. Zu oft hat er unheilbar Kranke sterben gesehen, Menschen, denen er – trotz ständig wachsender Kenntnisse über den Krebs – nicht das Leben zu retten, nur noch den Tod zu erleichtern vermochte. Darum geht es in diesem Buch.

Geschrieben von einem bedeutenden Karzinologen und einem erfahrenen Journalisten, vermeidet es modische Spekulationen über Sinn und Sinnlosigkeit des Todes. Der Arzt berichtet, was er tagtäglich sieht, empfindet, erlebt: Krankheit, Leiden, Sterben. Er erklärt, was Krebs ist, was die Medizin heute vermag und was nicht. Der Journalist betrachtet den Arzt bei seinem Tun und die Patienten in ihrem Leiden: mit Bewunderung, Erschrecken und Angst. Am Ende bemühen sich beide – als Fachmann und Laie, Handelnder und Beobachter, Arzt und Patient einander ergänzend – um Antworten auf eins der schwersten, umstrittensten und am strengsten tabuisierten Probleme: das der »aktiven Sterbehilfe«, der »Euthanasie«.

Léon Schwartzenberg, geboren 1923, ist Professor für Cancerologie am Hôpital Paul-Brousse in Villejuif bei Paris. Auf seinen Spezialgebieten, der Pharmako- und der Immuntherapie, gilt er als Kapazität von Weltrang.

Pierre Viansson-Ponté, geboren 1920, Leitartikler und Beiratsmitglied der Zeitung *Le Monde*, ist Autor zahlreicher zeitgeschichtlicher Werke.

Léon Schwartzenberg
Pierre Viansson-Ponté

Den Tod verändern

Bericht eines Arztes

Aus dem Französischen von
Angela von Hagen

Carl Hanser Verlag

ISBN 3-446-12728-3

Titel des Originals: *Changer la mort*

Umschlag: Klaus Detjen
Gesamtherstellung: May & Co., Darmstadt
Printed in Germany

Inhaltsverzeichnis

Einleitung

Dieses Buch, geschrieben von einem Krebsspezialisten und einem politischen Journalisten, beschäftigt sich weder mit Gesundheitspolitik noch mit dem Forschungsstand der Medizin. Auch die üblichen Betrachtungen über Organisation oder Zukunft der Medizin wird man darin nicht finden; und auch nicht philosophische Betrachtungen über den Menschen, geopolitische über das Universum oder mystisch-idealistische über Geist und Seele – die merkwürdigerweise den großen »Chefs« zur Besessenheit und zur Gewohnheit geworden sind.

Der Arzt erzählt, was er täglich sieht, empfindet und erlebt: Krankheit, Leiden, Sterben. Er erklärt, was Krebs heute ist, wie er zur Medizin steht und wie er seine Patienten sieht, wie und warum Krebs zerstörerisch und manchmal tödlich ist. Der Journalist betrachtet den Arzt und die Patienten, das Leiden und die große letzte Reise, wie auch jeder andere es tun könnte: mit Ehrfurcht und Schrecken, Resignation und Angst. Die beiden führen keinen Dialog, sie kommen abwechselnd zu Wort, und sie äußern sich vorbehaltlos, schonungslos, kompromißlos.

Das Buch beginnt mit sechzehn Geschichten. Wahren Geschichten. Zwölf davon erzählen vom Tod, dem Tod von drei Kindern, vier jungen Menschen und fünf Männern und Frauen, vier andere von Überleben und Heilung. Es sind sechzehn ganz einfache Erzählungen ohne Ausschmückungen und ohne Kompromisse, sehr dichte Erzählungen, sowohl in den Gedanken, die sie auslösen, als auch in dem, was sie schildern. Und sie sind schwer zu verdauen, wie man so sagt. Es sind Geschichten, die weh tun.

Man muß sie lesen. Weil wir alle sterben müssen. Sie sind nicht nur von Bedeutung, weil jeder vierte von Krebs befallen werden kann und in zwei von drei Fällen daran stirbt. Sondern auch, weil der Tod im Wandel begriffen ist, er ändert sich, wie sich das Leben ändert und geändert hat, und ebenso Leiden und Krankheit, Medizin und Gesundheit. Es ist sinnlos, das nicht wahrhaben zu wollen, die Augen davor zu verschließen.

Jeder muß seinen Weg gehen, als ob es den Tod nicht gäbe, das ist klar, denn könnten wir sonst leben? Aber das ist kein Grund, die Augen zu schließen, sich die Ohren zuzuhalten und die Hand auf den Mund zu legen wie die drei Affen.

Es lebe das Leben, nieder mit dem Tod! Nur: Der Tod ist eine schwerwiegende Tatsache. Es ist besser zu wissen, was auf einen zukommt – vorher. Wie viele machen Vorschläge und Versprechungen, wenn es darum geht, das Leben zu ändern! Warum schlägt niemand vor oder verspricht, den Tod zu verändern?

I Das Leiden

Léon Schwartzenberg
Sechzehn wahre Geschichten

1

Aurélie ist 13 Jahre alt. Sie hat in beiden Lungen einen kleinen Tumor von einem Beinkrebs, der vor sechs Monaten operiert und bestrahlt worden ist. Diese Art Tumor ist heutzutage nur in ganz wenigen Ausnahmefällen heilbar. Trotz Müdigkeit, Übelkeit und trotz der verabreichten Medikamente, die ihr die Haare ausfallen lassen, bewahrt sie vor dem Arzt, ihrem Peiniger, ein Lächeln, das es wert wäre, von einem Steinmetz an ein Domportal gemeißelt zu werden.

Aurélie muß alle vier bis fünf Wochen für fünf Tage ins Krankenhaus und bekommt Infusionen, die sie mehr ermüden, als daß sie die Vermehrung der bösartigen Zellen verhindern könnten. Ihr Gesicht hat den Ausdruck lächelnder Resignation, der Kindern eigen und Erwachsenen fast verboten ist. Monat für Monat verschlimmert sich ihr Zustand, das Atmen wird mühsamer, und im Herbst möchte sie die Sonne sehen – wie alle Bettlägrigen, Unglücklichen und Gefangenen. Ihre Eltern nehmen sie mit nach Saint-Paul-de-Vence, wo sie zehn glückliche Tage verbringt. Mit ein wenig Cortison, einem Medikament, das erst im letzten Stadium verabreicht wird und vorübergehend Wohlbefinden verschafft. Sie darf sogar ihren gequälten Körper im blauen Wasser baden.

Aurélie kommt zufrieden nach Paris zurück, aber nach einigen Tagen kann sie das Bett nicht mehr verlassen. Eines Morgens wacht sie auf und hustet. Der stoßweise und zwischendurch blutige Husten hält an bis zum Abend. Nachts wird der Arzt gerufen. Er nimmt das Risiko auf sich und beruhigt sie mit ein wenig Morphium und Sedativa. Sie schläft ein. Die stillen und freundlichen Nachtstunden entführen sie aus der blendenden Tageshelle mit ihren Schmerzen.

Draußen im Salon, in dem die ganze Familie Nachtwache hält – man sieht es an den vielen Gläsern und Tellern, die herumstehen –, versucht der Arzt, die Eltern und den Großvater zu überreden,

Aurélie einschlafen, genauer: nicht wieder aufwachen zu lassen. Die erste Reaktion ist Ablehnung. Es ist schwer, wenn es das einzige Kind ist, wenn man nie wieder »Mami« gerufen wird, wenn man nie mehr sehen soll, wie das Kind die Augen öffnet.

Vor allem der Großvater liebt Aurélie sehr. Er als erster ist damit einverstanden, sich von dem unwiderruflich verlorenen Kind zu trennen. Aurélie wird jetzt regelmäßig alle sechs Stunden eine Ampulle Morphium erhalten, dreißig Stunden später wird ihr keuchender Atem zum Stillstand kommen, ohne daß sie noch einmal aufgewacht ist.

Aber sie hat noch Zeit gehabt, dem Arzt, der so wenig für sie hat tun können, ein Bild von Glück und Frieden zu schenken.

2

Annette ist 35 Jahre alt. Vor zwei Jahren ist ihr Brustkrebs operiert worden, nun ist er wieder aufgetreten. Mit cytostatischer* Behandlung läßt sich die Wucherung eindämmen, für kurze Zeit ist sie sogar fast verschwunden. Annette weiß, daß ihre Tage gezählt sind, und auch ihr Mann weiß es.

Es gibt eine Stadt, die Annette liebt und noch einmal sehen möchte: New York. Ihr Mann begleitet sie dorthin. Nach der Rückkehr lebt sie ganz normal. Sechs Monate später verschlechtert sich ihr Zustand von neuem. Die Müdigkeit nimmt zu.

Es gibt noch eine andere Stadt, von der sie träumt: Florenz; sie hat es noch nie gesehen. Ihr Mann hat schon alles vorbereitet. Er zeigt ihr den Campanile von Giotto, die Pietà von Michelangelo und die Fresken von Fra Angelico, die Gemälde und die Gebäude, die sie so sehr liebt.

Nach der Rückkehr muß sie ins Krankenhaus. Ihr Arm ist geschwollen, er sieht verunstaltet aus, schmerzt und hindert sie an jeder Bewegung. Sie braucht Schmerzmittel. Eines Abends – sie hat ein paar Stunden geschlafen – findet sie auf ihrem Nachttischchen Blumen. Ein Freund, ein Maler, hat sie gepflückt und ihr am Nach-

* Cytostatika: Medikamente, die das Zellwachstum hemmen.

mittag gebracht. Zu den Blumen hat er ein paar Zeilen geschrieben: »Schlaf noch, kleine Annette, ich komme wieder.« So hat Annette noch einen letzten Besuch bekommen, wie sie ihn sich gewünscht hat: von einem Menschen, der sehen gelernt hat. Sie wacht nicht wieder auf.

3

Bella ist eine Königin der Pariser Gesellschaft, sie ist hübsch, fröhlich, elegant. Trotz ihrer 40 Jahre bewegt sie sich noch immer wie ein junges Mädchen, sie hat etwas Geheimnisvolles. Die leidenschaftlichen Verfechter der Gleichheit, männliche und weibliche, werden vielleicht ironisch lächeln, wenn sie das lesen. Aber dieses Mädchenhafte, ist es nicht einfach die Offenheit gegenüber der Welt der Kindheit, einer Kindheit, die fast versunken und doch immer gegenwärtig ist, ist es nicht jenes strahlende und zugleich melancholische Erstaunen vor der Schönheit der Welt und ihrer Macht, die mehr Mut einflößt als die anderen Menschen? Bella verleiht sie ein fast staunendes Lächeln.

Im Herbst beginnt Bella zu husten. Während des Winters achtet sie aber nicht darauf. Im Frühling muß sie ins Krankenhaus zur Lungen-Spezialbehandlung. Die anderen Patienten machen bisweilen sarkastische Bemerkungen über ihren Namen, Bella de... – es ist besser, sich in der »Mitte« zu bewegen und einen gewöhnlichen Namen zu tragen, der weder durch ein Adelsprädikat auffällt noch allzu exotisch oder auch nur fremdartig klingt...

Röntgenaufnahmen, Bronchoskopie, Biopsie: Die Krankheit auf der Lunge ist bösartig. Bella kehrt nach Paris zurück und lebt zuhause, mit ihrem schwierigen Mann und ihrer ein wenig verrückten Mutter. Sie hat auch eine kleine Tochter von zehn Jahren, dazu eine nette Schwester – wahrhaft eine Schwester – und aufopfernde Freundinnen, einige sind wirklich bewunderungswürdig; wer nicht weiß, wie liebevoll Frauen untereinander sein können, wird nie erfahren, was menschliche Zärtlichkeit ist.

Erst wird Bella zuhause behandelt. Ein manchmal furchtbarer Schmerz im linken Knie und zeitweilige Sprachstörungen deuten auf eine Verschlechterung. Die Schmerzen werden aber auf Ischias geschoben, und man zieht sich hinter irgendwelche frühere Sprachstörungen zurück, um nicht allzu große Beunruhigung aufkommen zu lassen. Bella hat nur einen Wunsch, sie möchte so schnell wie möglich in ihr kleines Haus im Süden, und im Juni fährt sie dorthin, um die Sonne zu genießen, ihren blauen Teich unter den Bougainvillas wiederzusehen und die Grillen zirpen zu hören.

Sie bekommt Cytostatica, die ihren Zustand ein wenig verbessern. Eine Krankenschwester betreut sie, der Gemeindearzt besucht sie jeden Tag, drei- bis viermal kommt auch ihr Arzt aus Paris. Die Entwicklung der Krankheit wird also unter Kontrolle gehalten. Viele Leute sind um sie und verwöhnen sie, eine gute Freundin lebt bei ihr, eine alte Köchin und ein Dienstmädchen umsorgen sie aufmerksam und warmherzig.

Manchmal steht sie ein wenig auf und badet im Teich, meistens aber liegt sie im Bett. Ihr Knie bereitet ihr immer unerträglichere Schmerzen, die Medikamente helfen kaum noch. Eines Tages ist ihr Zustand so schlecht, daß man sie nach Nizza bringt, um Knie und Lunge bestrahlen zu lassen. Es werden neue Ärzte zur Beratung hinzugezogen, ein berühmter spanischer Chirurg, ein Arzt aus Paris, und auch sie können nur bestätigen, daß es keinen Ausweg mehr gibt. Die Mutter – sie fühlt sich zum Esoterischen hingezogen – schickt ihr einen Feuerwehrmann, der in einem Londoner Vorort wohnt und zeitweise zur Reinkarnation eines im letzten Jahrhundert verstorbenen Arztes wird: »Dr. Lang«. Angeblich »behandelt« er Kranke, indem er ihnen einfach nur die Hände auflegt, die sich dann in ein transfluides Skalpell verwandeln. In *Paris-Match* erscheint ein drei Seiten langes Loblied auf den Feuerwehrmann, dann kommt er selbst, mit Assistentin, ohne Arzt und Krankenschwester, nimmt das notwendige Entspannungsbad vor und behandelt die Kranke schweigend. Dann kehrt er in sein Land zurück. Bella lacht nur darüber, sie freut sich, ihrer Mutter einen Gefallen getan zu haben.

Der Sommer geht zur Neige, der Herbst beginnt. Die Schmerzen werden immer schlimmer. Der Kopf will nicht mehr recht funktionieren. Bella kann sich nicht entschließen, nach Paris in die eheliche

Wohnung zurückzukehren. Was tun? Der Familienrat tritt zusammen, mehrere Ärzte sind anwesend, darunter ein ruhiger und besonnener Mann; er sagt:

»Nachdem man nichts mehr tun kann, ist es doch das Beste, dem ein Ende zu machen. Lassen wir sie ihren Frieden haben.«

Ein anderer – unlängst nannte ihn jemand einen »Kämpfer«:

»Und wenn man doch nochmal eine neue Therapie ausprobiert, ohne Übertreibung natürlich, ohne daß sie leiden muß?«

Alle zögern; auch die junge Schwester, die Bella betreut. Sie neigt eher dazu, wie der erste Arzt gesagt hat, »dem ganzen ein Ende zu machen«, aber den »Kämpfer« mag sie. In jedem Fall wird sie sich nach den Entscheidungen der Ärzte richten. Bellas Mann erfährt nichts.

Bella vegetiert nur noch dahin. Sie wird einer erneuten Behandlung mit Cytostatika unterzogen, um die übrigen Krebszellen zu vernichten. Es geht ihr besser, sie ist bei Bewußtsein und kann sich unterhalten, sie kann sich aufsetzen und fernsehen, die Schmerzen lassen etwas nach. Sie bittet darum, ihre Tochter sehen zu dürfen und freut sich über den täglichen Besuch ihrer Schwester. Dem erstaunten Gatten wird nun von der neuen Behandlung berichtet.

Aber Bellas Zustand verschlechtert sich von neuem. Was soll man nun tun? Die Behandlung, die ihr offensichtlich gutgetan hat, wieder aufnehmen oder die Waffen strecken? Ihr noch einmal Mut machen oder seine Ohnmacht zugeben? Der Arzt ist zuversichtlich und beschließt, mit der Behandlung noch einmal von vorn zu beginnen.

Es wird vergeblich sein, und der Arzt hat aus Optimismus das Falsche getan. Er hält sich gerade auf einem Kongreß in der Provinz auf, als Bella gegen Mittag stirbt. Sie stirbt mit einer großen, schmerzlichen und stummen Frage, die ihr die Krankenschwester nicht beantworten kann. Diese hatte fast selber schon an ein Überleben geglaubt; später macht sie dem Arzt Vorwürfe:

»Ich hatte nicht mal Zeit gehabt, ihr zu sagen, daß ich sie sehr gemocht habe...«

4

Monique ist 43 Jahre alt und mit einem berühmten Graphiker verheiratet. Die beiden sind sehr glücklich. Ganz plötzlich tritt in ihrer linken Brustseite etwas wie ein Abszeß auf, die Brust wird rot, spannt sich und schmerzt. Sie geht zum Gynäkologen. Die Diagnose lautet auf Brustkrebs, durch Mammographie und Gewebeentnahme wird sie bestätigt.

Monique geht zu ihrem Arzt, um ihn nach seiner Meinung zu fragen. Es ist der Hausarzt, man kann ihn zu jeder Zeit rufen, sich ihm anvertrauen, ihm alle seine Sorgen und Ängste mitteilen, man kann sich bei ihm ohne Bedenken so geben, wie man ist. Hausärzte sind einzigartige Menschen. Bald wird es sie nicht mehr geben. Sie maßen sich kein Urteil über ihren Patienten an, sie hören zu und verstehen und kämpfen ausschließlich um die Gesundheit.

Der Arzt rät ihr, zum Chirurgen zu gehen, was sie auch sofort tut. Der Chirurg lehnt jedoch einen Eingriff ab: unmöglich, zu aufwendig. Unmöglich, weil sich die Krankheit beim Aufschneiden einer so stark entzündeten Drüse mit Sicherheit ausbreiten wird. Zu aufwendig, weil diese Art Krebs sich in weniger als einem Jahr auf jeden Fall ausbreiten und die Patientin in knapp zwei Jahren töten wird. Sie wird also zur Bestrahlung an den Röntgenologen überwiesen.

»Wie lange?«

»Sechs Wochen lang fünf Tage pro Woche. Dann wird man weitersehen.«

Nach der Bestrahlung wird ein Krebsspezialist hinzugezogen. Es ist der fünfte Arzt in zwei Monaten...

Gegen Abend findet ein »Gipfeltreffen« statt: der Arzt, der Chirurg, der bisher nicht operieren wollte, und das mit Recht, der Röntgenfacharzt, der hofft, er habe alles ausgebrannt, und der »Spezialist«, der sich das Weitere überlegen und wenn möglich die Generalisierung des Krebses verhindern soll. Die einzige Möglichkeit ist jetzt die medikamentöse. Noch immer keine Rede von Operation – Monique ist auch nur allzu froh, wenn sie die Brust behalten kann. Außerdem liegt das Problem woanders, bei den »Metastasen«. Man entscheidet sich also für Pharmakotherapie. Monique bekommt regelmäßig ihre Medikamente. Das ist schwierig, da sie sehr schlechte Venen hat. Aber es läuft alles nach Plan, der Arzt und die Schwester verstehen ihr Fach und alle bringen viel Geduld auf, vor allem die Patientin selbst.

Sie verliert ihre Haare, ihre schönen langen schwarzen Haare, die ihr blasses und fast durchsichtiges Gesicht umrahmten. Sie entschließt sich zu einer Perücke. Eines abends trifft sie auf einer Einladung Bekannte, die sich ihre Freundinnen nennen. Sie kennen ihren Zustand; die eine sagt zu ihr:

»Hallo Monique, was hast du heute für schöne Haare! Wie lang hast du gebraucht, bis sie wieder gewachsen sind?«

»Sehr kurz, meine Liebe, gerade solange es braucht, um einen Scheck auszufüllen.«

Bei jeder neuen Bestrahlung macht Moniques Mann eine Zeichnung von ihr, auf der sie je nachdem beunruhigt, gespannt oder munter dreinsieht. Sie ist als Elefant oder als Katze dargestellt, die ihr so ähnlich sehen, daß sie schon fast zur Familie gehören. Eine wunderbare Kunst, die Karikatur: Hinter den übertrieben gezeichneten Zügen enthüllt sich die ganze Persönlichkeit. Man glaubt sich an der Oberfläche aufzuhalten, und dabei gelangt man in die Tiefe, hinter die Maske.

Nach vier bis sechs Monaten findet wieder eine Konsultation statt. Es geht Monique noch immer nicht schlecht, es treten keine Metastasen auf. Man trinkt Champagner, bei jeder Gelegenheit, nach einer Behandlung, zu einer Untersuchung.

»Die Operation ist überflüssig«, sagt der Chirurg.

»Das will ich hoffen!«

Die Monate vergehen. Die Zeichnungen häufen sich. Die Behandlungen werden weniger und sind erträglicher. Nur noch selten sind mehrere Ärzte bei den Konsultationen zugegen. Die Konsultationen sind auch zusehends schwerer durchzuführen: Der Hausarzt stirbt ganz plötzlich. Ein Jahr später erliegt der Röntgenologe einem Herzinfarkt. Die todkranke Monique aber hält immer noch durch.

Der Chirurg – der ältere der beiden noch lebenden Ärzte – bekommt schon langsam Angst: »Sie beerdigt uns noch alle«, sagt er.

Monique ist traurig. Die anderen hatten keine Ahnung, daß sie bald sterben würden, und nun sind sie tot. Sie wußte, daß sie dem Sterben nahe war, und lebt. Das findet sie seltsam.

Manchmal fragt jemand ihren Mann:

»Denkt sie oft an ihren Krebs?«

»Sie denkt täglich daran.«

Um so mehr, als die behandelte Brust zuweilen schmerzt.

So vergehen sieben Jahre. Das Kap ist anscheinend umschifft. Eines abends versammeln sich die Patientin, ihr Mann und der Onkologe. Sie sind mit der Zeit gute Freunde geworden. Monique sagt nur die wenigen Worte:

»Ich möchte etwas sagen, das ich bisher nie gesagt habe. Morgen werde ich 50, und darauf müssen wir anstoßen. Wenn ihr wüßtet, wie sehr ich mir gewünscht habe, meinen 50. Geburtstag noch zu erleben!«

5

Pierre ist 17 Jahre alt. Er hat ein Knochensarkom, einen Beintumor, der heutzutage in neunzig Prozent der Fälle innerhalb von zwei Jahren zum Tode führt. Die nötige Amputation wird resigniert hingenommen.

Einige Monate später zeigen sich im Röntgenbild Verschattungen über der Lunge, die auf Krebs deuten: Die Zellen im Bein haben ›metastasiert‹.

Pierre atmet schwer. Er wird so gut es geht und so schonend wie möglich fünfzehn bis achtzehn Monate lang medikamentös behandelt. Er ist müde und erbricht sich häufig. Im großen und ganzen verträgt er die Behandlung aber »verhältnismäßig gut«, wie es im Ärztejargon heißt. Die gute Beziehung zwischen Arzt und Patient bezeugt ein schweigendes Einverständnis. Es ist ein Pakt gegen das Böse, gegen den Krebs. Alle fünf bis sechs Wochen kommt der Patient für vier bis fünf Tage ins Krankenhaus, dann ist er wieder zu Hause. Er lebt auf Sparflamme, er arbeitet nicht und kann sich keine Ausschweifungen leisten, aber er lebt.

Bald verschlimmert sich Pierres Zustand. Die Müdigkeit wird immer schlimmer, er hat immer stärkere Atembeschwerden, und er muß immer länger ins Krankenhaus. Schließlich bleibt er dort. Er beginnt zu leiden. Man gibt ihm Schmerzmittel, erst Aspirin, dann Morphium. Anfangs in kleinen Dosen, denn Morphium dämpft nicht nur das Schmerzzentrum, sondern auch das Atemzentrum, und der Patient atmet ohnehin schon schwer.

Die Nächte werden hell vor Schmerzen, und eines morgens schreit Pierre laut. Zwei Ampullen Morphium reichen nicht aus, um ihn zu beruhigen. Das Schreien und Wimmern dringt durch die Tür seines Zimmers.

Der Arzt erträgt es nicht mehr. Wenn er zu Pierre kommt, wird er von ihm beschimpft:

»Sie sind gemein, Doktor! Sie haben gesagt, Sie heilen mich. Ich habe solche Schmerzen.«

Der Arzt läßt von der Schwester eine Flasche bringen, in die er etliche Ampullen füllt. Tropfen für Tropfen injiziert er die Mischung. Der Kranke setzt seine Beschimpfungen fort, vor den Schwestern und Pflegern:

»So eine Gemeinheit... Scheiße! Alle Ärzte sind gleich. Wenn du Schmerzen hast, lassen sie dich hängen. Ich hab Sie gern gehabt, Doktor. Ich hätte Ihnen nicht vertrauen sollen. Sie sind ein gemeiner Kerl...«

Der Arzt läßt das Serum schneller laufen. Pierre atmet immer schwerer, er ist dabei zu ersticken. Eine Schwester verlangsamt die Infusion. Sie wirft dem Arzt einen flehentlichen Blick zu.

»Ich kriege keine Luft mehr. Ich habe Schmerzen. Sehen Sie denn nicht, daß ich ersticke?«

Der Arzt geht zum Fenster und öffnet es. Es ist Winter, draußen ist es kalt.

»Du mußt tief Luft holen, du wirst sehen, gleich geht es dir besser...«

»Nein, es ist scheußlich. Ich hab solche Schmerzen. Ich kann nicht mehr.«

Eine andere Schwester will das Serum langsamer fließen lassen.

Der Arzt hindert sie daran. Es ist grausam. Es regnet Beleidigungen, abwechselnd mit Phasen von Asphyxie.

»Sie gemeiner Typ! Ich will Sie nicht mehr sehen. Hauen Sie ab. Sie Mörder. Sie Henker. Scheiße...!«

Der Arzt schließt unter den Hieben die Augen.

Die halbe Flasche ist durchgelaufen. Die Schreie des Kranken verringern sich, die Stimme wird leiser:

»Jetzt geht es ein bißchen besser. Ja, besser. Die Schmerzen lassen nach. Es geht mir besser. Entschuldigen Sie, Doktor, was ich gerade zu Ihnen gesagt habe. Ich hab's nicht so gemeint. Ich mag Sie alle, die Schwestern und Sie auch.«

Er wird ruhiger und schläft ein, das Gesicht dem Fenster zugewandt, zu dem leeren und grauen Winterhimmel, dem letzten Stückchen Himmel über den Dächern von Paris, das er sehen wird.

Die Infusion läuft weiter. Zwei Stunden später stirbt Pierre. Eine Schwester wendet sich ab und sagt leise zu einer Kollegin:

»Dafür wird er den lieben Gott um Verzeihung bitten müssen!«

Der Arzt hat sie gehört:

»Wenn ich gläubig wäre, Schwester, würde ich es tun...«

6

Marie-Christine ist 13 Jahre alt. Im Winter erkrankt sie an Leukämie. Sie wird behandelt, es geht ihr besser, und sie kann wieder normal leben. Sie befindet sich im Zustand der Remission, der scheinbaren Besserung. In diesem Zustand sind keine Anzeichen der Krankheit mehr feststellbar, weder vom Patienten, der sich ganz wohl fühlt, noch vom Arzt. Die Krankheit kann jedoch insgeheim weiterwirken, und sehr oft folgt auf die »physiologische Täuschung« ein Rückfall.

Einige Jahre lang bekommt Marie-Christine ab und zu eine Bluttransfusion oder Medikamente. Sie wird von ihrer Mutter gepflegt, hinter deren übertrieben heiterer Stimme sich unaufhörliche Sorge verbirgt. Sie geht in die Schule, manchmal mit Begeisterung – in

Mathematik zum Beispiel glänzt sie – und manchmal eher mit Angst vor Stunden, in denen sie weniger gut ist. In den Ferien fährt sie Boot, spielt Tennis und reitet. Bisweilen verbringt sie ein bis zwei Tage daheim im Bett. Dann sitzen ihre Mama und der Arzt bei ihr und nutzen die Gelegenheit, um ein wenig zu plaudern. Marie-Christine sieht fern, zum Lesen ist sie zu müde. Sie ist ganz vernarrt in die Schlagerstars.

Mit den Jahren ist aus dem Kind ein junges Mädchen geworden. Langsam glauben alle, Marie-Christine sei geheilt. Eines Morgens jedoch ruft die Mutter mit gebrochener Stimme den Arzt an und teilt ihm mit, daß sie ihr Kind nie wieder wird lachen hören.

Jedesmal, wenn Marie-Christines Arzt nun vor dem Fernseher sitzt und den einen oder anderen kleinen Modesänger sieht, der da ein bißchen lächerlich herumgestikuliert, erinnert er sich an Marie-Christine, die so für Schlagersänger geschwärmt hat.

7

Jean-Philippe, 45 Jahre alt, ist Journalist. Er hustet schon seit einigen Monaten. Er geht zum Arzt. Es werden Röntgenaufnahmen gemacht.

»Rauchen Sie?«

»Ja.«

»Wieviel?«

»Ich weiß nicht, vierzig vielleicht.«

»Sie haben eine Cyste in der Lunge. Sie müssen operiert werden.«

»Wenn es sein muß...«

Er wird operiert. Es ist Februar. Zur Genesung fährt er mit seinem Sohn nach Megève. Nach einigen Tagen bekommt er Fieber und starke Grippe. Der Husten kommt wieder. Er wird nach Lyon ins Krankenhaus gebracht. Im Gang hört er die Ärzte sprechen, sie reden von einem Eingriff, der »ganz umsonst« war... Wieder in Paris, geht Jean-Philippe zu seinem Arzt:

»Sie haben mir das Stück Lunge gar nicht herausgenommen.«

»Doch.«

»Nein!«

»Aber ich habe Ihren Lungenlappen mit der Cyste in der Hand gehabt, Monsieur.«

»Nun gut, Doktor, Sie haben auch meine Hand in der Ihren, aber zum letzten Mal. Auf Wiedersehen, Doktor.«

Er geht zu einem anderen Arzt, erzählt von seiner Krankheit und zeigt ihm die Röntgenaufnahmen.

»Nun, Doktor?«

»Sie haben Krebs!«

»Na Gott sei Dank!«

»Warum Gott sei Dank?«

»Wenn Sie es mir nicht gesagt hätten, wäre ich keine zwei Minuten mehr geblieben. Man hat mich verschaukelt...«

Er erzählt von dem Chirurgen, der ihn ganz sinnlos operiert hat, von dem Arzt, der ihn belogen hat, von Lungenfachärzten, die ihm noch einen Monat gegeben haben.

»Ich habe noch einen Monat, Doktor. Ich habe einen Sohn und bin geschieden. Ich habe eine Zeitung. Ich muß noch meine Angelegenheiten regeln, damit es weiter geht, wenn ich nicht mehr da bin. Ich brauche zwei Monate.«

»Die haben Sie.«

Der Arzt macht eine Wette. Der Krebs ist bereits sehr weit fortgeschritten, die mittlere Lebensdauer in einem solchen Fall beträgt etwa vier Monate, vielleicht auch weniger, und die Gnadenfrist ist fast abgelaufen. Dagegen kann der Arzt nichts tun. Es gilt, um das Leben zu wetten und zu gewinnen. Er leitet sofort eine Behandlung ein, die den Patienten zwar ermüdet, aber wenigstens lebt er.

Eineinhalb Monate später erklärt Jean-Philippe:

»Es ist alles geregelt. Damit ist es genug.«

Er begleitet noch seinen Sohn zur Erstkommunion. Anfang Juli bekommt er Schmerzen an der Leber.

»Die Wahrheit, Doktor, wie immer! Ist es Krebs?«

»Möglich...«

»Behandlung?«

»Ja, Behandlung.«

Jean-Philippe ist sehr müde. Am 14. Juli morgens hat er starke Schmerzen und einen Blutsturz, er wird als dringender Fall in die Klinik eingeliefert.

»Heute?« fragt der Patient.

»Noch nicht«, sagt der Arzt.

Die Familie versammelt sich, die Mutter, die Frau, der Bruder, die Schwester, der Onkel, der ebenfalls Arzt ist:

»Man kann nichts mehr machen, Doktor. Was er erledigen wollte, hat er erledigt. Lassen wir ihm also seinen Frieden – lassen wir ihn sterben.«

»Ja, vielleicht...«

Der Arzt sucht einen Freund von Jean-Philippe auf:

»Sie sind sein Freund. Ich habe eben mit der Familie gesprochen. Sie meinen, man soll ein Ende machen, und sie haben recht. Ich finde es nur nicht gut, ihn in der Klinik sterben zu lassen, so geschwächt, nur noch sein eigener Schatten.«

»Was schlagen Sie vor?«

»Wenn man ein letztes Mal versucht, den Kampf aufzunehmen... Es kommen vielleicht nur ein paar Tage dabei heraus. Aber daß er nicht so elend dahinstirbt.«

»Gut, Doktor.«

Jean-Philippe bekommt Transfusionen und Antibiotika. Gegen Abend geht es ihm besser. Er läßt alle hinausgehen und sagt im Vertrauen zu seinem Arzt:

»Der Vertrag ist erfüllt, Doktor, ich danke Ihnen! Sie haben Ihre Arbeit getan, ich die meine. Ich habe Ihnen eine Platte mitbringen lassen. Die eine Seite brauchen Sie nicht zu hören, das ist Politik, und ich bin da anderer Meinung. Aber die andere.«

Es waren Gedichte aus dem Gefängnis von Fresnes, Brasillach hat sie in der Nacht vor seiner Hinrichtung geschrieben. Erschütternde Worte eines Mannes, der dem Tod ins Auge sieht:

»S'approche l'oiseleur avec son sac au poing,
Ma vie est un oiseau aux filets du chausseur...« *

* »Dort kommt der Vogelfänger, er hat den Käfig in der Hand.
Mein Leben ist ein Vogel, der Jäger hält schon das Netz bereit...«

Am nächsten Morgen kommt ein aufgeregter Anruf aus der Klinik:

»Er will nach Hause. Er ist ganz außer sich!«

»Er hat recht«, sagt der Arzt.

»Wie bitte, Doktor?«

»Ja, nehmen Sie eine Krankenschwester für ihn.«

Jean-Philippe geht nach Hause und empfängt dort seine Besuche. Er überschreibt das Haus, in dem er gerade wohnt, seiner ehemaligen Frau und ihrem jetzigen Mann; später soll es sein Sohn bekommen. Er lädt sie zum Essen ein und lernt den neuen Vater seines Kindes kennen. Bis zum Abend ist alles geregelt. Ein paar Tage später spricht er wieder allein mit seinem Arzt:

»Bisher ist alles gut gelaufen, Doktor. Aber jetzt ist mein Leben zu nichts mehr nütze. Ich habe starke Schmerzen, meine Mutter ist übermüdet, meine Frau kann nicht mit dem Jungen in Ferien fahren, mein Bruder hat seine Arbeit liegengelassen, er ist extra aus dem Ausland gekommen, meine Schwägerin pflegt mich und kann kaum mehr schlafen. Kurz, ich gehe allen auf die Nerven, der Familie, den Schwestern, meinen Freunden. Sie halten Ihren Vertrag nicht ein, Doktor.«

»Noch ein bis zwei Tage, Monsieur, dann treffen wir eine Entscheidung.«

»Gut, einverstanden.«

Am nächsten Tag bittet er wieder alle, die bei ihm sind, ihn mit dem Arzt alleinzulassen:

»Es ist entschieden. Ich habe einen gar zu schlimmen Tag hinter mir. Ich bin in Ihrer Hand, halten Sie Ihr Wort.«

Der Arzt bereitet im Beisein einer Schwester in einem Fläschchen die Drogenmischung vor, die den Patienten einschläfern soll. Er gibt ihm eine Spritze.

»Adieu, Doktor«, sagt Jean-Philippe und drückt ihm die Hand mit beiden Händen.

Es sind die letzten Juli-Tage. »Das Gras, das in meinem Garten wächst«, wie er einmal geschrieben hat, wird er nun nicht mehr sehen.

8

Christoph ist 5 Jahre. Als er zur Sprechstunde kommt, ist sein rechtes Auge von einem großen Tumor in der Augenhöhle überwachsen, er sieht nur noch mit dem linken Auge. Christoph sieht ein wenig aus wie ein asymmetrischer Zyklop und kann gar nicht verstehen, warum ihn seine Kameraden kaum noch zu kennen scheinen und manchmal einen Bogen um ihn machen.

»Wir müssen alles unternehmen, was nur möglich ist«, erklärt man der Mutter, die ihn an der Hand hält. Sie ist im sechsten Monat schwanger.

»Ja, gewiß.«

»Aber das bedeutet Müdigkeit, Erbrechen, Übelkeit, etliche Tage und Nächte im Krankenhaus – Sie können dann bei ihm bleiben –, und dann zwei ›aggressive‹ Behandlungen: Bestrahlung und Medikamente, also Röntgentherapie und Pharmakotherapie.«

»Ich bin mit allem einverstanden. Ich bin bei ihm. Wenn ich ihn nur behalte. Er darf mich nicht verlassen.«

Es geht los. Der Teil des Schädels, der das blinde Auge umgibt, wird bestrahlt. Gleichzeitig wird sofort mit Injektionen begonnen. Fünf Tage pro Woche Bestrahlung, fünf Tage pro Monat Infusionen. Zwischen zwei Behandlungsphasen sucht die Mutter den Gynäkologen auf.

»Ich werde in drei Wochen niederkommen, gerade wenn Christoph mich braucht...«

»Gut, Madame. Sie werden heute nacht niederkommen.«

Nach drei Monaten ist der Tumor kleiner geworden. Hinter der Fleischmasse öffnen sich halb die Augenlider. Das Auge kommt nach und nach wieder zum Vorschein, es ist blau wie die Augen der Mutter. Christoph läßt geduldig die endlosen Behandlungen über sich ergehen. Trotz der »Seekrankheit«, wie er über die Medikamente sagt, von denen ihm übel wird. Monatelang kommen die beiden alle fünf Wochen fünf Tage ins Krankenhaus.

Der Tumor ist fast verschwunden, aber das Auge blinzelt und tränt noch. Christoph nimmt nur ungern seine Brille mit den dunkelblauen Gläsern ab, wenn es der Arzt verlangt. Wieder dauert es Monate.

Die Mutter wacht sorgsam über ihr Kind, immer lächelnd – ein Scheinlächeln, werden manche vielleicht sagen, aber wie groß ist dieses liebevolle Lächeln, dieses tiefe Mitgefühl, wie voller Würde!

Sie erkundigt sich anderswo, für alle Fälle...

»Wie Sie wollen. Viel bringen wird es nicht.«

Nach einiger Zeit kommt sie wieder. Sie hat Vertrauen gefaßt. Sie wird es nicht wieder verlieren.

Nach zwei Jahren kann man endlich zu einer weniger anstrengenden Behandlung übergehen. Es werden nur noch jede Woche abwechselnd in Arm und Hüfte einige Tropfen BCG* geimpft, um die natürlichen Abwehrkräfte zu stärken. Fünf Jahre lang lassen Christoph und seine Mutter keine einzige Behandlung aus. Wenn er in den Ferien ist, schickt er den Schwestern und dem Arzt eine Postkarte. In der Schule kommt er gut voran.

Nach sieben Jahren erklärt der Arzt, vielleicht ein wenig trokken:

»So, Christoph, ich glaube, jetzt bist du geheilt.«

Das Kind setzt nur seine Brille wieder auf. Das eine Auge ist noch ein wenig faltig und wird schwächer bleiben als das andere. Die halbe, etwas unklare Welt wird ihn immer an das Schmerzenstal erinnern, das er durchquert hat. Seine Mutter, die sieben Jahre lang ihr klares, lächelndes, ja beinahe fröhliches Gesicht bewahrt hat, fängt zum erstenmal an zu weinen, zum erstenmal seit dem Ausbruch der Krankheit ihres Kindes.

»Entschuldigen Sie, Doktor, ich weiß nicht, was los ist... aber heute...«

Dann faßt sie sich wieder und sagt freundlich:

»Christoph, sag dem Doktor Auf Wiedersehen.«

»Auf Wiedersehen, Herr Doktor...«

Geheilte Kinder: ein winziges Stück blauer Himmel. Christophs Mutter wird dem Arzt später ausrichten lassen, daß er in der Schule

* BCG = Bazillus-Calmette-Guérin – abgetötete Tuberkelbazillen

Dritter geworden ist. Alexander, der griechische Junge, kommt nach Paris, um triumphierend sein Diplom als bester Schüler der Stadt Athen vorzuzeigen, das ihm der Bürgermeister persönlich überreicht hat. Maria ist ebenfalls Griechin und immer noch so schüchtern wie damals; ihr Vater kommt jedes Jahr nach Paris, um ihren Arzt zu umarmen und die von der Reise rauhe Wange an die seine zu drücken. Pierrette, das kleine Mädchen aus Reims, ist herangewachsen, sie hat geheiratet und zwei Kindern das Leben geschenkt. Valérie, die Österreicherin, ist offenbar eigens aus Schönbrunn gekommen, um unter den verführerischen Augen ihrer hübschen Mama ihre Aufwartung zu machen. Alexandra, eine Amerikanerin, die in Paris lebt, hilft heute ihrer Mutter, zwei kleine Brüder aufzuziehen, die geboren sind, als die Schwester geheilt wurde. Geheilte Kinder... Immer mehr zum Glück, und doch immer noch so wenige...

9

Andrée ist 19 Jahre alt. Sie hat bisher auf dem Land gelebt. Vor einem Jahr hat sie nach einer wild durchtanzten Nacht Schmerzen im Knie bekommen. Der Schmerz ist vergangen, dann wieder aufgetaucht, und schließlich war Andrée beunruhigt. Sie ist zum Arzt gegangen, es wurden Röntgenaufnahmen gemacht. Es war ein Tumor.

»Das ist nichts Besonders, das heilen wir mit Bestrahlungen...«

Die Behandlung dauert bei fünf bis sechs Sitzungen pro Woche etwa zwei Monate lang. Andrée verträgt sie einigermaßen gut. Anschließend muß sie weiter zum Arzt gehen und die Lungen kontrollieren lassen.

»Warum?« fragt Andrée, »ich habe mich immer wohl gefühlt, ich habe nie was auf der Lunge gehabt. Ich war mal erkältet, aber da war ich eben geschwächt von der Behandlung...«

Eines Tages sieht das Röntgenbild schlimm aus. Auf der rechten Lunge ist eine Verschattung. Andrée muß zur Behandlung nach Paris. Sie bekommt vier bis sechs Tage hintereinander Injektionen. Die

Behandlung ermüdet sie, vor allem fallen ihr die Haare aus. Sie kann nur noch am Stock gehen oder wenn sie geführt wird. Das alles nimmt sie auf sich.

An jenem Samstag abend beim Tanzen hat Andrée mit ihrem schönen ebenmäßigen Gesicht mit den klaren Zügen, den hellen Augen und dem fein gezeichneten Mund sicher etliches angerichtet und die Träume der Dorfjungen durcheinandergebracht!

Sie kommt nun regelmäßig nach Paris. Die Verschattung im Röntgenbild bleibt gleich groß. Andrée wird stationär behandelt. Langsam faßt man eine Operation ins Auge, die Lunge soll entfernt werden. Andrée lehnt jedoch entschieden ab. Der Arzt redet geduldig auf sie ein, bis sie beinahe zustimmt. Das Gehen wird immer mühsamer, das Bein ist von den Bestrahlungen verbrannt. Einer der Ärzte – er hat sie mehr lieb gewonnen, als daß er Mitleid hat – sagt zu ihr:

»Nachdem Ihnen Ihr Bein nun nichts mehr nützt, können Sie es ja auch gleich operieren lassen.«

»Sie sind wohl nicht ganz bei Trost!« fährt sie ihn wütend an.

Auf jeden Fall ist es zu spät. Einen Monat darauf sind beide Lungen von Tumor befallen. Eine Operation ist nicht mehr möglich, man müßte alle beide herausnehmen...

So bleibt Andrée im Krankenhaus. Die Schmerzen im Knie werden immer stärker, es entsteht ein Gangrän, dann Nekrose. Das Knie verfault und sieht greulich aus, fast schwarz. Es wird mit einem Bügel bedeckt, damit sie es nicht sehen muß. Nun bittet sie von sich aus, daß man ihr das Bein abnimmt, sie leidet gar zu sehr, und es nützt ihr schon lange nichts mehr. Der Chirurg wird geholt. Wozu? Es gibt keine Rettung mehr, und beim jetzigen Zustand der Lungen ist eine Narkose problematisch. Es ist besser, so weitgehend wie möglich die Schmerzen zu lindern.

»Wenn Sie mein Bein nicht mehr operieren wollen, weiß ich, daß ich verloren bin«, sagt nun Andrée.

Die Ärzte wenden sich noch einmal an den Chirurgen:

»Wir bitten dich um etwas sehr Heikles, nämlich um eine Operation, die aus medizinischer Sicht ganz nutzlos ist und auch riskant, aber, na ja, gewissermaßen aus moralischen Gründen, anders läßt es sich nicht ausdrücken. Sie weiß, daß wir sie aufgegeben haben, wenn wir sie nicht operieren.«

Der Chirurg zögert.

»Sieh sie dir halt mal an.«

»Warum soll ich mich damit herumquälen?«

»Du sollst ja nur deinen Beruf ausüben.«

»Und wenn sie mir auf dem Tisch stirbt?«

»Ja, deshalb bitten wir dich ja auch so ungern.«

»Nun gut, wenn der Narkosearzt nichts dagegen hat, sie einzuschläfern...«

Die Operation ist sinnlos, es ist nicht einmal mehr eine gegen den Krebs, es ist nur noch eine gegen die Verzweiflung.

Nach dem Besuch des Chirurgen am Samstag hat Andrée fast ein Lächeln auf den Lippen. Die Operation ist auf Montag morgen festgesetzt. Am Sonntag besucht sie ihre Familie und ist beruhigt, daß etwas unternommen wird und sie vielleicht wieder ein wenig auflebt. Am Montag morgen bleibt sie nüchtern. Mittags hat sie jedoch noch immer niemand auf die OP-Station gerufen. Die Operation ist am Samstag nachmittag von einem Arzt und einem Anästhesisten abgesagt worden. Sie waren der Meinung, es sei »nicht der Mühe wert«, ein solches Risiko auf sich zu nehmen. Welches Risiko? Das der Euthanasie? Die guten Leute!

Einer der Ärzte, die sich für die Operation eingesetzt hatten, macht seinem Zorn Luft.

»In was mischt der sich ein?« sagt eine Schwester, »es ist doch nicht *seine* Patientin...«

Der Arzt besucht Andrée, er versichert ihr, die Operation sei nur um einen Tag verschoben worden und sie werde jetzt vorbereitet, was natürlich gelogen ist. Sie bekommt eine Infusion, die ihre Schmerzen stillt. Gegen 6 Uhr abends kommt der Arzt wieder. Sie schläft nicht, trotz beachtlicher Mengen Morphium und anderer Beruhigungsmittel – sie hätte also vielleicht die Narkose vertragen.

Zwei bis drei Stunden reden sie miteinander, die Patientin, die nicht mehr genesen wird, und der Arzt, der sie nicht heilen kann. Über ihrer beider Kindheit, über Andrées Beruf: Sie war Sekretärin, und das könnte sie auch weiter sein, sagt sie, denn sie hat ja noch ihre zehn Finger. Über die Ärzte, die nie sprechen oder zu schnell sprechen, über die Schwestern... Neutrale Gespräche, bevor sich hinter Andrée der Vorhang senkt, Nachtgespräche. Die Nacht ist die Zuflucht der Einsamen, die Zeit scheint bisweilen stillzustehen.

»Ist es wahr, daß ich operiert werde?«

»Ja, sicher...«

Sie unterhalten sich über eine mögliche Prothese (ein schreckliches Wort, es schneidet ins Ohr und klingt nach Mechanik), eine Art neues Bein, mit dem sie gehen kann, mit dem sie träumen kann, mit dem sie vielleicht auch tanzen kann...

»Glauben Sie?«

»Warum nicht? Kennen Sie Jerk?«

»Ja, ich kann es nur nicht.«

»Ich bringe es Ihnen bei.«

Dann erlöscht Andrées Lächeln und sie schläft ein. Für immer.

10

Sandra ist 4 Jahre und hat akute Leukämie. Unheilbar. Die Mutter beschließt, ihrem Kind von nun an jede Stunde zu widmen, die es noch zu leben hat. Sie benachrichtigt ihren Arbeitgeber, sagt alle Verabredungen ab und kümmert sich nur noch um Sandra. Sie ist ständig bei ihr, im Krankenhaus, zuhause, und entfernt sich nur, wenn es absolut notwendig ist. Sobald eine Besserung eintritt, fährt sie mit dem Kind ans Meer. Zuletzt richtet sie zuhause ein Krankenzimmer ein. Der Arzt und die Krankenschwester kommen manchmal täglich, sie selbst spielt die Rolle der Oberschwester, überwacht die Infusionen, macht sauber, füttert ihre kleine Tochter, spricht mit ihr und pflegt sie, zu jeder Stunde verfügbar, zugänglich für alle Sorgen und Bitten. Nur bei den Spritzen muß sie sich abwenden. Der Vater holt die Schwester, die Medikamente, die Bluttransfusionen, während und außerhalb der Arbeitszeit. Nur Sandras Bruder fühlt sich ein wenig verlassen, für ihn ist es nicht mehr das große Glück, zuhause zu sein. Ein Kind muß geopfert werden.

Als Sandra ihre Haare verloren hat und ihr Gesicht seine Schönheit – auf der Straße hatten sich die Leute nach ihr umgedreht –, will sie sich nicht mehr im Spiegel sehen und nicht mehr mit ihrem Namen angeredet werden. Sie erfindet den Namen eines kleinen Vogels, als dessen Inkarnation sie sich offenbar betrachtet. Später wird sie wieder Sandra werden. Wann?

An einem Nachmittag ist die Familie um sie versammelt und unterhält sich über die Krankenschwestern.

»Die Nachtschwester hat eine Haut wie eine Kuh.«

»Es ist ja nicht ihre Schuld, sie ist eben häßlich.«

»Ja, aber man kann häßlich sein und trotzdem Charme haben.«

»Dann ist man aber doch nicht mehr häßlich.«

Klatsch... Sandra hört zu und äußert ihre Meinung, sie kennt sie alle, die Schwestern, die Laborantinnen, die Ärzte.

»Und wie wird Sandra später sein? Was für eine Art Mädchen wird sie wohl sein, wenn sie groß ist?« sagt jemand.

»Ich werde nie groß sein!« antwortet Sandra.

Schweigen. Unmöglich, darauf noch etwas zu sagen.

»He! Das Fernsehen!« unterbricht Sandra selbst das Schweigen.

Leben heißt für ein Kind groß werden, auf einem Stuhl sitzen und mit den Füßen den Boden berühren, mit den Erwachsenen an einem Tisch essen, im Zug für einen ganzen Platz bezahlen, sich anziehen, schminken und bewegen wie Mama oder Fußball spielen wie Papa. *»Ich werde nie groß sein.«* Sie weiß Bescheid...

Neuer Rückfall. Sandra möchte noch einmal in die Ferien fahren, das Meer und den Sand sehen. Es ist ihr einziges Verlangen, sie redet nur davon. Aber sie liegt mit Fieber im Bett, hustet Blut und hat eine Lungenentzündung. Es ist unmöglich. Sie braucht Sauerstoff und Infusionen, muß also ständig eine Nadel im Arm oder im Bein haben, um Antibiotika, Eiweiß und weiße Blutkörperchen zu bekommen. Sie hält es nicht mehr aus, an Schläuchen zu hängen, sie bettelt, daß man sie davon befreit.

Der Arzt hat einen Hausschlüssel, damit die Türglocke Sandra nicht weckt. Eines Nachts kommt er und steigt in das Zimmer hinauf.

Er findet ein Bild von Leid und Schönheit: Seite an Seite liegen die beiden im Bett und schlafen, die Tochter mit ihrem schwarzen Haar und die Mutter mit ihrem Goldhaar, ihre Gesichter sind einander leicht zugewandt. Ein kurzer Augenblick der Ruhe... Sie werden wieder aufwachen, das Golgatha wird von neuem beginnen.

Am nächsten Abend wird der Arzt schnell gerufen. Ein Eimer und eine Schaufel liegen im Zimmer.

»Weißt du, übermorgen fahre ich mit meinen Eltern ans Meer. Und da hab ich mir heute schon mal Muskeln zugelegt.« Sie hat in ihrem Bett ein wenig die Beinchen bewegt.

Es ist Nacht. Der kleine Hund, der seit Monaten nicht zu ihr gekommen ist, weicht seit zwei Tagen nicht mehr von ihrer Seite. Sie hat Bauchschmerzen und bekommt ein Mittel. Sie atmet immer schwerer.

»Mama, nimm mich in die Arme.«

Der Vater wird geholt. Sandra lebt noch. Sie sitzt auf den Knien ihrer Mutter, den Kopf an ihrer Brust, und wird unentwegt gewiegt. Das Wort »Liebes« klingt sanft über ihrem Atem. Plötzlich bricht die Mutter in Tränen aus.

»Sandra! Ich fühle nichts mehr, Doktor, ich fühle nichts mehr. Sandra ist nicht mehr da. Als wäre ihr Körper nicht mehr da...«

Zwei Stunden später liegt Sandras Körper auf dem weißen Bett. Die Mutter steht neben ihr.

»Sie sollte fortfliegen, wie ein Vogel...«, sagt sie.

Mütter, die fast um den Verstand gekommen sind, Mütter, die nie mehr so leben werden wie vorher. Sie tragen die Traurigkeit im Herzen, die das wahre Gewicht der Dinge spüren läßt. Mütter, deren Wunde nie vernarbt und immer wieder blutet. Die rumänische Mutter, die sagte, sie würde ihre Tochter nicht überleben, und die sich eine Viertelstunde nach ihrem Tod umbrachte; die französische Mutter, die zugab, sie hätte ein ganzes Jahr lang nach dem Tod ihrer Tochter jeden Morgen, wenn sie die Zeitung aufschlug, gefürchtet, »man« hätte ein klein wenig zu spät das Heilmittel gefunden, das sie gerettet hätte; die italienische Mutter, die morgens und abends zu Fuß von ihrem Hotel ins Krankenhaus ging, um für ihren Sohn

Spaghetti kochen zu lassen; die jugoslawische Mutter, die den ganzen Tag bei ihrer Tochter in der Wachstation hinter der Glasscheibe saß, um ihr Geschichten und Märchen vorzulesen; die türkische Mutter, die schweigend hinter einer ähnlichen Glasscheibe saß, nur um ihren zehnjährigen Sohn leben zu sehen; die griechische Mutter, die alles opferte, um ihr Kind zu pflegen, selbst den Hof der Familie – ihr Mann ist jetzt Dockarbeiter in Piräus; die Mutter aus Paris, die in die Toilette verschwand, um sich die Tränen abzuwischen, die ihr Kind hätten beunruhigen können, und sich heimlich zu schminken; die portugiesische Mutter, ganz in Schwarz gekleidet, die sagte, als sie ihren zwanzigjährigen Sohn verloren hatte: »In allen Sprachen gibt es ein Wort, wenn jemand die Eltern verliert: Waise. Wenn eine Frau ihren Mann verliert: Witwe. Es gibt kein Wort dafür, wenn man ein Kind verliert, so widernatürlich ist das...«

»Der Tod eines Kindes kann durch nichts aufgewogen werden«, hat Jean-Paul Sartre geschrieben.

11

François ist in Begleitung seines Vaters gekommen. Er ist 18 Jahre alt, trägt sein Haar sehr lang und hat einen kleinen Ring in einem Ohrläppchen – die letzten Ferien hat er in Indien verbracht.

Vor kurzem wurde ihm ein Hoden abgenommen, und in der Lungenaufnahme sind Verschattungen: Der Krebs ist bereits generalisiert. Der Vater nimmt den Arzt beiseite und erklärt, daß François die Wahrheit nicht kennt und sie auch nicht erfahren soll. Der Arzt macht geltend, daß die Behandlung sehr schwer ist und eine starke Abmagerung zur Folge hat, und daß die schlimmste damit verbundene Entstellung, der Verlust der Haare, von einem Jungen, der sie bis zu den Schultern trägt, nicht ohne Erklärungen akzeptiert werden kann.

Der Vater ist verwirrt über die exotische Krankheit seines Sohnes, der ihm in jeder Hinsicht immer mehr entgleitet, und erklärt sich einverstanden. Während des ganzen Krankheitsverlaufs zeigt er diese Mischung aus Verständnislosigkeit und Verständniswillen, die dem väterlichen Schmerz bisweilen eine eigenartige Würde verleiht.

Es findet also eine Aussprache zwischen Arzt und Patient statt:

»Sie sind schwer krank. Nicht umsonst ist ein Hoden entfernt worden.«

»Also, was habe ich?«

»Das ist schwer zu erklären. Sie haben einen embryonalen Tumor des Hodens, das heißt einen Tumor, der unter dem Mikroskop aus Zellen besteht, die denen eines Embryos gleichen. Dieser Tumor kann sich nun aber, wenn man seine Entwicklung verfolgt, eben weil er aus sehr jungen Zellen besteht, über den ganzen Organismus ausbreiten.«

»Es ist also kein Virus?«

»Das kann man nicht wissen. Jedenfalls keiner, den Sie sich in Indien hätten holen können.«

Zum erstenmal sieht François erleichtert aus. Das mit dem Virus aus Indien hatte man ihm nach der Operation erzählt.

»Unter dem Mikroskop betrachtet, sehen die Zellen ganz normal aus. Wenn man aber den Werdegang verfolgt, sind sie ohne Gesetz und Ordnung, sie können anderswo weitere Tumore hervorrufen. Deshalb wird diese Art Tumor wie Krebs behandelt.«

»Und?«

»Wir müssen Sie behandeln. Auch weil die Lunge befallen ist.«

»Und was heißt das, Behandlung?«

»Es ist eine medikamentöse Behandlung, die enorm große Anstrengungen erfordert. Sie werden sehr müde sein. Sie werden Ihre Haare verlieren, Sie werden jeden Monat einige Tage ins Krankenhaus müssen.«

»Ich verliere alle meine Haare?«

»Ja.«

»Wann?«

»In vier bis sechs Wochen.«

»Gut. Ich werde sehen.«

François geht ohne ein Wort zu sagen in sein Bett zurück. Zwei Stunden später steht er auf und unterschreibt einen Schein, daß er aus eigenem Antrieb, ohne Erlaubnis der Ärzte, das Krankenhaus verläßt.

Zwei Tage später kommt er wieder. Die Behandlung beginnt. Die erste Phase dauert sechs Tage. Vier Wochen später erscheint François mit rasiertem Kopf: Er hat lieber selber getan, was die Medikamente verursacht hätten.

Die Monate vergehen. Krankenhaus, Erholung, Krankenhaus, Erholung. François hat sich eine Art therapeutischen Mechanismus zugelegt. Der Patient und der Arzt tauschen Banalitäten aus. Eines Tages bittet der Arzt eine Schwester herauszufinden, was François denkt. Während sie ihn versorgt, fragt sie ihn auf ihre kluge Art ganz ungezwungen:

»Auf welche Krankheit werden Sie denn eigentlich behandelt?«

»Also ich glaube, ich habe Krebs. Aber mein Arzt ist da nicht so sicher!«

Erholung. Krankenhaus. François kommt nun in Begleitung eines siebzehnjährigen Mädchens mit braunen Haaren, Pascale. Sie hat ein ironisches Lächeln und schwarze Augen mit einem forschenden Blick. Im August darf er auf seinen Wunsch hin aufs Land fahren. Als er zurückkommt, ist er ein wenig braun geworden, er spricht davon, so bald wie möglich in die Auvergne zu gehen. Dort hat er mit Kameraden in einer Art Kommune ein schönes altes Haus renoviert.

»Wär ich in Paris geblieben, wär ich mit geschwollenen Drüsen rumgelaufen und hätte nur geraucht und durchgedreht.«

Trotz der Behandlung und trotz François' Ausdauer wird der Atem immer kürzer, der Tumor greift auf beide Lungen über. Langsam verliert François den Mut. Die schwarzen Augen von Pascale werden traurig, sie lächelt kaum noch.

»Wir haben dir immer die Wahrheit gesagt. Wenn es schlimmer wird und dein Leben in Gefahr ist, sollen wir es dir dann sagen?« wird François gefragt.

Er schüttelt schweigend, kathegorisch verneinend den Kopf.

Bald muß François im Krankenhaus bleiben. Er hat starke Kopfschmerzen. Dann ist er gelähmt. Nur eine intensive Schädelbestrahlung kann seinen Zustand bessern. Man versucht es verzweifelt.

»Wenn es besser geht«, fragt er, »kann ich dann ein paar Tage raus?«

Pascale wohnt bei ihm im Zimmer. In dem grauen Einerlei des Krankenhauses gibt es das manchmal, einen Gnadenort, eine Zufluchtstätte für Liebende. Sie läßt ihren Gefühlen und Gedanken freien Lauf.

»Liebe, Tod, es ist fast dasselbe Wort. Es ist so, die wirkliche Liebe ist zum Sterben bestimmt. Es gibt ein paar Minuten voll Glück, es gibt nie ein ganzes Leben voll Glück, es gibt keine glückliche Liebe...«

Auch François' Freunde, alle mehr oder weniger Hippies, kommen ihn besuchen. Unter ihnen ist ein junger Mann von 30 Jahren im Rollkragen, von dem sich erst später herausstellt, daß er Priester ist, Dominikaner; die Priester sehen ja heutzutage aus wie die anderen Leute.

»Nennen Sie mich Dominique«, sagt er. Das versöhnt ihn ein wenig mit dem Krankenhausmilieu.

»Wenn es ihm besser geht, kann er dann ein paar Tage raus?« fragt er.

»Ja, aber nicht allein.«

»Wir nehmen einen Wagen und fahren zusammen.«

Drei Tage später geht es François besser. Die Lähmung und die Kopfschmerzen sind zurückgegangen.

»Können wir fort?« fragt Pascale.

»Ja, und zwar schnell. Wohin fahrt Ihr?«

»Ich weiß nicht. Er will ans Meer. Wir fahren an die Nordsee, an einen kleinen Strand. Dominique hat ein Auto gemietet.«

Sie sind ans Meer gefahren, die drei Freunde. Dank Dominique hat François ein letztes Mal genießen können, was die kleine Sandra nicht mehr sehen durfte: das blaue Wasser, die Wellen, den Himmel.

Die wenigen Tage im Norden haben François aufgeheitert. Dann geht es ihm wieder schlecht. Immer schlechter. Eines Abends will er mit dem Arzt sprechen. Der ist bereits unterrichtet: Er will mit ihm über den Tod sprechen.

»Hast du Angst?«

»Nicht sehr.«

Er schaut den Priester an:

»Ich habe nichts zu sagen«, sagt der.

»Sei mir nicht böse, ich hab nie dran geglaubt. Jetzt will ich mich nicht arrangieren und meine Meinung ändern...«, sagt François.

»Du hast schon recht«, pflichtet ihm der Priester bei.

»Wenn du sicher wärst, daß du sterben mußt, daß du nicht mehr geheilt werden kannst, wenn sozusagen jede Hoffnung verloren ist, was möchtest du dann? Gleich Schluß machen oder noch ein wenig weitermachen?« fragt der Arzt weiter.

»Noch ein wenig weitermachen.«

»Noch einen Monat, drei Wochen, eine Woche leben, das lohnt sich, ja?«

»Ja. Es lohnt sich. Für Pascale.«

Am nächsten Morgen werden die Schmerzen so stark, daß man mit Pascales Einwilligung beschließt, ein Ende zu machen.

12

Marie-Juliette ist 24 Jahre alt und wohnt in den Pyrenäen. Seit einigen Wochen ist sie sehr müde. Der Spiegel zeigt ihr jeden Tag ein blasseres Gesicht, ihr, deren rosige Hautfarbe allen Leuten ihrer Umgebung so gefallen hat. Sie ist erst beunruhigt, als sie in ihrer Erschöpfung und nach einigen Schwindelanfällen spürt, daß sie Fieber hat. Sie ruft einen befreundeten Arzt an. Er rät ihr, eine Blutprobe machen zu lassen. Sie geht zum Spezialisten. Am nächsten Morgen will sie das Ergebnis holen, aber er verlangt noch eine Knochenmark-Untersuchung, eine Sternalpunktion, die ziemlich schmerzhaft ist.

»Kann es schlimm sein, Doktor, nachdem Sie eine solche Untersuchung machen?«

»Ja, es kann.«

»Ich möchte es bald wissen.«

»Kommen Sie gegen Abend wieder.«

»Nun, Doktor, ist es schlimm?« fragt sie abends.

»Ja, ziemlich!«

»Sagen Sie mir die volle Wahrheit. Ich muß es wissen.«

»Gut, ich verspreche es Ihnen.«

»Es ist doch nicht Leukämie?«

»Doch.«

Sie sinkt zusammen. Erst Schweigen, dann Tränen.

»Das ist nicht gerecht. Warum ich?«

Die Worte des Arztes sind sinnlos, diesem Schmerzensausbruch ist nichts gewachsen.

»Wir werden Sie behandeln. Sie können wieder gesund werden...«

»Dumme Ausreden. Sie sagen das, weil Sie nichts anderes sagen können.«

Er schweigt. Sie trocknet sich die Augen, ihr feines Spitzentaschentuch hat schwarze Flecken von den Tränen. Als sie den Blick wieder hebt, hat sich ihr Gesicht verändert: Sie ist wieder die kleine harte Frau geworden, ungestüm und anscheinend sorglos, sie hat wieder eine Maske.

Marie-Juliette geht traurig fort. Beinahe schämt sie sich, ihr Unglück nachhause tragen zu müssen, wo sie mit ihrem Mann, mit dem sie erst seit kurzem verheiratet ist, so glücklich gewesen war, ohne sich dessen bewußt gewesen zu sein. Eines ist klar: Sie wird ihrem Mann nichts sagen. Es wird eine schwere, zerrissene Nacht: Jedesmal, wenn sie aufwacht, staunt sie, daß sie immer noch sie selbst ist, daß sie noch lebt... Am nächsten Tag beim Mittagessen hält sie es nicht mehr aus, sie muß mit ihm reden:

»Jean, ich muß dir etwas sagen... weißt du, meine Krankheit...«

»Ich weiß.«

»Du hast es gewußt!«

»Ja.«

»Welche Erleichterung! Ich konnte mit dieser Maske nicht mehr leben.«

»Jetzt ist nur wichtig, daß du dich schonst.«

»Ja, und vielleicht werde ich wieder gesund.«

»Du bist ja noch jung.«

»Nicht jung genug. Bei Kindern heilt diese Art Leukämie noch leichter.«

Marie-Juliette beschließt, mit dem Einverständnis des Arztes, sich in der Nähe von Paris im Krankenhaus behandeln zu lassen. Sie läßt alles über sich ergehen, Medikamente, die sie ermüden, Untersuchungen von Blut und Knochenmark. Es wird eine Remission erreicht. Trotzdem muß die Behandlung beharrlich und gewissenhaft fortgesetzt werden, mit Lumbalpunktionen und Bestrahlungen, um die Leukämie-Zellen zu töten, die im Nervensystem verstreut sein und später einen Rückfall bewirken können. Marie-Juliette wird kahl und magert ab. Wieder vergehen einige Monate. Sie kommt regelmäßig, ihr Mann begleitet sie, aber er wartet immer draußen auf sie.

Ein Jahr ist vergangen. Die Pharmakotherapie ist beendet, es folgt die Immun-Therapie. Da sich Marie-Juliette immer noch im Zustand der Remission befindet, werden die Abwehrkräfte in ihr verstärkt. Jede Woche wird sie an Armen und Hüften mit BCG. geimpft, gleichzeitig werden durch Bestrahlung getötete Leukämie-Zellen unter die Haut injiziert, die sie gewissermaßen immunisieren sollen. Sie läßt immer noch alles über sich ergehen, kommt immer wieder zur Sprechstunde, eisern und wie selbstverständlich, es ist fast irritierend. Noch ein Jahr vergeht, noch zwei Jahre. Sie beklagt sich, daß sie keinen Ausschnitt tragen kann, daß sie die Arme bedeckt halten muß, daß sie sich nicht im Badeanzug in die Sonne legen kann.

»Wann hören Sie auf?«

»Später.«

»Wann?«

»Wir werden sehen.«

»Sie wissen es also nicht!«

»Natürlich nicht! Nachdem Sie die erste sind, die geheilt werden wird.«

Sie macht immer noch ein saures Gesicht. Aber sie läßt nach wie vor alles über sich ergehen.

Nach vier Jahren kommt eines Tages die Frage:

»Kann ich ein Kind haben?«

»Ja. Aber warten Sie noch etwas. Sie kennen das Risiko, das Sie eingehen – oder genauer Ihr Baby – nach all den Medikamenten.«

»Ja. Aber ich will das Risiko eingehen.«

Nun stellen sich all die Ärzte, die sich gegen die Abtreibung, gegen die freie Entscheidung der Frauen für eine Empfängnis ausgesprochen haben, gegen diese Schwangerschaft, aus der ein anomales Kind, eine Mißgeburt, hervorgehen könnte – »Nein, dazu hat sie einfach nicht das Recht!«

Marie-Juliette läßt noch etwas Zeit verstreichen, dann fragt sie nach einer Routineuntersuchung – es geht ihr nun schon recht gut – noch einmal:

»Geht es nun?«

»Ja, aber...«

»Ich werde sehen...«

Neun Monate später ruft der Gynäkologe aus der Provinz an und teilt dem Arzt mit, es sei alles gut gegangen, eine normale Entbindung, ein normales Kind.

Bei der nächsten Sprechstunde erzählt Marie-Juliette:

»Als ich ins Krankenhaus kam, war ich sehr beunruhigt, fast in Panik. Das Kind kam nur schwer, ich war schon beruhigt, als man mir einen Kaiserschnitt ankündigte: Wenigstens würde ich es nicht sehen. Als ich aufwachte, habe ich sofort mein Baby verlangt, ganz nackt. Ich habe es überall untersucht, von allen Seiten, und überall abgetastet. Und als ich sah, daß es normal war, wie war ich da glücklich! Das erste, was ich getan habe, war, dem lieben Gott zu danken. Dann habe ich mich bei meinem Arzt bedankt.«

»Und Ihr Mann?«

»Komisch, im Moment habe ich daran gar nicht gedacht...«

13

Heute morgen ist die 19jährige Nicole ins Krankenhaus eingeliefert worden, in Begleitung eines 20jährigen Kunststudenten mit der ungezwungenen Aufmachung, die die jungen Leute heute manchmal haben – lange Haare, Bart, keine Krawatte, lässiger Gang. Nicole arbeitet nicht mehr und schont sich, um gesund zu werden. Sie hat die Hodgkinsche Krankheit*, eine Krankheit, die in zwei von drei

* bösartiger Tumor, der von den Lymphknoten ausgeht

Fällen geheilt werden kann. Aber sie will nicht mehr daheim wohnen. Ihre Mutter ist freundlich, aber sie kann nicht mit ihr umgehen.

»Der Junge, der Sie begleitet, ist offenbar sehr nett. Lieben Sie ihn?« fragt sie der Arzt.

»Ja.«

»Und er?«

»Ich glaube schon.«

»Wenn man es ihm erklärt?«

»Meinen Sie?«

Dem Arzt erzählt der Junge nur von seiner Liebe, von seinem Wunsch, mit Nicole zu leben, trotz der Krankheit, trotz des Risikos, trotz allem, was kommen mag.

Einige Monate später kommt Nicole allein: Ihr Verlobter ist in die Pyrenäen gefahren, um dort zu arbeiten und sich zu erholen.

Die Zeit vergeht. Nicole hält die Behandlung nicht ein. Sie achtet kaum auf sich, vergißt die Untersuchungstermine, setzt mit den Spritzen aus. Etwa dreimal erleidet sie einen Rückfall. Nach vier Jahren hat sich die Krankheit über den ganzen Organismus ausgebreitet. Nicole wird nicht mehr gesund werden. Sie ist müde und hat Schmerzen, sie hat keine Haare mehr und trägt eine Perücke.

Wie verdienstvoll sind diese Perückenmacher, die ein scheinbar so frivoles und überflüssiges Handwerk ausüben! Sie richten aufgetakelte Frauen von Welt für einen Opernabend her und schwatzsüchtige Bürgersfrauen für ein Diner in der Stadt und fragen sich gar nicht nach dem Wert dessen, was sie da tun. Sie wissen nicht, daß sie auch manchmal unheilbar Kranken die Freude am Leben wiedergeben.

Bald kann Nicole nicht mehr: »Ich bin müde, ich bin es leid.«

»Warum paßt du so wenig auf dich auf? Lebst du allein? Hast du niemanden, der dir hilft?« fragt der Arzt. Er duzt sie inzwischen.

»Doch.«

»Was kann man für dich tun?«

»Nichts.«

»Also?«

Also erzählt sie. Sie sitzt auf dem Bett, der Arzt auf einem Stuhl.

»Glauben Sie vielleicht, das ist lustig, wenn man nicht ausgehen kann, wenn man nicht ist wie die anderen, wenn man jedesmal krank wird, sobald man ein bißchen Alkohol trinkt, weil die Freunde sagen: ›Nun komm schon, nur ein bißchen, das schadet dir nicht‹, und wenn man's tut, schadet es einem eben doch. Ewig müde zu sein, zu verbergen, daß man krank ist und ins Krankenhaus muß (ich habe einmal einen mitgenommen, das hat gereicht!). Nachts neben jemand schlafen, der nicht wissen darf, daß man keine echten Haare hat. Versuchen, mit jemandem zu leben und so zu tun, als wäre man eine normale Frau...«

»Sag es mir ruhig. Der erste, der Maler, der sah doch sehr nett aus. Ist er nicht wiedergekommen?«

Sie weint. »Er war wirklich nett. Wir haben uns geliebt. Wir wollten zusammen leben. Eines Abends haben seine Eltern bei mir geläutet. Wir wohnten in derselben Stadt, in Montreuil, wir waren fast Nachbarn. Sie sind hereingekommen, und sein Vater hat Krach geschlagen.

›Sie werden meinen Sohn augenblicklich verlassen. Sie werden keine Sekunde länger mit ihm zusammenbleiben. Ich will nicht, daß er mit einer Kranken zusammenlebt. Er hat mir gesagt, daß er Sie nach Villejuif gebracht hat. Da hab ich bald Bescheid gewußt! Ich arbeite bei der Sozialversicherung in Montreuil, Sie können sich denken, daß ich keine Schwierigkeiten hatte, mich zu erkundigen. Sie haben die Hodgkinsche Krankheit. Ich will nicht, daß Sie meinen Sohn krank machen, daß Sie sein Leben kaputt machen. Ich verbiete Ihnen, ihn wiederzusehen. Jedenfalls fährt er morgen in die Pyrenäen.‹

Ich habe ihn nicht wiedergesehen. Ist doch klar, wenn ich sage, daß ich krank bin, ist alles aus!«

Nicole ist ein Opfer der Bürokratie geworden. Sie hatte niemanden, dem sie sich hätte anvertrauen können, weder Eltern, noch einen Freund, höchstens manchmal den Arzt. Sie hat ihre Tage einsam beendet. Während der Sozialversicherungsbeamte in Montreuil die seinen in aller Ruhe beendet, ohne zu ahnen, daß er ein Mörder ist.

Während der Besetzung von Paris hat ein Arzt bei den deutschen Behörden ein jüdisches Mädchen angezeigt, in das sein Sohn verliebt war. Nachdem die Verlobung aufgelöst war, versuchte er vergebens, seine Anzeige rückgängig zu machen. Die jungen Leute, die er trennen wollte, starben: Das Mädchen wurde deportiert und vergast, der Junge schloß sich der Résistance an und wurde erschossen. Ein Vater, ein Arzt – ein Mörder. Denunzianten jeglicher Sorte, Polizeispitzel und Bürokraten, die Menschen zu Lochkarten machen. Sie haben jedes Gewissen verloren und sind zu Rädchen einer monströsen Ordnungsmaschine geworden. Sie zerren Geheimnisse ans Tageslicht und verletzen die Persönlichkeitsrechte – im Namen der Polizei, der Gesundheit, des Staates, der Gesellschaft, mit oder ohne Uniform. Ihr Herz aber trägt einen eng zugeknöpften Polizeirock...

14

Monsieur Samuel ist 73 Jahre alt. Vor einem Jahr ist er an Darmkrebs operiert worden, und bis Dezember geht es ihm gut. Seit Jahresbeginn aber ißt er kaum noch etwas, er hat keinen Appetit mehr, wird immer müder, will immer früher ins Bett und bleibt schließlich fast den ganzen Tag liegen. Seine Tochter ruft den Arzt an:

»Können Sie zu meinem Vater kommen?«

»Kann er nicht ins Krankenhaus kommen?«

»Das ist schwierig. Er ist zu müde, und außerdem macht ihm eine Spezialklinik Angst.«

»Also gut. Samstag morgen.«

Am Samstag zur festgesetzten Zeit erscheint der Arzt vor dem Haus des Kranken am Eingangstor:

»Herr Doktor?«

»Ja.«

»Guten Tag. Ich bin der Schwiegersohn von Monsieur Samuel. Also, er hat Darmkrebs. Der Chirurg hat uns nach der Operation nicht viel Hoffnung gemacht. Trotzdem ist es ihm fast ein Jahr lang ganz gut gegangen. Jetzt ist die Leber angegriffen. Er ist ganz gelb, sein Arzt hat uns geraten, ihm vor allem Schmerzmittel zu geben.

Aber meine Schwiegermutter, die Zeitung liest, Radio hört und fernsieht, hat von einer medikamentösen Behandlung gehört. Meine Frau und ich haben es ihr auszureden versucht. Nichts zu machen. Sie wollte jemand anderen haben. Wir haben Sie geholt. Sie entschuldigen. Es handelt sich eher um einen Höflichkeitsbesuch. Aber Sie werden ja selbst sehen.«

Im vierten Stock sind drei kleine Zimmer. Monsieur Samuels Frau begrüßt uns herzlich. Sie hat den eigentümlichen Akzent mancher Osteuropäer. Er verleiht den Worten einen rührenden und gleichzeitig komischen Tonfall.

»Zu freundlich, daß Sie gekommen sind, Doktor...«

Monsieur Samuel liegt gelb und abgemagert mit eingefallenem Gesicht in seinem Bett. Er klagt vor allem über Müdigkeit. Die Untersuchung ergibt bald, daß der Krebs auf die Leber übergegriffen hat. Dann geht der Arzt ins Eßzimmer, dem bevorzugten Ort von Mittelstandsfamilien, wo alle um den Tisch sitzen und ernst über ernste Dinge reden.

»Ich werde es Ihnen erklären, Doktor«, beginnt Albertine, die Frau des Kranken, mit ihrem unnachahmlichen Akzent. »Meinem Mann geht es immer schlechter, er ißt nicht mehr, er verläßt das Bett nicht mehr, es muß etwas getan werden.«

»Mama, laß es mich erklären«, unterbricht sie die Tochter, eine typische Pariserin. Sie geniert sich wegen des exotischen Akzents ihrer Mutter, jenes Einwandererakzents, den sie wohl nie verlieren wird. Sie wiederholt in bestem, akzentfreiem Französisch die Worte ihrer Mutter:

»Was können wir tun? Kann man überhaupt noch etwas tun?«

»Man kann es natürlich mit einer Behandlung versuchen«, sagt der Arzt.

»Wird es etwas nützen?«

»Das kann man nicht sagen, bevor man es nicht versucht hat.«

»Aber lohnt es sich denn?«

»Es liegt bei Ihnen, das zu entscheiden.«

»Laß mich mit dem Doktor sprechen«, sagt Albertine. »Herr Doktor, wenn man etwas tun kann, tun Sie es. Wenn man etwas versuchen kann, versuchen Sie es. Ich weiß, mein Mann ist schon in fortgeschrittenem Alter. Und ich weiß auch, daß es viele junge Menschen und auch Kinder gibt, die sterben. Ich weiß, woran Sie vielleicht denken. Wir sind alle beide 73. Seine Zeit ist vielleicht abgelaufen, wie man so sagt. Aber wenn Sie ihn mir noch ein wenig erhalten können, ich weiß ja nicht, einige Monate, ein Jahr vielleicht... es ist doch nicht allzu egoistisch, was ich da von Ihnen verlange, Herr Doktor? Sagen Sie es mir.«

Der Arzt ist bereits entschlossen, eine Pharmakotherapie einzuleiten. Albertine läßt sich von ihrer Tochter das Rezept vorlesen, um es auswendig zu lernen. Dann begleitet der Schwiegersohn den Arzt zu seinem Wagen zurück.

»Glauben Sie, daß...«

»Das kann man nie wissen.«

Zwei Wochen später kann Monsieur Samuel aufstehen, er zieht ans Meer in eine kleine Villa, die ihm seine Kinder gemietet haben, und macht mit seiner Frau Ferien; sie kocht ihm die guten alten Gerichte aus ihrer Jugendzeit. Monsieur Samuel lebt noch drei Jahre.

15

Françoise ist 30 Jahre alt. Sie hat Brustkrebs, einen Rückfall. Sie ist eine sportliche und elegante Frau und hat ein dreijähriges Kind. Sie möchte es wenigstens solange aufziehen, bis es 12 Jahre alt ist.

»Dann kann ein Kind auch von seinem Vater erzogen werden, aber bis dahin braucht es seine Mutter. Doktor, ich muß bis dahin am Leben bleiben.«

Sie nimmt jede Behandlung auf sich: Pharmakotherapie, Röntgentherapie, eine weitere Operation, und zu jeder Sprechstunde erscheint sie mit der Arroganz, die manche Leute von Charakter an den Tag legen und die man »Stolz« nennt. Sobald sich die Tür des Untersuchungsraums geöffnet und sie auch schon den Oberkörper frei gemacht hat, sagt sie beinahe aggressiv:

»Ermüden Sie mich nicht allzusehr, ich muß reiten, meinen Haushalt versorgen, meine Freunde empfangen.«

Eine Frivolität, die manche Ärzte, Krankenschwestern oder Sekretärinnen nicht verstehen, da sie nicht wissen, daß die Frivolität ein innerer Kraftakt ist, wie Simone de Beauvoir einmal geschrieben hat.

Die Jahre vergehen, aber die Krankheit, die anfangs unter Kontrolle war und in Grenzen gehalten werden konnte, breitet sich unaufhaltsam aus.

»Ich brauche noch drei Jahre, Doktor«, sagt Françoise nach sechs Jahren. Mit Bestrahlungen, Injektionen und Medikamenten lebt sie weiter.

»Versprechen Sie mir wenigstens, daß Sie mich nicht wie ein Häufchen Elend umkommen lassen«, sagt sie eines Tages.

»Versprochen.« Ein schwieriges Versprechen.

Françoise hat langsam genug von den Behandlungen. Sie bekommt Beruhigungsmittel.

»Nun, ich versuche durchzuhalten.«

Ein Jahr später ist nahezu der gesamte Knochenbau betroffen. Sie kann sich nur noch auf Krücken fortbewegen und um den Preis von Schmerzen, die durch starke Mittel kaum noch verringert werden können. Der Arzt schlägt ihr ein soeben neu erfundenes Mittel vor.

»Versuchen Sie es. Nur eine Injektion alle drei Wochen, wer weiß?«

Eine auffallende Besserung tritt ein. Die Schmerzen sind fast verschwunden. Françoise kann gehen, sie lebt wieder auf.

»Und meine Haare?« fragt sie nach zwei Monaten.

»Aber Sie hätten beinahe das Leben verloren!«

»Trotzdem...«

Die Wirkung des neuen Mittels erschöpft sich jedoch. Im Februar schreibt sie mit zittriger Schrift einen Brief.

»Ich danke Ihnen. Aber helfen Sie mir weiter.«

Sie kommt ins Krankenhaus, auf Krücken, vom Schmerz gebrochen wie ein verwundeter Vogel.

»Diesmal kann ich nicht mehr. Mein Sohn ist vor zwei Monaten zwölf geworden. Wir haben beide unser Wort gehalten. Also, was ist?«

»Wollen Sie jetzt sterben?«

»Ja.«

»Wo?«

»Nicht zuhause, nicht vor meinem Sohn und vor meinem Mann.«

»Hier im Krankenhaus?«

»Wenn Sie nichts dagegen haben.«

Vorher wird noch ein kleiner Versuch unternommen. Pfingsten kommt, der Sohn fährt in die Ferien. Bald darauf ruft sie an, voller Angst:

»Es geht nicht mehr, ich will sofort Schluß machen.«

»Und Ihr Sohn? Sie werden ihn nie wieder sehen.«

»Das kann ich nicht ändern.«

Sie soll versuchen, noch zehn Tage durchzuhalten, und wird unter starke Dosen Cortison gesetzt. Am Freitag vor der Rückkehr fragt sie:

»Wollen Sie immer noch?«

»Ja. Wann? Montag?«

»Nein, Dienstag, damit ich meinen Sohn noch einen Tag länger habe.«

Am Dienstag kommt sie dann mit ihrem Koffer, ihr Mann begleitet sie. In ihrem Zimmer findet sie einen herrlichen Feldblumenstrauß von ihrer Schwester. Sie legt sich in einem hübschen weißen Nachthemd ins Bett, geschminkt, die Nägel an den langen dünnen Fingern angemalt. Sie ist zufrieden.

Ihr Mann muß am nächsten Tag zu einer Geschäftsreise aufbrechen. Er soll nicht benachrichtigt werden und erfährt nur, daß eine neue Behandlung ohne große Erfolgsaussichten versucht wird. Er besucht sie, um Auf Wiedersehen zu sagen. Als er geht, bricht sie weinend zusammen. Der Arzt bricht ein wenig ungeschickt das Schweigen.

»Möchten Sie etwas Whisky?«

»Ja, das ist eine gute Idee.«

»Oder lieber Champagner?«

»O ja, ich mag ihn sehr.«

Der Arzt hat eine Flasche ausgezeichneten Champagner, Dom Pérignon 1961. Er hat bisher keine Gelegenheit gehabt, sie aufzumachen und läßt sie kaltstellen.

Sie unterhalten sich, während sie warten.

»Wenn Sie wüßten, wie froh ich bin. Ich dachte, ich erlebe diesen Abend nie mehr. Aber ich habe es ja selber so gewollt...«

Zwischendurch steht die junge Nachtschwester dabei und nimmt an dem Dialog teil. Der Himmel leuchtet blau durchs Fenster.

»Ich wollte schon immer im Frühling sterben... Ich habe meinen Sohn aufziehen können, nun kann sich sein Vater um ihn kümmern. Das einzige, was mich quält, ist mein Großvater. Wenn er wüßte, der Arme! Wir haben uns so geliebt, ich fürchte, er übersteht es nicht.« Es ist der einzige Augenblick an diesem Abend, wo sie zu einem Taschentuch greift.

Sie bittet auch darum, daß jemand daran denkt, einem der Ärzte für seine große Freundlichkeit und Menschlichkeit zu danken, einem Rheumatologen aus Bichat. Er hat sehr fortschrittliche Ideen.

Der Champagner ist kalt. Die Patientin, der Arzt und die Schwester bekommen ein Glas.

»Er ist herrlich«, sagt Françoise, »der beste, den ich jemals getrunken habe, und ich kenne mich da aus. Übrigens, Doktor, wann meinen Sie, soll ich einschlafen? Ich will Sie nicht aufhalten.«

Es ist noch Tag.

»Gleich, Madame. Ich muß noch zu einem Patienten, dann komme ich wieder.«

Die Nacht senkt sich über das Krankenhaus. Über die Lichtstreifen, die durch die Tür auf den Boden fallen, sieht Françoise ab und zu eine Krankenschwester vorübergehen, sie hört die Stimmen der Ärzte auf dem Gang, die dringend gerufen worden sind. Sie schreibt ihren letzten Brief an ihren Sohn und an ihren Mann.

Gegen Mitternacht kommt der Arzt zurück. Françoise liegt ganz ruhig in ihrem Bett.

»Jetzt?« fragt er.

»Wenn Sie meinen.«

Die Schwester bereitet die Lösung vor, mit der der Arzt das Versprechen einlöst, das er vor drei Jahren gegeben hat. Er bleibt mit der Patientin allein im Zimmer und gibt ihr eine Spritze in die linke Armvene:

»Guten Abend, Madame, gute Nacht.«

»Gute Nacht, Doktor, ich danke Ihnen…« Sie ist eingeschlafen.

16

Caroline hat akute Leukämie. Sie ist 8 Jahre alt. Ihre Mutter widmet ihr jede Stunde. Als sie »völlig geheilt« wieder nach Hause kommt – zu müde freilich, um in die Schule zu gehen –, sind ihr Bruder und ihre Schwester auf sie eifersüchtig. Anders als ihre Geschwister darf sie nach dem Abendessen noch fernsehen, da sie ja am nächsten Tag nicht in die Schule muß. Sie bekommt ganz besondere kleine Gerichte. Und außerdem ist sie die jüngste. Kurz, die anderen Kinder werden ein wenig vernachlässigt.

Aber sie erleidet einen Rückfall. Dann noch einen. Seltsam gemischte Gefühle steigen manchmal in den Eltern auf: einerseits Liebe und Mitleid für ihr Kind, andererseits Groll und fast Haß gegen die Kranke, die ihnen das Leben schwermacht. Selten zwar, aber es kommt doch vor…

Caroline ist nun seit drei Jahren krank. Der Krankheitsverlauf ist typisch für akute Leukämie. Besserung und Rückfälle wechseln sich ab, mal ist sie zu Hause, mal im Krankenhaus.

Wieder ein Rückfall. Den Schwestern fällt langsam auf, daß Caroline niemand mehr besuchen kommt. Weder der Vater noch die Mutter. Es kamen wohl einige telefonische Anfragen, gespickt mit Entschuldigungen, aber sonst nichts mehr. Schließlich geht es dem Kind besser. Man ruft die Mutter an, sie könne es holen.

»Können Sie sie nicht noch ein paar Tage behalten? Es ist nicht einfach, das kranke Kind wieder zu Hause zu haben…«

Caroline wird nicht geholt, auch nicht zwei Wochen, auch nicht drei Monate später. Keiner kommt, keiner ruft sie an. Sie selbst fragt nicht mehr nach ihrer Familie.

Wie kann eine Mutter ihr krankes Kind allein lassen? Nun, das kommt vor, selten zwar, aber es kommt vor. Man hat die Psychologen nach ihrer Meinung gefragt. Und die Psychologen, die auf alles eine ganz genaue Antwort haben, haben wieder einmal eine ihrer famosen Erklärungen abgegeben, die auf alles passen:

»Wenn dem so ist, dann kommt es eben vor. Und wenn es vorkommt, dann ist es eben notwendig. Wir haben es in diesem Fall mit einer Instinktreaktion zu tun, die auf die Erhaltung der Familie abzielt: Es handelt sich ganz einfach um die Selbsterhaltung der Familie.«

Eine Familie hat zwei Jahre lang alles für ein Kind geopfert, Ferien, fast ständige Aufmerksamkeit, zwei andere Kinder sind vernachlässigt worden. Die beiden anderen Kinder verstehen das nicht, sie wollen leben. Gewiß, ein unangreifbares Argument, für den gesunden Menschenverstand, wie man so schön sagt. So wie man die eigene Familie beschützt und die Augen vor dem Elend der Nachbarn verschließt. Wie man sein Land beschützt und die Ohren vor den Schreien der Völker verschließt, die anderswo gemordet werden. Wie man die eigene Zivilisation schützt und seine Habe vor den Hungernden der Dritten Welt verschließt; wie man den Fernseher abschaltet oder die Zeitung wegwirft, wenn sie den Tod von Unschuldigen melden; alles nur, um sich selbst zu schützen und sich nicht aufregen zu müssen...

Jeder aber, der diese höchst »verständliche« Haltung ablehnt, ist im Recht. Und auch wer diese Haltung überhaupt nicht versteht, hat recht. Denn es gibt auch die anderen. Die drei Söhne eines spanischen Maurers etwa, sehr gut aussehende junge Männer zwischen 25 und 30, die kommen und unter Tränen sagen: »Tun Sie etwas für Papa, um Papa am Leben zu erhalten. Ihm haben wir es zu verdanken, daß wir nicht ins Unglück geraten sind« – und die Tränen, die die Gesichter der Menschen entstellen, sind manchmal kaum zu ertragen.

Oder die Geliebte eines italienischen Architekten. Sie war 30 Jahre jünger als er. Sie hat alles verkauft, auch ein wunderschönes altes Haus, um ihn retten zu können, die Welt bestand für sie nur noch aus diesem todkranken Mann – »ich habe nur ihn«.

Und auch die beiden Söhne einer sehr christlichen und frommen, sanften und freundlichen französischen Dame; es waren Priester. Sie baten, keinen Priester zur Letzten Ölung zu rufen, wenn sich ihr

Zustand verschlimmern sollte: »Mama darf nicht erschreckt werden, wir übernehmen als Söhne und Priester die volle Verantwortung...«

Schließlich die Tochter eines Malers. Sie führt ein Doppelleben: Abends ist sie Schauspielerin und nachts das heimgekehrte Kind, ständig unterwegs zwischen den Bühnenlampen und der Lampe am Bett ihres Vaters, um über ihn zu wachen, bis zu der Stunde, in der er für ewig über sie wachen wird.

Wozu all diese Geschichten, all diese Toten? Weil sie ihre Krankheit als Schicksal und nicht als einen Unfall auf sich genommen haben. Ein Kriegsverletzter hat Pech gehabt. Ein im Krieg Gefallener ist ein Opfer. Wer den Krieg überlebt hat, ist ein Veteran oder ein freier Mann, je nachdem, ob er mit seiner Vergangenheit leben oder sie hinter sich lassen will.

»Es sind viele Tote, deren Geschichten Sie erzählen, und wenig Überlebende...«

Erstens sterben immer noch zwei Drittel aller Krebskranken. Und außerdem glauben die Menschen, ihr Leben hier auf Erden gehöre ihnen, und dabei sind sie oft anderen ausgeliefert! Während das Leben eines »Toten« in den Gedanken und im Herzen derer weiterlebt, die sich an ihn erinnern. Auch der Ärzte.

»An das Leben der Menschen, die man geliebt hat, und die lange tot sind, denkt man manchmal mit unendlicher Zärtlichkeit«, hat de Gaulle gesagt.

Alle Geschichten, die hier erzählt werden, sind wahr, bis auf einige Namen höchstens. Es sind Zeugnisse, die aussagen, was ein Menschenleben sein kann. An den Berichten ist nichts erfunden, und sollte bisweilen in der Erinnerung des Erzählers etwas verändert worden sein, so wurde doch nichts beschönigt oder idealisiert.

Pierre Viansson-Ponté
Der Mann, der hier berichtet

Sechzehn Geschichten, und sie sind wahr!

Das Buch, das der Leser in Händen hält, hätte bis zur letzten Seite so weitergehen können, wie es angefangen hat. Noch zehn oder zwanzig Tote, noch drei, vier, fünf Heilungen. Er hätte es wieder zugeschlagen und sich vielleicht gefragt: »Was geht das mich an?« Oder: »Wozu sich über derlei Schrecknisse verbreiten, wozu darüber reden? Es reicht, daß es sie gibt. Ich will nichts davon wissen.« Die Antwort ist ganz ungewöhnlich einfach: Es geht ihn etwas an, weil jeder von uns einmal sterben muß. Auch die beiden Autoren dieses Buches.

Man sagt wenig über den Tod, wenn man sagt, er sei gerade »in Mode«. Ebenso die Medizin, die Krankheit, der Krebs, mehr als alle anderen Krankheiten: In wenigen Jahren gab es Dutzende von Filmen, Hunderte von Büchern, Tausende von Artikeln, massenhaft Dissertationen, Berichte, Aufrufe, Kundgebungen, und eine Menge Kongresse, Kolloquien, Sitzungen, Konferenzen, Seminare... Ist das nicht genug? Warum noch einmal einen Stein zu diesem Gebäude hinzufügen, noch einmal Worte zu dieser Flut von Sätzen, Seiten, die der Wind in einen riesigen Wald tragen wird wie alle anderen? Aus einem einzigen Grund: um Zeugnis abzulegen.

Zeugnis ablegen – das ist der Beruf des Journalisten. Man erlaube einem politischen Journalisten, Zufallshistoriker und gelegentlichen Universitätsmitglied, seine Aussage zu einem Thema vorzulegen, das scheinbar nicht in seinem Bereich liegt. Ein Hund betrachtet auch mal einen Bischof, so kann doch wohl auch ein Journalist einmal auf den Tod blicken wie irgendein anderer Mensch, bis er eines Tages seinem eigenen begegnet. Die Medien sind Spiegel, in denen ein jeder die anderen und sich selbst betrachtet. Es gibt Zerrspiegel, die einen Riesen oder einen Zwerg aus einem machen, und so gibt es auch falsche Zeugen. Jedes Zeugnis ist fehlbar, es kann also nie genug aufrichtige Zeugen geben, auch wenn sie sich manchmal irren. Dieses Buch ist ein aufrichtiges Zeugnis. Etwas anderes will es nicht sein, und das ist schon sehr viel.

In den eben genannten Filmen, Büchern, Artikeln und Debatten ist bereits alles gesagt worden. Oder genauer: alles und von allem das Gegenteil. Wer viel gesehen, gelesen und gehört hat, weiß, wie es darum bestellt ist.

Gelehrte Mediziner, berühmte »Chefs« und unbekannte Ärzte, Bosse, die versichern, es nicht zu sein, und solche, die es werden möchten, haben die Größe und die Belastungen ihrer Arbeit beschrieben, das heißt meistens ihres Spezialgebiets, das ein jeder von ihnen – mit gutem Recht – für das schwierigste, wichtigste und bedeutendste hält. Einige haben sich bis zu Betrachtungen über den Menschen, über seine Situation und seine letzten Ziele verstiegen und sich damit einer Armee von Philosophen, Moralisten und Theologen angeschlossen. Andere blieben lieber in der Nachfolge des Hippokrates und haben ihre Überlegungen auf technische Vorgänge und Verfahrensweisen, auf Fortschritte und Wandlungen, auf Zielsetzung und Organisation ihres Berufs gerichtet. Einige haben sich sehr kühn auf historisches Gebiet gewagt, sind den Juristen ins Gehege gekommen, haben sich den Reihen der Soziologen angeschlossen oder gelegentlich einen Blick auf Politik oder Wirtschaft gerichtet. Kurz, sie sind überall, in zahlreichen Erscheinungsformen, und sie gehen bald maßvoll vor, mit gesundem Menschenverstand und Klugheit, bald aber auch mit jenem Furor, der all denen gemeinsam ist, die sich im ausschließlichen Besitz der Wahrheit glauben – Hohenpriestern, Propheten und Demiurgen.

Um nicht zurückzustehen, haben sich Philosophen und Theologen, Wissenschaftler und Juristen, Historiker und Ökonomen, Journalisten und Politiker und viele andere, die hier nicht genannt werden, auch eine nicht geringe Zahl von Schriftstellern, darauf verlegt, bar und zinslos mit gleicher Münze zu zahlen. »Der Tod ist wieder im Kommen«, sagte eines Tages einer von ihnen, wie die Bürgersfrau, die ihren Gatten vor einer Möbelauslage mit dem Ellenbogen anstößt und ausruft: »Sieh mal! Sie machen wieder die von früher!« Daher sind unsere Bibliotheken so voll von Büchern, manchmal ganz wunderbaren, oft ausgezeichneten, ab und zu interessanten Büchern, aber auch, das muß mal gesagt werden, solchen, die erstickend sind in ihrer Eitelkeit, Mittelmäßigkeit und Dummheit. Wie gesagt: alles – und das Gegenteil von allem. Man suche am Schluß dieses Buches nicht nach einer Bibliographie: Sie würde das halbe Buch ausmachen, und, wenn wir keine Preise verleihen wollen, was Gott verhüten vermöge, würden alle auf derselben Stufe stehen, die guten und die anderen. Die Autoren können indessen beruhigt sein, es wurden alle gelesen, oder fast. Allein in den letzten zwölf Jahren waren es etwa 250, und das sind sicher noch nicht alle...

Dieses Buch erhebt keinen Anspruch auf Vollständigkeit. Es will nichts beweisen und keine Vorschläge machen. Es will nicht einmal tiefsinnig sein. Wie bereits zu sehen war, erzählt und kommentiert es, und eben das macht ein Zeugnis aus. Ein bescheidenes Zeugnis, ebenso parteiisch wie bruchstückhaft.

Der Mann, der hier berichtet, Léon Schwartzenberg, ist Arzt an einer Klinik und behandelt schwere Fälle. Seine Aufgabe ist eine äußerst schwere, er hat einen der dramatischsten Berufe, die es gibt, vornehmlich weil viele der Patienten Kinder sind mit Leukämie, einer Krankheit, an der man fünfmal öfter stirbt als man geheilt wird.

Man erwarte nun nicht, daß der Journalist von seinem Komplizen, dem Arzt, ein Porträt anfertigt – auch wenn er die Menschen mit Neugier betrachtet und Freude daran hat, über sie zu schreiben. Seine Biographie, sein Charakter und seine Verdienste sind weder Thema noch Gegenstand dieses Buches.

Das Thema ist ein zweifaches: Zum einen beschäftigt sich der Arzt mit dem, was er täglich und stündlich erlebt und sieht und was er dabei empfindet. Der Kommentar beschäftigt sich dann mit den Reaktionen, die die Berichte bei ihm auslösen, mit den Fragen, die sich ihm stellen und die er sich selber stellt. Weiter nichts: keine Ethik, keine Reformvorschläge, keine Moral, das alles gehört nicht hierher. Zwei Menschen legen Zeugnis ab, in aller Freundschaft, aber auch mit aller Offenheit, was bisweilen den Anschein von Uneinigkeit erwecken mag.

Auch der Gegenstand verfolgt keinen höheren Anspruch. Informieren und sagen: So ist es, den Leser zum Nachdenken anregen und ihn ermutigen, sich sein eigenes Urteil zu bilden – mehr ist nicht beabsichtigt.

Aus zwei Gründen kann es sich nicht darum handeln, einen umfassenden Bericht über Medizin, Krankenhäuser und Krebs oder über Leiden, Tod und Euthanasie vorzulegen. Zum einen ist bereits alles gesagt worden und zweifellos schon besser, wie bereits erwähnt, zum anderen kann der Arzt, der hier vor die Schranken zitiert wird, so hart und pathetisch sein Beruf auch sei, nur über das aussagen, was er gesehen hat und was er weiß. Hier liegt ganz entschieden die natürliche Grenze seiner Zeugenaussage und gleichzeitig ein schwieriger Punkt für den Kommentator.

Für diesen wäre es wesentlich angenehmer, auf jeden Fall aber sehr viel bequemer gewesen, einen der großen selbstsicheren und alles beherrschenden Priester vor sich zu haben, voll übersteigertem Selbstgefühl und Wissen, mit heiligem Dekor umgeben und mit Sicherheit geharnischt. Wie die Pythia lassen sie von ihrem hohen Sitz herab ihre Orakelsprüche auf die gebeugten Häupter der armen Sterblichen fallen, die wir sind. Welches Vergnügen also, ihre Altäre umzuwerfen, sich über ihre Maskerade zu mokieren, ihre Sprüche für Unsinn zu erklären, mit einem Wort: Rache zu nehmen – ganz gleich was es eines Tages kosten wird, denn die Priester haben ja immer das letzte Wort. Obwohl es schon hundert- und tausendmal stattgefunden hat: Die Anklage gegen die Medizin, die Krankenhäuser, die Forscher, die Verwaltung, den Staat, die Gesellschaft – das sind wohltuende Vergeltungsmaßnahmen und nützliche Maßregelungen, es sind Entschädigungen für die Schrecken der Krankheit, die Furcht vor den Schmerzen, die Angst vor dem Tod, Gefühle, die uns alle bedrängen, wie immer wir uns dazu äußern. Unsere Nemesis!

Hier jedoch haben wir es mit einem Arzt zu tun, bei dem sich keinerlei Spur von Triumphalismus und nicht die geringste Neigung findet, das Tausendjährige Reich zu verkünden, was gerade so gerne getan wird und so fanatische Bigotterien über das drohende

Verhängnis, die unabwendbare Sintflut, die alles zerstörende und nahe Apokalypse zeitigt. Er hat so viel gesehen, er sieht so viel, daß ihm nur noch eines bleibt: einen kühlen Kopf zu bewahren und sein Herz sprechen zu lassen. Also sagt er, was er denkt, und er denkt auch, was er sagt. Er sagt es kraftvoll, mit tiefer Intensität, manchmal kann er sich nur mit Mühe zurückhalten. Gelegentlich hebt er die Stimme, auch wenn er sich dabei zurückhält, aber schon mit der nächsten Wendung klopft er trocken ab.

Man kann das verstehen. Da ist ein Mann, der im Mittelpunkt eines endlosen Dramas lebt, eines Dramas, in dem die Wendung jeden Augenblick eintreten kann, in dem unentwegt und immer wieder neu die Rollen verteilt werden, und die Lösung ist nur allzu oft vorhersehbar. Er steht im Mittelpunkt, und alle anderen, Kinder und alte Menschen, Männer und Frauen, hängen sich Tag und Nacht an ihn wie Ertrinkende an eine Rettungsboje, sie flehen ihn an und jammern, und manchmal verfluchen sie das harte Los, für das er ein Symbol ist, ob er will oder nicht. Einige, deren ausgestreckte Hand er ergreifen kann, holt er mit großer Mühe aus dem Sturm. Den anderen, die vom Unwetter dahingerafft werden, ruft er Worte des Trostes, der Ergebung, menschlichen Mitgefühls zu, solange und soweit sie ihn hören können. Was tun, wenn nichts mehr getan werden kann? Kaum sind sie verschwunden, tauchen wieder neue Gesichter auf und es heißt, diese Schiffbrüchigen des Lebens, die manchmal bereits gescheitert sind, aufnehmen, von neuem das Unmögliche versuchen, immer und immer wieder.

Es ist ein Irrtum zu glauben, daß man in diesem Beruf hart wird, daß man einen Panzer bekommt, daß man, wenn man ständig mit dem Tod lebt, ihm sozusagen nur noch berufliche Aufmerksamkeit entgegenbringt, kalt und distanziert. Wenn einer hart, unmenschlich oder ganz einfach gleichgültig ist, dann war er es auch vorher und wird es immer sein. Er ist nur ein Techniker, der versucht, Menschen zusammenzuflicken, wie andere Maschinen reparieren. Vielleicht gibt es solche Menschen. Sie sind selten. Die Wahrheit ist, daß jeder Tote das Bild seines Todes zurückläßt. Auch für den Arzt.

Es gibt die, die am Bett des Sterbenden schnell vorübergehen und den Kopf abwenden. Und es gibt die, die stehenbleiben, die sich zu ihm setzen, mit ihm sprechen, ohne auf eine Antwort zu warten, seine in die Bettücher verkrallten Hände nehmen, sie fest in den ihren halten und ihm helfen, den großen, letzten Schritt zu tun. Und dann gibt es auch noch welche, die glauben (oder so tun, als glaubten sie) an die erlösende Kraft des Leidens, oder schlimmer noch, die sich weigern, das Leiden überhaupt wahrzunehmen, denn in ihren Statistiken ist kein Platz für den Schmerz, kein Diagramm für die Angst. Und dann gibt es die, die mehr an den Kranken als an die Wissenschaft denken, die genau wissen, daß Leid keine Tugend ist und sich in erster Linie damit befassen, Erleichterung zu bringen und zu helfen. Endlich gibt es auch noch die hochmütigen, mit großen Prinzipien bewaffneten Ritter: Sie verschaffen sich ein gutes Gewissen, indem sie ihre Kunst bis zum äußersten treiben und darüber hinaus, koste es noch so viel Blut und Tränen. Und dann wieder die, den den Mut haben, sich zu weigern, die Kunst weiter zu treiben, die der Natur ihren Teil lassen und auch die brüderliche Geste der Erlösung wagen.

Es braucht nicht untersucht zu werden, auf welcher Seite Léon Schwartzenberg steht: Seine sechzehn Geschichten zeigen zur Genüge, welchen Standort er gewählt hat. Man soll aber nun nicht glauben, die Wärme, die Menschlichkeit und der Mut, die er und seinesgleichen haben, seien Mitleid und Barmherzigkeit. Diese Männer, diese Ärzte sind nicht weich und zerbrechlich, sie versinken nicht in Rührung und halten sich nicht mit Klagen auf über das Elend dieser Zeit und das Unglück der Menschen. Sie verwünschen die Krankheit, verabscheuen das Leiden, hassen den Tod. Es sind starke Gefühle, man braucht viel Kraft in sich selbst, um sie, so wie sie es manchmal tun, fast bis zu einer Art von Wut, von Paroxysmus hochzuhalten. Nichtsdestoweniger ist klar, daß sie Leben, Glück und Freude anders sehen als wir.

Glücklicherweise haben sie auch ihre Siege. Im ersten Entwurf begann das Buch mit nur zwölf Geschichten, Geschichten des Scheiterns und des Todes. Warum? Ganz einfach, weil diese es sind, die in der Erinnerung eine unauslöschliche Spur hinterlassen, eine Wunde, die nicht mehr ungeschehen gemacht werden kann. Die Eltern Carolines, die sich nicht einmal mehr nach ihrem Kind erkundigten und es mit seiner Leukämie dem Krankenhaus überließen, haben es vielleicht vergessen können. Die es nicht heilen konnten, es gepflegt und bis zur letzten Station begleitet haben, behalten sein Bild im Gedächtnis, es wird sie immer begleiten, wird ihnen immer lebendig bleiben.

Konnten wir da aber stehenbleiben, die Hoffnung schmähen, das Feld dem Elend überlassen, uns auf die Schicksalhaftigkeit der Dinge zurückziehen? Das schien uns unmöglich. Zum einen wäre es nicht gerecht und nicht wahr gewesen. Von welcher Seite man sie auch immer betrachtet, die Schlüsselzahlen des Krebses behalten ihre Wahrheit. Sie erfordern, wie jede Aufstellung von Prozentsätzen, eine detaillierte, differenzierte Prüfung aus der Nähe. Und das wollen wir mit diesem Buch.

Nichts ist verdächtiger als eine Mittelstellung, die den Berg einebnet und den Abgrund auffüllt, den Starken erniedrigt und den Schwachen erhöht, das Genie mit dem Debilen in einen Topf wirft und einen mittleren Index, mittlere Koeffizienten, Landschaften, Personen, Kapazitäten aufstellt, die in der Natur gar nicht vorkommen. Wenn man sagt, daß heute jeder dritte Krebs geheilt wird, bedeutet das natürlich, daß zwei nicht geheilt werden. Es heißt aber auch, daß der Betroffene eine Chance hat – und eine Chance auf drei, daß es gut geht, ist ja schon etwas, da zudem die beiden übrigen wie bei Verkehrsunfällen nur die anderen betreffen, das ist ja bekannt.

Daher also zusätzlich die vier Berichte über Heilungen. Die Proportion wird auch so nicht ganz eingehalten, aber man kann Prozentrechnungen aufstellen und Mittelwerte ausmachen, wie man will – es geht um den Menschen.

Was heißt heilen? Und sterben, was heißt das? Es gibt so viele Arten zu sterben, wie es Arten gibt zu leben, und im Tod gibt es nicht mehr Gleichheit als im Leben. Krebs steht nicht an erster Stelle auf den finsteren Sterblichkeitstabellen: Er rangiert erst an zweiter. Dennoch ist der Tod in seinem Bild wie das Gewitter in der Wolke.

Wir hielten es erst einmal für notwendig, so einfach, so klar und so wenig gelehrt wie möglich darzustellen, was Krebs überhaupt ist, was man darüber weiß, wie man ihn behandeln und manchmal auch heilen kann, und wie man daran stirbt – oder zumindest, da das Ungeheuer sich unter einer Maske nähert und bei weitem nicht alle seine Geheimnisse preisgegeben hat, wie das Bild des Feindes heute aussieht und über welche Waffen wir verfügen, um ihn zu bekämpfen.

II Der Krebs

Léon Schwartzenberg
Was ist Krebs?

Krebs, was ist das? Wie immer bei der Bemühung um Wissen führt der Weg von unten langsam die Stufenleiter nach oben. Zum ersten: Was ist ein Tumor? Ein Tumor ist eine anomale Gewebebildung, ein unerwarteter Auswuchs an irgendeiner Körperstelle. Alle Menschen bilden Tumore: Schönheitsmale, Warzen, die kleinen dunklen Flecken, die bei alten Leuten auf den Händen erscheinen, all das sind Tumore. Sie treten nicht nur bei Menschen auf. Auch Pflanzen haben Tumore, etwa die knotigen Wucherungen auf Baumstämmen. Fische, Insekten, Frösche, Hühner haben Tumore, und natürlich alle Säugetiere, zu denen wir Menschen zählen. Es weisen also sämtliche Lebewesen Tumore auf, mit Ausnahme derjenigen, die nur aus einer einzigen Zelle bestehen, wie Bakterien und Protozoen, denn diese würden damit ja ihre Identität verlieren.

Es gibt zwei Arten von Tumoren: gutartige und bösartige. Die beiden Adjektive deuten bereits an, worum es geht. Der gutartige Tumor sieht meist nichtssagend aus und stört kaum, man kann mit ihm leben, ohne sich um ihn zu kümmern. Der bösartige Tumor sieht abstoßend aus und eitert, er ist gefährlich und schmerzhaft. Kann seine Entwicklung nicht aufgehalten werden, ist er tödlich.

Die Mehrzahl der Tumore ist glücklicherweise gutartig. Ohne sie würde sich auf der Erde keinerlei pflanzliches oder tierisches Leben entwickeln. Die Klassifizierung allerdings ist nicht so einfach. Bestimmte Tumore sind in höchstem Maße bösartig, andere sind es weniger, wieder andere kaum; es gibt alle möglichen Gradabstufungen. Der Grad an Bösartigkeit, also an Gefährlichkeit, hängt von der Geschwindigkeit des Wachstums ab, wie beim Unkraut, das im Garten die Blumen überwuchert. Die bösartigsten wachsen am schnellsten. Der Pathologe kann den Grad der Bösartigkeit ausmachen, wenn er das kranke Gewebe unter dem Mikroskop untersucht.

Was ist ein bösartiger Tumor – was ist Krebs? Was ist das für eine seltsame, abstoßende, zerstörerische Krankheit, die lebendes Gewebe zerfrißt und seit Jahrtausenden unterschiedslos die Menschen jeden Alters befällt, die jedes Jahr Millionen von Männern und Frauen dahinsiechen läßt und tötet, ohne irgendein Volk oder eine Rasse zu verschonen, die jeden vierten Menschen in irgendeinem Augenblick seines Lebens trifft?

75 Milliarden Computer

Die Bescheidenheit zwingt uns zuzugeben, daß die Ursache der meisten Krebserkrankungen immer noch unbekannt ist. Wir wissen nur, daß es sich um eine Ansammlung von Zellen handelt, die sich mehr oder weniger schnell vermehren, so daß der Krebs als ein Volk von Zellen beschrieben wurde, das rebellisch wird, ohne jede Rücksicht auf den Organismus, in dem es sich entwickelt. Unter »Organismus« verstehen wir hier die Zell-Organisation.

Um das zu verdeutlichen, sehen wir uns erst einmal eine normale Zelle genauer an. Jedes Kind lernt in der Schule, daß der menschliche Körper aus Millionen von Zellen zusammengesetzt ist, ungefähr 75 000 Millionen, also 75 Milliarden. Diese Zellen sind ganz winzig, fünf bis fünfzehn Tausendstel Millimeter, sie hängen zusammen und sind doch einzeln. Sie werden erst unter dem Mikroskop sichtbar. Eine jede ist mit einem winzigen Tropfen Flüssigkeit gefüllt, dem Cytoplasma. Es umschließt eine dichtere Masse, den *Zellkern*, der die *Gene* enthält. Die Gene sind Träger der Erbeigenschaften und verleihen einem Individuum seine besondere Ausprägung. Sie sind erkennbar an einer Reihe von biochemischen Reaktionen, genannt die genetische Transkription.

Eine Zelle hat die Fähigkeit, sich in zwei Zellen zu teilen. Auf diese Weise entwickelt sich lebendes Gewebe und wird ein Ei, das durch ein Sperma befruchtet wird, einmal ein Mann oder eine Frau. Es teilt sich erst in zwei Zellen, diese teilen sich ihrerseits und ergeben vier Zellen, dann werden es acht, sechzehn, usw. Nach soundsoviel Teilungen ist eine Vierzahl von Zellen erreicht, die die verschiedenen Gewebe und Organe bilden, und das Ganze ergibt dann ein menschliches Wesen.

Dieses Zellwachstum, diese erstaunliche Umwandlung, durch die eine winzige Zelle die ganze Vielfalt komplizierter Gewebe hervorbringen kann – Herz, Lunge, Leber, Knochen, Muskeln, Gehirn usw. –, die zusammen das komplizierteste aller heute bekannten lebenden Wesen bilden, dieser Vorgang bedarf einer präzisen Organisation und eines Kontrollsystems. Organisiert wird, daß die Zellen in der Teilung eine ganz bestimmte Ausprägung wählen und zu einer Gehirnzelle, einer Muskelzelle, einer Knochenzelle usw. werden. Wenn die Zellen, die für eine Leber oder ein Herz erforderlich sind, die nötige Anzahl erreicht haben, muß die Teilung aufhören, und dies setzt ein Kontrollsystem voraus.

Was läßt die Zellen wachsen? Was bestimmt sie, zu einer Muskelzelle oder einer Nierenzelle zu werden? Wie wird das Zellwachstum gestoppt? All das wissen wir nicht. Es geht so vor sich, als ob jede Zelle ein vorher festgelegtes Programm enthielte, als ob sie in ihrem Kern einen kleinen Computer hätte, der Anweisungen erhält und sie umsetzt: Befehl zu differenzieren, Befehl sich zu vermehren, Befehl aufzuhören. Der menschliche Körper: 75 Milliarden kleiner Computer...

Ein geheimnisvoller Vorgang

Über den Krebs wissen wir nicht viel mehr. Wir wissen nur, daß durch irgendeinen geheimnisvollen Vorgang eine bestimmte Zelle zu einer grundlosen Vermehrung veranlaßt wird, die nicht aufgehalten werden kann. Dabei behält oder verliert sie bestimmte Merkmale des Gewebes, in dem sie entstanden ist. Die Zelle hat ihr Programm verloren, als hätte der Computer durchgedreht. Auf derart anarchistische Weise entstandene Zellen können über die Gewebe oder Organe, in denen sie sich anfangs vermehrt haben, auch hinauswachsen und andere Gewebe überfallen. Dabei erschöpfen sie die Kräfte und Energien des menschlichen Körpers und vernichten am Ende sein Leben.

Wie entsteht die erste Krebszelle, deren Nachkommenschaft dann Jahre später den bösartigen Tumor, den Krebs bildet? Durch *Umwandlung* einer normalen Zelle unter Einwirkung äußerer Umstände, chemischer oder physischer, oder durch Viren? Durch Umwandlung von bereits vorhandenen, zur Krebsbildung besonders geeigneten Zellen, die genetisch besonders präpariert sind, um den Befehl zur Zerstörung zu empfangen? Durch verspätete embryonale Zellen, die nur auf ein Zeichen warten, um ihr verderbliches Werk zu beginnen?

Sicher gibt es viele verschiedene Ursachen für Krebs, einige davon kennen wir bereits. Wir können im Labor auf verschiedene Weise Krebs erzeugen: Hautkrebs bei Mäusen, die mit Teersubstanz bestrichen werden; Leberkrebs bei Ratten durch Injektion einer krebsauslösenden Substanz; Krebs bei Hühnern oder Mäusen durch Injektion eines Virus. Auch werden in einer Flasche gezüchtete Zellen cancerös, wenn ein Virus in die Kultur gesetzt wird. Warum aber verändert sich die Zelle so plötzlich, daß sie von einem kontrollierten, zahmen Zustand in einen unkontrollierten, wilden übergeht? Warum ist der Computer durcheinandergeraten? Wurde er durch eine längere Irritation oder durch einen physischen Vorgang zerstört wie ultraviolette oder Röntgen-Strahlen, wurde er durch eine chemische Substanz verändert, durch einen Virus hinterlistig überfallen? Wir wissen es nicht. Nur eins wird immer deutlicher: Jeder Krebs beginnt mit einer befallenen Zelle, deren Nachkommen eine sogenannte Zellkolonie bilden.

Zwei Ursachen gaben Anlaß zu gegensätzlichen Theorien: die chemische Substanz und der Virus. In Wirklichkeit ergänzen sich diese Theorien. Angenommen, ein inaktiver Virus dringt in eine Zelle ein und wird vom Kern absorbiert. Bei der Zellteilung wird er den Nachkommen dieser Zellen weitergegeben. Er kann sogar durch die Keimzellen von einer Generation auf die nächste übertragen werden. Solange der Virus inaktiv bleibt, kann nichts geschehen. Wenn aber die Zelle, die ihn trägt, in irgendeinem Augenblick bestimmten chemischen Substanzen ausgesetzt ist, kann der Virus aktiviert werden und eine Zellteilung auslösen, die unkontrolliert fortschreitet und Krebs verursacht.

Man weiß heute, daß gewisse Viren auch dann in die Zelle eindringen können, wenn keine Affinität zu den Zellgenen besteht. Sie benutzen dazu eine tückische Substanz – sie wurde erst kürzlich entdeckt –, die mit einem Stoff, der im Gen enthalten ist, ein neues Gen produziert – wie eine Frucht, die fähig wäre, sich zu ihrer giftigen Blüte zurückzuverwandeln und so den Verlauf der genetischen Transkription umzukehren; daher der Name: *inverse Transkriptase*. Sie durchwandert gewissermaßen den Lauf des Lebens in umgekehrter Richtung.

Lungenkrebs

Wir bringen zwei Beispiele für gutartige und bösartige Tumore: Ein gutartiger Tumor ist etwa das Uterusfibrom, bei Frauen der häufigste Tumor. Er kann höchstens im Lauf der Jahre andere Organe zusammendrücken, etwa das Diaphragma, was dann Atembeschwerden zur Folge hätte. Wird er operativ entfernt, ist die Patientin nachher völlig gesund. Das Uterusfibrom ist von begrenzter Größe, es ist eingeschlossen in einer Art Eierschale, die entstehenden Zellen können aus dieser Eierschale nicht austreten.

Ein bösartiger Tumor ist Lungenkrebs. Hier spielen sowohl Vererbung als auch Umgebung eine Rolle. Von dieser Krebsart wissen wir, daß Einflüsse von außen – etwa das Rauchen – auf genetisch entsprechend anfällige Menschen einwirken können. Tierversuche bestätigen das.

Dazu noch ein anderes Beispiel: Eine chemische Zusammensetzung, eingeführt als Schädlingsbekämpfungsmittel, das Acetylaminofluoren, erwies sich als höchst wirksam zur Vernichtung von Insekten. Dieses Mittel wurde an Pflanzen und Tieren erprobt, unter anderem in Pulverform. Es erwies sich als cancerogen. Unter die Nahrung gemischt, hatte es bei Ratten Leberkrebs zur Folge. Da es als Schädlingsbekämpfungsmittel natürlich nicht mehr benutzt werden konnte, diente es nun zur Krebsforschung. Um Krebs zu verursachen, so stellte man fest, mußte es im Organismus in eine Substanz mit anderer chemischer Formel umgewandelt werden. Die

Umwandlung wird von einem Enzym ausgelöst, das nur ganz bestimmte Lebewesen besitzen, die dann auf die cancerogene Wirkung des Mittels reagieren. Anfälligkeit gegen Krebs, der auf eine bestimmte Substanz zurückgeht, hängt also davon ab, ob ein Organismus ein derartiges Enzym produziert oder nicht. Die Enzyme selbst sind unter genetischer Kontrolle, sie werden von bestimmten Genen hervorgebracht, die einige Lebewesen haben und andere nicht. Ein klares Beispiel für Krebsanfälligkeit im Zusammenhang mit genetischen Variationen.

Bei Lungenkrebs ist das Ineinanderwirken der beiden Faktoren wohl ähnlich, wir sind jedoch noch weit davon entfernt, diese komplexen Beziehungen zu verstehen. Aus Zigarettenrauch sind bereits cancerogene Substanzen isoliert worden, die bei vielen Tieren Krebs erzeugt haben. In der menschlichen Lunge wirken sie sicher auf dieselbe Art. Andererseits ist erwiesen, daß einige Menschen für die schädlichen Folgen von Tabak anfälliger sind als andere. Die Erbanlage spielt dabei gewiß eine Rolle. Wahrscheinlich wirken Erbmechanismen als Vermittler bestimmter Enzyme, die Bestandteile des Zigarettenrauchs in cancerogene Stoffe umzuwandeln.

Die ersten Arbeiten, die eine Verbindung zwischen Zigarettenrauch und Lungenkrebs herstellten, erschienen 1950 in der medizinischen Fachliteratur. Sie beruhten ausschließlich auf zu wenig überprüften Hypothesen und ließen zunächst noch Skepsis zurück. Die Beziehung zwischen Ursache und Wirkung blieb dunkel, und man konnte sich fragen, ob der erhöhte Prozentsatz von Lungenkrebs bei Rauchern unbedingt vom Tabak herkam. Es konnten ja auch die krebsanfälligen Personen besonderes Vergnügen daran finden, Rauch einzuatmen. Heute jedoch ist der direkte Zusammenhang einwandfrei erwiesen. Wissenschaftlich überprüfte Forschungsergebnisse, Tierversuche, Mikroskopuntersuchungen bei Tausenden von Rauchern und Nichtrauchern, eine bessere Kenntnis der chemischen Ursachen von Krebs, das phänomenale Ansteigen von Bronchialkrebs in den letzten zwanzig Jahren parallel zum Anstieg des Tabakkonsums – all dies führt zum offiziellen Ergebnis, daß Zigarettenrauch die Hauptschuld an Lungenkrebs trägt.

Was nicht heißt, daß jeder starke Raucher Lungenkrebs bekommt, im Gegenteil, die meisten bekommen keinen. Sie sterben an etwas anderem, bevor das Kettenrauchen seine verderbliche Wirkung ausgeübt hat, oder sie haben das Glück, mit einer Erbanlage geboren zu sein, die sie unempfindlich macht.

Erblichkeit

Kann Krebs erblich sein? Mit wenigen Ausnahmen (Netzhauttumor bei Kindern, seltene Varianten von Brusttumor) scheint er es in den meisten Fällen nicht zu sein. Es gibt aber die sogenannten »risikoreichen« Bevölkerungsgruppen, dort ist die Gefahr höher. Das wäre etwa bei einer jungen Frau der Fall, deren Mutter und zwei Tanten, Schwestern des Vaters, an dieser Krankheit gestorben sind.

Man ist so weit gegangen, bei Frauen mit ganz offensichtlich ungünstiger Erbanlage eine Präventivoperation, die Amputation beider Brüste, vorzuschlagen. Vor einigen Jahren haben sich in der American Medical Association zwei Ärzte in eine Kontroverse eingelassen, ein Chirurg der präventiven Richtung, der den systematischen Eingriff vertrat – unter der Bedingung freilich, daß alle medizinischen Faktoren, eingeschlossen die psychologischen, voll berücksichtigt seien –, und ein mindestens ebenso fähiger Chirurg, der glücklicherweise zur Ehre des Ärztestandes erwiderte, daß ihm die Idee einer Präventivoperation »absolut barbarisch« vorkäme. Nach statistischen Berechnungen wurde sogar noch Schlimmeres ins Auge gefaßt: Zur Vermeidung der Hälfte der Krebsfälle genüge es, Männern unter 35 Prostata und Dickdarm zu entfernen, Frauen unter 35 Brüste und Uterus...

Wie denken darüber in unserem Land diejenigen, die sich so sehr für die Vorsorge interessieren, daß sie darüber zuweilen die Forschung vergessen?

Für einen allgemeinen »Tag des Krebses«

Ist Krebs schon vor dem Auftreten der ersten Anzeichen erkennbar? Lange hat man nach einer Art allgemeinem Labortest gesucht, etwa einer einfachen Blut- oder Urin-Untersuchung, durch die sich feststellen ließe, ob jemand an einer Krebsart leidet oder nicht. Ab und zu wurden positive Resultate erzielt, man fand nach der Diagnose bestimmte Substanzen im Blut, Antigene, die im Stadium des embryonalen Lebens vorhanden sind und normalerweise im Erwachsenenalter verschwinden, oder Enzyme in abnorm erhöhter Menge. Diese Entdeckung eröffnet neue Perspektiven für eine Früherkennung.

Daneben gibt es mittlerweile die Röntgenuntersuchung mit dem »Scanner«-Gerät. Durch einen Computer läßt sich die Intensität der Röntgen-Strahlen, die beim Abtasten des Bildes ausgesandt werden, genau berechnen, was die Darstellung aller Organe in Kontur und Dichte ermöglicht. In einigen Jahren wird die innere Photographie es ermöglichen, die kleinste Anomalie auszumachen, vielleicht auch Krebs im Anfangsstadium.

Ein spezifischer Test ist jedoch noch nicht über die Anfänge hinaus, wir sind zur Stunde noch auf die alten Untersuchungsmethoden angewiesen, die qualvoll sind und Zeit kosten: ständige Selbstuntersuchung des Patienten, ständige Besuche beim Arzt... Trotz aller Warnungen aber, aller öffentlichen Bekanntmachungen, Rundbriefe, aller dringenden Appelle von Ärzten und verschiedenen Gesellschaften werden viele Fälle erst erkannt, wenn es bereits zu spät ist.

Auch wenn man die fortschrittlichsten Untersuchungsmethoden anwendet, wird man wahrscheinlich nicht mehr als die Hälfte der Fälle heilen können. Es gibt zu wenig geeignete medizinische Zentren, und die Zeit der Ärzte wird bereits völlig von den Bemühungen um jene Patienten verschlungen, die schon als krank erkannt sind; es bleibt keine mehr, um auch die Masse derjenigen aufzunehmen, die sich gesund fühlen, und ein komplettes »check-up« vorzunehmen. Sprechzimmer und Krankenhausstationen wären im Nu überfüllt, sehr bald wäre das ganze medizinische Versorgungssystem zusammengebrochen. Die Situation ist übrigens in fast allen Ländern dieselbe: in den USA, in Großbritannien, in der Sowjetunion, auch in China...

Was tun? Vielleicht wäre es von Nutzen, einen alljährlichen »Tag des Krebses« einzuführen. Am besten an einem Sonntag. An diesem Tag würden die praktischen Ärzte im ganzen Lande sowie die öffentlichen und privaten Krankenhäuser für jedermann ihre Türen öffnen, um systematisch und kostenlos Untersuchungen durchzuführen, vor allem zur Früherkennung. Würde man sie darum bitten, wären gewiß alle Ärzte einverstanden. Der »Tag des Krebses« sollte nicht Anlaß für öffentliche Kollekten sein, er sollte kein Tag der Sammelbüchsen sein, sondern wirklich ein Tag der Kranken.

Die Forschung – Größe und Niederlagen

Manchmal kommt eine Studentin oder ein junger Journalist zu Besuch ins Forschungslabor und äußert dann tief bewegt und voll Bewunderung:

»Wie muß das herrlich sein, hier in der Krebsforschung zu arbeiten! Es muß ein großes Gefühl von Bestätigung für Sie sein...«

Wenn der Forscher aufrichtig ist und die Dinge durchschaut, begnügt er sich damit, zu lächeln. Er möchte nicht zynisch erscheinen, aber er weiß, daß die Dinge meist leider nicht so sind, wie sie sich darstellen: Für ihn und die anderen Forscher und Techniker ist es lediglich eine Arbeit, ein »Job«. Er ist nicht ständig umwölkt von Forschung. In diesem Augenblick korrigiert er vielleicht gerade den Probeabzug eines Artikels über die morphologische Charakteristik einer neuen Leukämieform bei Mäusen oder verfaßt einen wissenschaftlichen Bericht über die beste Art, Tumorzellen bei niedriger Temperatur zu konservieren. All das ist gewiß interessant, der schriftlichen Niederlegung wert und bringt vielleicht unsere biologischen Kenntnisse einen ganz kleinen Schritt weiter. Daß diese Arbeiten aber dazu dienen, ein echtes Verständnis der Krebskrankheit zu erreichen, läßt sich wahrhaftig nicht behaupten.

Trotzdem gibt es große Augenblicke im Leben eines Forschers.

Nur ganz wenige, aber es gibt sie; etwa, als man entdeckte, daß es möglich war, an Leukämie erkrankte Mäuse ganz einfach mit dem guten alten BCG. zu heilen. Meistens aber hat der Forscher fast Schuldgefühle, daß er für eine Arbeit bezahlt wird, die wie eine Zerstreuung aussieht, eine gemütliche Spielerei. Wir verdanken ihm dennoch einige Fortschritte.

Über Krebs wissen wir zugleich viel und nichts wesentliches. Man frage vor allem nicht, wann wir wieviel wissen werden. Da bräuchten wir Kenntnisse, die wir nicht haben...

Man sieht den Kampf gegen den Krebs oft als einen totalen Kampf, der gewaltige Mittel erfordert, als eine Art Schlacht, die Forscher, Ärzte, Wissenschaftler und Milliardensummen mobilisiert, wie für die Nutzbarmachung der Atomenergie, den Bau von Computern oder die erste Mondlandung. Wir kämen sicher schneller voran, wenn es so liefe. Aber das Ziel ist anderer Art.

Für die Atomforschung und das Raumprogramm lagen alle wissenschaftlichen Grundkenntnisse bereits vor. Man wußte, was geschieht, wenn sich eine kritische Masse von radioaktivem Material zusammenballt. Beim Raumflug hatte man alle wesentlichen Informationen über Bewegung und Schwerkraft der Objekte, über die Technik von Antrieb und Lenkung, über die biologischen Grundlagen des Überlebens usw. Gewiß, man mußte neue Voraussetzungen schaffen, eine neue Technologie entwickeln, Minicomputer bauen, lauter erstaunliche Errungenschaften, die nicht zu unterschätzen sind; aber man wußte zumindest, welche Fragen anstanden, welche Probleme es zu lösen galt.

Nicht so bei Krebs. Noch sind die Grundlagenkenntnisse nicht gesichert, trotz der bedeutenden Menge an Informationen über die lebende Materie, ihre Reproduktion, ihr Wachstum, die Art, wie sie winzige Bruchstücke und Teilchen sammelt, woraus dann die Zelle entsteht. Die Zahl der Veröffentlichungen ist beachtlich, sie übersteigt bereits ein Vielfaches von dem, was ein einzelner Mensch lesen und verstehen kann. Aber höchstens ein Zehntel der experimentellen Forschung ist Thema von Rezensionen – nicht aus Geheimnistuerei oder Faulheit, sondern einfach, weil so viele Experimente scheitern.

Ein weiterer Fehler besteht darin, daß über Krebs im allgemeinen wie über eine ganz bestimmte, einzelne Krankheit gesprochen wird. Es gibt aber vermutlich eine ganze Reihe von sehr unterschiedlichen Krankheiten, die nichts miteinander zu tun haben, die aus den verschiedensten Formen von Desorganisation entstehen und doch alle Krebs sind oder jedenfalls das, was wir mit diesem Wort bezeichnen, in Ermangelung eines besseren und weil wir wenig darüber wissen. Die Situation ließe sich sehr gut mit der der Infektionskrankheiten vergleichen, die alle auf einen infektuösen Erreger zurückgehen, deren Ursachen und Erscheinungsformen aber ganz verschieden sind und die jeweils ganz andere Behandlungsmethoden erfordern. Das einzig Gemeinsame aller Krebsarten ist, daß sich Zellen unkontrolliert vermehren. Hier ist die Analogie aber auch schon zu Ende.

Wahrscheinlich werden wir sehr viel eher *eine einzelne* Krebsart erklären können. Hier gibt es den ermutigenden Faktor, daß wir die grundlegende Funktionsweise des Lebens immer besser kennenlernen. Sollten sich die biologischen Kenntnisse mit derselben Schnelligkeit weiterentwickeln wie bisher, müßten wir eigentlich sehr bald die wesentlichen Aufschlüsse über den Krebs erhalten. Aber das ist nur eine Hoffnung, wir können noch auf viele Hindernisse stoßen. Der einzig mögliche Weg ist, weiter die Forschung zu fördern, die nationale und internationale, und sie vor allem besser zu fördern, in jeder Hinsicht, öffentlich oder privat, individuell oder in Teams.

Rivalität zwischen Forschungsteams ist zweifellos stimulierend und nützlich, mit Ausnahme der Geheimnistuerei, mit der manche ihre Arbeit umgeben. Es gilt zu bedenken, daß jede fundamentale Entdeckung in der Krebsforschung von zahlreichen »Karzinologen« zunächst alles andere als begeistert aufgenommen wird; sie sind irritiert und mißtrauisch. Das ist beklagenswert, aber es ist so. Ich möchte nicht so weit gehen wie jene Assistenzärzte in Villejuif, die böswilligerweise auf die Wand ihres Wachsaals schrieben: »Der Krebs ernährt mehr Leute als er tötet«. Fest steht, daß die Rivalität zwischen Forschern und Ärzten vornehmlich konstruktive Seiten hat. Leider sieht der Konkurrenzkampf zwischen den Teams so aus, daß sie immer irgendetwas vor dem Rivalen zu verbergen haben.

Es gibt einen schlimmen Mythos in der Forschung, der lautet: Forschung ist grundsätzlich wichtig, vorausgesetzt, *ich* bin der Entdecker. Wieviel Schlimmes richtet jedes Jahr der Erfinder des Dynamits an! Der Nobelpreis steht nie am Anfang einer Erfindung, aber er ist oft Ursache für Rivalität, ja Feindschaft zwischen Forscherteams.

Man soll nicht annehmen, die Krebsforscher seien Verwalter einer hermetischen Wissenschaft und die einzigen, die den Krebs bekämpfen könnten. Es ist sehr gut möglich, wenn nicht gar wahrscheinlich, daß eines Tages ein großer Schritt in der Krebsforschung von einem Wissenschaftler gemacht wird, der überhaupt nicht an Krebs gedacht hat, etwa von einem Physiker oder von einem Biochemiker, der über kosmische Strahlenwirkung oder ultraviolette Strahlen arbeitet, über irgendein Enzym oder noch viel entlegenere Fragen. Von daher wird verständlich, daß jede Unterscheidung zwischen Grundlagenforschung und angewandter Forschung absolut sinnlos ist – vor allem, wenn sie von Leuten aus der Politik vorgenommen wird.

Wer kümmert sich um die Forscher, die sich für scheinbar überflüssige Experimente begeistern und Fakten anhäufen, die auf den ersten Blick so unnütz erscheinen? Weiß man, was sich eines Tages daraus ergeben wird? Der Mann, der sich damit amüsierte (denn es amüsierte ihn), die Aminosäuren im Serum verschiedener Tierarten zu bestimmen, von der Maus bis zum Hasen – warum tat er das? Wußte er es? Seinen Forschungen war es zu verdanken, daß dreißig Jahre später das Meerschweinchenserum entdeckt wurde, das Mäuse von Leukämie heilen kann, und daß es gelang, ein Enzym – die Asparaginase – zu finden, mit dem die Leukämie bei Menschen zu behandeln ist. Und der Mann, der eines Tages beschloß, in einem Versuchsröhrchen die Zellen einer Affenniere zu züchten – warum tat er das? Aus diesem anscheinend extravaganten Experiment ergab sich das bis dahin unbekannte ideale Milieu für den Virus der Kinderlähmung, was schließlich zur Polio-Impfung führte.

Die angewandte Forschung verbessert die Anwendung bereits entdeckter Medikamente, sie kombiniert chemische Produkte zur

Zerstörung bösartiger Zellen und verbessert ihren Einsatz. So ermöglicht sie mit der Zeit entscheidende Fortschritte.

Es gibt weder unnütze Forschungen noch lächerliche Gelehrte, es gibt nur – meistens – unfähige Verwaltungen und defaitistische oder stumpfsinnige Regierungen.

Der Krebs und das Leben

Was aber, wenn nun der Krebs, eine Anomalie des organisierten Zell-Lebens, die bei allen Arten zu finden ist, zwangsläufig zur Entwicklung des Lebens gehörte wie der Tod zum Leben?

Betrachtet man Anzahl und Komplexität der Vorgänge, die zu einer lebenden Zelle führen und dann ihre Funktion gewährleisten, so wird klar, daß eine gewisse genetische Variabilität der Zellen notwendig ist. Diese Variabilität erscheint auch notwendig für Überleben und Weiterentwicklung einer Art. Sie gründet in der Tatsache, daß die Gene als Träger der Erbeigenschaften sich gelegentlich verändern und bisweilen einer sogenannten Mutation unterliegen. Die Mutation bildet den Stoff für die Variation, die Variation wiederum das Muster für Veränderung und Entwicklung der Arten.

Auf der anderen Seite müssen lebende Zellen sich teilen, vermehren und wachsen können. Der Mechanismus dieses Wachstums ist sehr komplex. Er setzt die Möglichkeit einer umfangreichen Kombination von chemischen Molekülen voraus. Es erscheint also denkbar, daß einige Zellen durch simplen Zufall, als wären sie aus einer Gen-Lotterie gezogen worden, eine ganz besondere Zusammensetzung von Genen und Molekülen geerbt haben, die sie veranlaßt, ihren vorgeschriebenen Verlauf zu ändern, ihr Wachstum über die normale Grenze hinaus auszudehnen, die Schwelle der kontrollierten Zellteilung zu überschreiten und jene schreckliche Nachkommenschaft zu bilden, die man Krebs nennt.

Anders ausgedrückt, der Krebs könnte durchaus Teil der Lebensvorgänge sein. Das Leben, wie wir es heute auf unserem Planeten kennen, hätte sich ohne die erstaunliche Vielfalt seiner Formen nicht entwickeln können, ohne seine Variabilität, die je nachdem –

im allgemeinen durch Zufall – einen Zelltypus hervorbringt, der sich selbst zerstört und zugleich den Wirt, dem er sein Leben verdankt. Ein Unfall, gewiß, aber vielleicht ein notwendiger.

Traum oder Alptraum? Denn wenn dieser Gedanke der Wahrheit entspräche, hieße das, daß Krebs nur abgeschafft werden könnte, indem man das Leben selbst abschafft. Es sind in der Tat die Bedingungen des Lebens, die seinen Verlust bewirken können: Die unbegrenzte Variation der genetischen Möglichkeiten endet zuweilen unausweichlich bei einem Krebs, bei der Negation des organisierten Lebens. Als biologisches Phänomen, als dialektisches Abenteuer im Leben des Organismus, der sich selbst seine Möglichkeiten der Vernichtung schafft, wäre der Krebs somit eine notwendige Lebensbedingung.

Soll man also darauf verzichten, ihn heilen zu wollen? Natürlich nicht, im Gegenteil. Alle Menschen mit Leukämie, die heute geheilt sind, wurden verschiedenen Behandlungen unterzogen – verschiedenen, aber doch eben Behandlungen. Keiner von ihnen erlebte jemals von selbst eine längere Besserung. Ein Krebskranker muß umso intensiver behandelt werden, als die Krebszelle für sich gesehen gar nicht so sehr dazu neigt, sich zu vermehren und ihr Todeswerk zu vollbringen. Es ist im Gegenteil fast ein Wunder, wenn es ihr gelingt, in den Organismus einzudringen. Die Erforschung von Vorsorge- und Behandlungsmöglichkeiten muß umso hartnäckiger fortgesetzt werden, als sie zu immer mehr Heilerfolgen führt, selbst in Fällen, die als fast hoffnungslos galten. Es könnte nur eben sein, daß der Krebs solange mit uns lebt, wie wir selbst leben.

Um die Geisteskrankheiten könnte es übrigens ebenso bestellt sein. Krebs und Geisteskrankheiten sind die beiden großen Unbekannten, die beiden dunklen Bereiche in der zeitgenössischen Medizin. Möglicherweise ist ein bestimmter Prozentsatz an Krebs und Schizophrenie inhärent, also notwendig zur Entwicklung der menschlichen Art. Eine so hoch entwickelte, differenzierte und geistig hochstehende Art wie die menschliche Gattung mit ihrer gewaltigen Vielfalt an Individuen hat die Fähigkeit, sich fast allen Formen der Umwelt anzupassen. Um diese unenendliche Variationsbreite zu erreichen, brauchte der Mensch eine genetische Grundlage von enormer Vielfalt. So kommt die großartige Mannigfaltigkeit von Verhaltensweisen, die zwischen den Lebewesen zu beobachten ist, gleichzeitig aus den Umweltbedingungen und aus den Erbeigenschaften. Die Variabilität der verschieden kombinierten Gene hat bemerkenswert intelligente Individuen hervorgebracht und auch sehr dumme, extrem sensible und ausgesprochen grobe, aktive und apathische, ruhige und nervöse usw. Könnten nicht einige auch durch Zufall spezielle Genkombinationen mitbekommen haben, die in einer bestimmten sozialen Umgebung Schizophrenie erzeugen? Die große Menschheitslotterie, der Preis, den die Menschheit für ihre Vielfalt an Möglichkeiten bezahlt. Die gelegentlichen Verlierer sind vor allem die Krebskranken und die Schizophrenen.

Es ist eindrucksvoll, wie viele Schlüsse sich aus einer solchen Argumentation ziehen lassen. Ein einziges Beispiel, es betrifft die Gerechtigkeit unter den Menschen: Die eben beschriebene Determination würde erklären, warum zwei Individuen auf eine ähnliche dramatische Situation genau entgegengesetzt reagieren, jeder entsprechend seinen genetischen Voraussetzungen. Derjenige, der nach den moralischen Regeln und Verhaltensweisen der Gesellschaft schlecht handelt, würde dies einem bösen genetischen Schicksal zu verdanken haben. Niemand wäre mehr für begangene Verbrechen und Gewalttaten wirklich verantwortlich, er wäre nur noch das Opfer eins Verhängnisses, das die Natur ihm auferlegt hat, ganz gleich, was Psychiater, Sachverständige und Geschworene dazu sagen. Weiß man nicht übrigens seit 2500 Jahren, daß »keiner willentlich böse« ist? Nicht weniger klar ergibt sich dann daraus der Satz: Ist die genetische Veranlagung nicht zu ändern, so ändern wir wenigstens die Umstände – die Umgebung oder vielleicht sogar die Gesellschaft.

Die vier Behandlungsmethoden

Wie wird Krebs behandelt, wie werden die bösartigen Zellen vernichtet? Es gibt vier Behandlungsarten – nur vier! Man kann die Zellen mit dem Skalpell entfernen – das ist die operative Methode; man kann sie durch Bestrahlung verbrennen – das ist die Röntgentherapie; man kann sie mit Medikamenten töten – das ist die Pharmakotherapie; und man kann dem Organismus helfen, sich selbst zu befreien – das ist die Immuntherapie. Also schneiden, brennen, vergiften, abwehren.

Die operative Methode
Der Chirurg steht in der Krebsbehandlung seit Jahrzehnten an erster Stelle. Die Chirurgie war die erste medizinische Disziplin, die eine Krebsbehandlung anbot, sie war daher traditionsgemäß die erste Hilfeleistung. Es ist üblicherweise der Chirurg, der als erster aufgesucht wird. Sein einziges Problem, und das ist wirklich eines: Kann er den Tumor zur Gänze entfernen, ohne die benachbarten Organe und Gewebe zu verletzen?

Die einfachste Vorstellung von Krebs ist die einer Krankheit, die sich von einem winzigen Punkt aus stetig weiterentwickelt. Die Schnelligkeit variiert mit der Art des Tumors: einige Monate bei akuter Leukämie, mehrere Jahre bei Brust- oder Lungenkrebs. Schließlich erreicht sie die Ausmaße, die für den Patienten oder den Arzt wahrnehmbar sind. Sie kann sich nun durch die Lymphgefäße auf die umliegenden Lymphknoten ausdehnen (»lokale Ausdehnung«) oder durch die Blutgefäße in ganz andere Gewebe gelangen (»Metastasen«).

So vereinfacht gesehen ist die Lösung nicht schwer: bei frühzeitiger Diagnose und nach Entfernung des Tumors kann der Patient mit Sicherheit geheilt werden. Wenn er nicht geheilt werden kann, weil die Diagnose zu spät stattfand, ist das entweder der Fehler des Patienten oder der des Arztes. Die Aufgabe des Chirurgen ist zugleich einfach und schrecklich: bleibt der Tumor lokalisiert, so war die Operation erfolgreich; hat er sich bereits ausgebreitet, so gibt es keine Hoffnung mehr. Ein leichter Abgang für den Chirurgen: Er gewinnt – oder er weigert sich zu spielen. Und so endeten jahrelang und enden leider oft noch immer die Kranken, die von der Chirurgie abgelehnt wurden, auf irgendwelchen Stationen für »Chronische« in Erwartung des Todes.

In beiden Fällen kann ein schwerwiegender Irrtum eintreten: Wenn der Chirurg sagt: »Ich nehme an, ich habe alles herausgenommen«, übersetzt der Kranke: »Er hat alles herausgenommen, ich bin geheilt«, während der Chirurg gemeint hat: »Ich habe alles herausgenommen, was zu sehen war«, also den Tumor und vielleicht die betroffenen Lymphknoten. Die Krebszellen sind mittlerweile aber vielleicht schon ausgeschwärmt und bilden Mikrometastasen. Der Chirurg allein genügt hier nicht. Außerdem kann im Falle eines generalisierten Krebses niemand voraussehen, wie sich die Krankheit entwickeln wird. Die alten Sprüche, die immer noch in Umlauf sind – »In sechs Monaten ist er tot« oder »Ich gebe ihm noch ein Jahr« – sind nicht nur abscheulich, sondern auch falsch: Bei Krebs kann niemand mit Sicherheit den Ausgang voraussagen. Es kann drei Monate dauern, sechs Monate, ein Jahr und länger. Letztlich sind derlei Sprüche deshalb unverzeihlich, weil die Familien der Patienten aufgrund solch formeller Bestimmtheit bei anderen Hilfe suchen, meistens bei Scharlatanen, die sich leicht Ansehen verschaffen, da die Patienten oft länger leben, als der »offizielle« Arzt vorausgesagt hat.

Es gibt Chirurgen, die ihrem Fach blind vertrauen. Zum Glück sind sie meist vernünftig und beschäftigen sich vorrangig mit der Zukunft der Patienten. Die Fortschritte der Chirurgie sind nach wie vor beachtlich. Es werden Operationen versucht, die noch vor zwanzig Jahren undenkbar gewesen wären, besonders an Körperstellen, die früher unberührt geblieben sind: an Thorax, Rückenmark, Kehle, Hals. Die hingebungsvollsten und mutigsten Chirurgen – die Engländer nennen sie »aggressiv« – gehen sogar so weit, ein und denselben Patienten mehrmals zu operieren, sie suchen immer wieder nach neuen Tumoren und geben dem Patienten jedesmal neuen Mut und neue Hoffnung.

Trotz dieser Fortschritte sind die Resultate alles andere als großartig: Zwei Drittel der Patienten sterben nach der Operation. Natürlich sterben einige, weil sie zu spät operiert worden sind, aber viele sterben auch, weil die Entscheidung für eine Operation durchaus nicht die beste war. Die Patienten kommen zu spät, und nicht alle Ärzte sind vollkommen...

Die Röntgentherapie

Der Röntgenarzt betrachtet sich manchmal als eine besondere Art von Chirurg. Sein Skalpell besteht aus einem unsichtbaren Strahl, er kann damit Tumore entfernen, die er nie zu sehen bekommt.

Die ionisierenden Strahlen sind wie das Licht und die Radiowelle elektromagnetische Strahlen. Sie unterscheiden sich nur durch ihre Wellenlänge, denn die der ionisierenden Gruppe ist die kürzeste. Die ionisierenden oder Röntgenstrahlen entstehen aus Elektrizität mit hoher Spannung oder aus radioaktiven Stoffen wie Cobalt 60.

Röntgenstrahlen sind für alle lebenden Zellen gefährlich, und ganz besonders für die mit schnellem Wachstum. Dieses Phänomen trat bei ihrer Entdeckung zu Beginn des Jahrhunderts zutage. Man stellte fest, daß Gewebe, die Spermatozoen bilden, gegen Röntgenstrahlen besonders empfindlich sind. Das wurde durch künstlich gezüchtete, sehr schnell wachsende Zellen im Labor bewiesen. Hier lag der Ausgangspunkt für die Strahlenbehandlung. Krebszellen entwickeln sich schnell, und Röntgenstrahlen wirken besonders auf schnell wachsende Zellen ein. Außerdem haben Röntgenstrahlen, was ebenfalls bald entdeckt wurde, noch eine andere Wirkung auf Zellen: Sie akkumulieren sich mit der Anzahl der Behandlungen. Was bei der Behandlung eines Tumors zählt, ist die Gesamtmenge der Strahlen. Werden dem Patienten zwei bis vier Wochen lang täglich oder jeden zweiten Tag kleine Mengen verabreicht, so erleidet das normale Gewebe – namentlich die Haut – bei jeder Bestrahlung nur leichte Verbrennungen und wird bis zur nächsten wieder gesund, während das schnellwachsende Krebsgeschwür die zerstörerischen Strahleneinwirkungen akkumuliert.

Röntgentherapie ist nicht harmlos. Sie ist ermüdend und verursacht Verdauungsstörungen. Im Röntgenraum fühlt sich der Patient vielleicht am einsamsten. Niemand darf ihn begleiten, weder

Familie noch Freunde noch ein Arzt oder eine Schwester: Sie alle müssen außerhalb des Strahlenbereichs bleiben. Der Patient bleibt drei bis fünfzehn Minuten allein, isoliert von der Außenwelt, eingeschlossen zwischen mit Bleiplatten gepanzerten Wänden.

Die Pharmakotherapie

Die Pharmakotherapie, die letzte Errungenschaft der Krebsforschung, ist noch ziemlich unbeliebt, denn mit ihr allein können erst sehr wenige Tumore geheilt werden.

Die Anwendung von chemischen Mitteln zur Krebsbehandlung erklärt sich wie die Röntgentherapie aus der Tatsache, daß die Zellen im Wachstum auf Substanzen empfindlicher reagieren als im Ruhezustand.

Bei Leukämie sind die bösartigen Zellen im ganzen Organismus verteilt, in jeder Art von Gewebe: in den Knochen, im Blut, im Lymphsystem, in den inneren Organen, manchmal auch im Gehirn und in den Lungen. Die Pharmakotherapie mit ihrer allgemeinen Wirkung ist hier also die angemessenste Behandlung. Sie zielt darauf ab, die im Knochenmark entstandenen Krebszellen zu verringern. Leider wirken die Mittel allerdings auch auf die normalen Zellen ein.

Bei allen Krebsarten steht die Behandlung durch Pharmaka relativ bald auf Messers Schneide. Es gilt, möglichst rasch möglichst viele kranke Zellen zu töten und möglichst wenig gesunde. Man baut also wie bei der Röntgentherapie auf das schnelle Wachstum der Zellen, das sie für die chemischen Mittel empfindlich macht. Diese – die Zytostatika – wirken auf ganz verschiedene Weise: Sie integrieren sich direkt in das genetische Material, das sich dann nicht mehr teilen kann; sie vergiften die metabolische (verändernde) Stoffwechselsubstanz, aus der die Zelle ihre Nahrung bezieht, um sich zu teilen; oder sie blockieren die Zelle direkt beim Teilungsvorgang. Es gibt noch weitere Möglichkeiten, die wir aber noch nicht genau kennen.

Haben die Mittel, die da massiv verabreicht werden, eine Chance, alle Krebszellen zu töten? Nein, denn erstens gibt es Zellen, die in »Ruhestellung« sind, die nicht erfaßt werden und sich erst später teilen, und zweitens sind unter den bösartigen Zellen vielleicht einige »Mutanten«, eine unempfindliche genetische Variante. Der chemische Cocktail, der 99,99 % der Zellen tötet, wird also eine von zehntausend Zellen am Leben lassen, und diese eine ist dann hochgradig resistent. Außerdem entfalten die chemischen Mittel ihre maximale Wirkung beim ersten- oder zweitenmal, dann verringert sie sich.

Bei Leukämie spricht man von Remission, wenn die Krebszellen scheinbar verschwunden sind. Dieser Zustand ist aber wie erwähnt nur scheinbar und muß unterstützt werden. Bei anderen Krebsarten werden meist diejenigen Patienten der Pharmakotherapie zugeführt, die durch eine Operation oder durch Bestrahlung nicht geheilt werden konnten. Die Röntgentherapie konnte anfangs vor einer Operation nichts ausrichten. Später wurden ihr Patienten anvertraut, deren Tumor sich lokal vergrößert hatte, aber sich noch in Grenzen hielt. Die Patienten wurden erst zum Internisten geschickt, wenn sich der Tumor bereits generalisiert hatte.

Der schlechte Ruf der Pharmakotherapie beruht im wesentlichen auf zwei Tatsachen: Zum einen kennen die meisten Leute mindestens eine Person, die während der letzten Monate ihres Lebens dieser Therapie unterzogen wurde. Die Heilmethode wird also häufig als letzte Bastion ärztlicher Verteidigung angesehen, als letzte Behandlung, zu der man in einem hoffnungslosen Fall Zuflucht nimmt. Zum anderen ist es tatsächlich beunruhigend, wie sehr eine Person durch sie reduziert wird – Haarausfall, Kraftlosigkeit, Erbrechen, Müdigkeit. Der Internist ist verpflichtet, den Patienten und seine Umgebung auf die Risiken hinzuweisen und auch auf die Chance, die dieser Quälerei gegenübersteht, auf die neuesten Entdeckungen, die Wahrscheinlichkeit einer Besserung, das mögliche Überleben, vielleicht sogar die Heilung...

Auch bei generalisiertem Krebs ist die Pharmakotherapie immer noch eine Behandlung, die man versuchen kann. Es gilt zu kämpfen. Sie war oft auch enttäuschend, weil sie von Ärzten ungeschickt oder gar unverantwortlich angewandt wurde, von Röntgenologen oder Chirurgen, die nicht mit ihr umgehen konnten. In erfahrenen Händen kann sie jedoch ungeahnte Wunder wirken.

Man hat außerdem von der Pharmakotherapie zuviel erhofft. Die Erfolge mit Sulfonamiden, mit Penicillin und mit den verschiedenen Antibiotika bei Infektionskrankheiten waren so bemerkenswert, daß man in der ersten Begeisterung ähnliche Erwartungen bei Krebs ansetzte. Man vergaß, daß man es bei Bakterien mit einem ganz anderen Lebenssystem zu tun hat als bei menschlichen Zellen, die völlig andere biochemische Wege gehen. Und bei Krebs geht es um menschliche Zellen: Sie enthalten die meisten Stoffwechselvorgänge, und eine Droge, die den einen oder anderen dieser Prozesse zum Stillstand bringt, kann auch das normale Gewebe töten. Man hat lange gehofft, einen spezifischen Stoffwechselprozeß in der Krebszelle zu finden. Dabei stieß man auf die Asparaginase, die den Leukämiezellen das Asparagin entzieht, eine unentbehrliche Substanz für ihr Überleben. Aber den Krebszellen ist es schnell gelungen, diesen Prozeß zum Stillstand zu bringen und ohne Asparaginase auszukommen.

Heute ist eine Übermenge von Medikamenten auf dem Markt, und fortlaufend werden neue erprobt. Die Tatsache, daß weitergeforscht wird, beweist eindeutig, daß das optimale Mittel noch nicht gefunden ist. Die besten sind noch lange nicht befriedigend.

Indessen hat die Pharmakotherapie in letzter Zeit dank der Erfindung neuer Medikamente und Medikament-Kombinationen enorme Fortschritte gemacht. Sie ermöglicht in einigen Fällen die Heilung von akuter Leukämie. Bei Patienten mit Metastasen können die Symptome gelindert und das Leben verlängert werden; in einigen noch sehr seltenen Fällen kann eine Heilung erfolgen, in anderen können nach einem operativen Eingriff oder einer Röntgentherapie wenigstens Rückfälle verhindert werden.

Die Immuntherapie

Bleibt die vierte Möglichkeit, die Immuntherapie. Worum handelt es sich dabei?

Es gibt den Fall, daß ein anscheinend hoffnungsloser Krebs ganz plötzlich von allein zurückgeht. Im Augenblick können 176 gründlich studierte Fälle mit Sicherheit als Spontanheilungen betrachtet werden. Die Tumore haben aufgehört zu wachsen, sie sind zurückgegangen und verschwunden.

Was ist geschehen? Niemand weiß es wirklich. Wir sind auf Hypothesen angewiesen. Vorstellbar ist, daß sich die Krebszelle »erschöpft« hat (aber warum hat sie dann gewartet, bis der Tumor so weit fortgeschritten war?) oder daß sie plötzlich wieder den richtigen Weg gefunden hat, aber die meisten Experimente beweisen, daß der Vorgang, der zu Krebs führt, irreversibel und eine Rückwärtsentwicklung unmöglich ist. Vielleicht handelt es sich aber auch um eine starke Reaktion des Organismus mit einer Art Immunität: Diese Reaktion hat dann die Bezeichnung »Immunreaktion« erhalten. Ein Tier, dem man operativ ein Krebsgeschwür entfernt, das ihm vorher aufgepfropft worden ist, schüttelt denselben Krebs ab, wenn er ihm noch einmal aufgepfropft wird. Auf diesem Ergebnis beruht ein wichtiges, ganz neues und sehr aufregendes Verfahren, das sich rapide entwickelt: die Immuntherapie.

Die Entwicklung eines Serums oder Impfstoffes gegen Krebs wurde jahrelang mit großen Hoffnungen betrieben. Zahlreiche Forscher haben sich darauf gestürzt, ausgehend von dem Gedanken, daß die Virus-Krankheiten dank der Impfung im Kindesalter praktisch ausgelöscht sind, zumindest in den zivilisierten Ländern. Der Organismus wird ständig von gefährlichen Fremdkörpern belagert: Bakterien, Viren, Pilzen usw. Jeder dieser Erreger enthält viele verschiedene Proteine, Antigene genannt, und jedes dieser Antigene ruft in dem Organismus, in den es eindringt, die Entwicklung von feindlichen Proteinen hervor, die sich direkt dagegen richten, die Antikörper. Diese Antwort des Organismus auf eindringende Antigene ist die »Immunantwort« oder »Immunreaktion«. Unter den Substanzen, die in einem Individuum eine Immunreaktion auslösen, müssen an erster Stelle die Zellen eines fremden menschlichen Organismus genannt werden: daher die Abwehrreaktion, die bisher fast alle Herztransplantationen scheitern ließ.

Das übertragene Herz verhält sich in der Tat wie ein Fremdkörper, gegen den der Organismus mit einer Abwehr reagiert. Es kommen ganz besondere Zellen ins Spiel, die Lymphozyten, die die Zellen des fremden Herzens zerstören. Manchmal wird ein fremdes Organ nicht abgestoßen, etwa im Falle einer Nierenverpflanzung von Zwilling zu Zwilling; aber dabei handelt es sich nicht um zwei verschiedene Individuen, sondern um ein Individuum in zwei Ausführungen. Auch bei Geschwistern kann die Abwehrreaktion sehr schwach sein und eine Nierentransplantation ermöglichen. Sie ist jedoch immer vorhanden, wenn auch nur schwach, und der Patient braucht fortwährend Mittel, um gegen sie anzukämpfen.

Da Krebszellen sich eigentlich gar nicht entwickeln dürften, können sie als fremdes Gewebe angesehen werden. Im Labor konnte außerdem festgestellt werden, daß Krebszellen ganz spezifische Antigene besitzen, andere als Zellen von normalen Geweben. Es läßt sich also vernünftigerweise annehmen, daß der Organismus gegen diese »fremden« Zellen und Träger von ihm unbekannten Antigenen Antikörper entwickelt. Die Tatsache, daß der Patient Krebs hat, beweist bereits mit aller Deutlichkeit, daß seine Antikörper nicht ausgereicht haben, um das Entstehen des Tumors zu verhindern oder ihn zu zerstören. Wenn also die Herstellung von Antikörpern auf irgendeine Weise im Nachhinein gesteigert würde, könnte das Krebsgeschwür zerstört werden. Dies ist das Ziel der Immuntherapie.

Tierexperimente haben ergeben, daß so etwas möglich ist. Wenn einer Maus hundert Krebszellen injiziert werden, bringt sie unweigerlich Krebs hervor. Wenn aber vorher die Produktion von Antikörpern herabgesetzt und ihr dasselbe Medikament gegeben wird wie das zur Verhinderung der Abwehr von verpflanzten Organen, dann genügt eine einzige Zelle, um Krebs zu erzeugen. Steigert man dagegen die Produktion von Antikörpern durch passive Immunisierung mit BCG, so muß man 100000 Krebszellen injizieren, um Krebs auszulösen. Also können die Abwehrkräfte des Organismus gegen Krebs erhöht werden, allerdings nur bis zu einem gewissen Grade. Haben die Krebszellen erst einmal eine gewisse Anzahl erreicht, so kann sich der Krebs unbegrenzt weiterentwickeln wie eine Sturmflut, die den Deich überflutet und sich ins Land ergießt.

Man nimmt heute an, daß einige Krebsarten während unseres ganzen Lebens in unserem Organismus produziert werden, im Lauf des normalen Zellwachstums oder bei der Produktion neuer Gewebe, die alte und verbrauchte Zellen ersetzen, oder auch während des Wachstums von so aktiven und produktiven Geweben wie Knochenmark, Milz oder Leber. Zufällig stört dann ein Irrtum den Mechanismus der Zellteilung, die Kontrolle setzt aus und die irregeleitete Zelle wird bösartig.

Wie oft kommt das vor? Wie viele bösartige Zellen bildet der menschliche Körper monatlich oder gar täglich? Das weiß niemand, aber die Zahl ist sicher sehr hoch. Die bösartigen Zellen werden vom Organismus aufgenommen wie fremde Substanzen, da sie ja besondere Antigene bilden, und die Immunreaktion wird schnell und wirksam ins Werk gesetzt. Noch bevor sich die bösartige Zelle entwickeln kann, wird sie beseitigt; die Gefahr ist aufgehoben, der Organismus bleibt gesund. Sind aber aus irgendeinem natürlichen oder künstlichen Grund die Abwehrkräfte des Organismus geschwächt, so kann sich eine Kolonie von bösartigen Zellen durch das Überwachungssystem mogeln, kann überleben und sich weiterentwickeln – der Krebs ist entstanden.

Wir haben also Grund zu der Hoffnung, daß die Entwicklung der Immuntherapie eines Tages Erfolg hat. Und in der Tat sind die Ergebnisse aus den Experimenten, die in Frankreich seit 1963 durchgeführt worden sind, mehr als ermutigend. Bei einem Kind mit akuter Leukämie im Stand der Besserung können die Abwehrkräfte so aufgebaut oder gesteigert werden, daß es gesund werden kann, da es den restlichen Leukämie-Zellen nicht mehr gelingt, sich durchzusetzen.

Die drei Stadien des Krebses

Kann man herausfinden, ob ein Krebs heilbar ist? Offenbar schon, solange er lokalisiert ist; oft aber nicht mehr, wenn er sich generalisiert hat. Die Wahl der richtigen Therapie hängt davon ab, wie man ihn einschätzt. Statistisch gesehen können 35 % der Patienten geheilt werden, aber woher weiß man, ob einer zu diesen 35 % gehört? Zudem gibt es Tumore, die gefährlicher sind als andere, und Tumore, für die wir besser ausgerüstet sind, und so weiter.

Drei Stadien – und damit drei Behandlungsmethoden – lassen sich etwas schematisch innerhalb der verschiedenen Erscheinungsformen des Krebses unterscheiden. Im ersten Stadium kann er geheilt werden. In einem späteren Stadium hat er sich zu weit ausgebreitet und ist nicht mehr heilbar, aber man kann ihn unter Kontrolle halten. Im Endstadium ist er nicht einmal mehr kontrollierbar, man kann nur noch die Schmerzen oder die funktionellen Schäden lindern. Heilung, Kontrolle, Symptombehandlung. Drei Stadien, drei Behandlungsmethoden.

Ist ein Krebs heilbar, so ist die Methode klar, fast rigoros: Ein totaler Sieg bedarf eines totalen Krieges. Um zu überleben, muß man das Risiko eingehen, müde zu werden, abzumagern, für einige Zeit die Haare zu verlieren, die Vitalität einzubüßen, ja selbst ein Glied zu verlieren. Es muß so schnell wie möglich gehandelt werden, wie auf einem sinkenden Schiff, und das wichtigste ist das Leben, auch wenn die schnelle Rettung mit einer Lungenschwäche oder einer Wintererkältung bezahlt werden muß.

Im zweiten Stadium hat sich die Krankheit bereits zu weit ausgebreitet, man kann nur noch die Verheerungen eindämmen. Da der Sieg nicht mehr zu erringen ist, muß versucht werden, den feindlichen Vorstoß überall, wo er sich bemerkbar macht, in Grenzen zu halten: Durch operativen Eingriff kann man die Infiltrationen in Form von Metastasen beseitigen, durch Pharmakotherapie kann man die Zell-Patrouillen töten, die heimlich im Blut zirkulieren, um anderswo eine Kolonie zu bilden, mit Röntgenstrahlen kann man einen Knochenschaden beheben. Dieser Kampf muß erbittert geführt werden – vielleicht ist der Tag nicht mehr fern, an dem eine neue, noch unbekannte therapeutische Waffe den Sieg ermöglicht. Bis dahin heißt es die Risiken einschätzen, die man dem Patienten zumuten darf. In der Anfangsphase sind mit Aussicht auf den Sieg alle Risiken erlaubt, in der zweiten müssen sie eingeschränkt werden. Es ist nicht nötig, das Leben in der belagerten Stadt durch Sicherheitsmaßnahmen mehr zu behindern als es durch den Feind geschieht.

Im dritten Stadium reichen die armseligen Mittel, die uns bislang zur Verfügung stehen, nicht aus oder sind nicht anwendbar: Das Skalpell reicht nie weit genug; die Strahlen müßten, um voll wirksam zu sein, auch die gesunden Gewebe zerstören; die Pharmakotherapie kann nur einen geringen Teil der Krebszellen zerstören; die Deiche der Immunabwehr können überschwemmt werden. Schmerzen müssen mit geeigneten Medikamenten behandelt werden, Verdauungsstörungen durch eine operative Abzweigung, die es der Nahrung ermöglicht, trotz der Hindernisse durch die Speiseröhre oder in den Magen zu gelangen, schmerzhafte Knochenverformungen verlangen vielleicht eine Röntgentherapie. Es muß versucht werden, das Leben durch eine maßvolle Pharmakotherapie zu verlängern, neue Medikamente müssen erprobt werden. Man weiß, daß der Patient verloren ist, und man ist entschlossen, ihn zu retten.

Wenn nichts mehr hilft, kommt das letzte Stadium. Es ist kein therapeutisches mehr, es ist nur noch das nahende Ende. Die Rolle des Arztes beschränkt sich nun darauf, den Patienten durch seine Schmerzen und Ängste zu begleiten.

Man sollte alle Patienten in der ersten Phase behandeln können. Man kann versuchen, einen Patienten aus der zweiten Phase in die erste zurückzubringen. Es muß aber vermieden werden, daß er von der zweiten in die dritte gelangt.

Die vier Stadien lassen sich so umschreiben: 1. den befallenen Körper heilen um jeden Preis – alles für den Sieg; 2. die Invasion unter Kontrolle halten und den Preis dafür abschätzen; 3. die Leiden der Belagerung lindern, die Verheerungen eindämmen; 4. sterben wie ein menschliches Wesen – mit Würde.

Die Vorbeugung

Da man bestimmte Krebsarten, wenn sie erst einmal entstanden sind, nicht richtig behandeln kann, warum sollte man dann nicht versuchen, sie am Entstehen zu hindern? Wenn man nicht *heilen* kann, warum nicht *vorbeugen*? Wirksame Vorbeugungsmaßnahmen erfordern keine vorherige Kenntnis der Mechanismen einer Krankheit: Bevor diese aufgeklärt werden können, kann immer ein Vorbeugeversuch eingeleitet werden. Man kennt viele individuelle oder kollektive schädliche Einflüsse bestimmter Industrieprodukte

(Asbest, Benzol) oder Lebensgewohnheiten (Mangel an Hygiene, schlecht ausgewogene Nahrung, vor allem aber Alkohol und Tabak, die, wie man weiß, verantwortlich sind für Lungen-, Blasen-, Bauchspeicheldrüsen-, Speisenröhren- und Kieferkrebs).

Die großen Fortschritte in der Geschichte der präventiven Medizin scheinen aber, zumindest was die Verbesserung der Lebensgewohnheiten angeht, mit einer Reduzierung des Konsums verbunden zu sein. Diese wiederum kann nur mit der Befriedigung anderer Bedürfnisse Hand in Hand gehen, zum Beispiel durch eine bessere Wohnung oder einen ausgeglicheneren Lebensrhythmus. Um sich die Last des Lebens zu erleichtern, handeln viele wie jene Ginsäufer, die im England des 19. Jahrhunderts starben. Was tun, damit die Individuen frei wählen können, ohne sich selbst zur Gefahr zu werden? Wie vermeiden, daß Vorbeugung zur Unterdrückung wird?

Nicht durch Einweisung ins Sanatorium konnte die Tuberkulose abgeschafft werden, sondern durch Streptomyzin, Rimifon und andere Antibiotika. Nicht durch Warnungen auf öffentlichen Plakaten verschwand die »venerische Gefahr«, sondern durch Penicillin. Sicher ist es gut, daß der Absinth – noch zu Anfang unseres Jahrhunderts jene schreckliche Droge aus reinem Alkohol, die verantwortlich war für Tobsuchtsanfälle und Verbrechen in ihrem Gefolge – ersetzt worden ist durch den Pastis, der den halben Alkoholgehalt hat und bei dem eine Beimischung von Lakritze verhindert, daß er pur getrunken wird. Sicher ist es auch gut, daß die Zigaretten von gestern allmählich von anderen verdrängt werden, von solchen mit weniger Teergehalt und Nikotin, die gewiß immer noch Gift enthalten, bei denen aber der Filter bereits einen nicht zu unterschätzenden Schutz bietet. Es ist wenig wahrscheinlich, daß der Mensch jemals Rauch einatmen wird, der so harmlos ist wie die frische Luft im Hochgebirge, aber solange wir weiterhin in einer Gesellschaft leben, die diese schlechte Angewohnheit hat, und solange die Leute Vergnügen daran finden, müssen alle Wissenschaftler der Welt mit den Verantwortlichen der Tabakindustrie zusammen daran arbeiten, Krebs und andere Krankheiten, die mit Nikotin zusammenhängen, auf ein Minimum zu reduzieren.

Kann man mit Überzeugung optimistisch sein? Wir haben große Fortschritte gemacht. Wir verstehen immer besser die biochemischen Vorgänge, die dem Leben zugrunde liegen. Wir lernen allmählich, den genetischen Code zu entziffern. Wir haben die Übermittlung von Informationen durch Gene von einer Generation an die nächste entdeckt und die Art und Weise, wie die genetischen Mutationen den Lauf des Lebens verändern können, wie sich Viren in die genetische Maschinerie der Zelle einschalten, um ihre Entwicklung zu verändern. Das sind die wesentlichen Fortschritte unseres Wissens. Behandlungsmethoden, chirurgische Techniken und Bestrahlungsverfahren werden von Tag zu Tag besser. Neue Medikamente werden eingesetzt, die das Wachstum von bösartigen Zellen stoppen oder verzögern und die dem Organismus helfen, seine natürlichen Abwehrkräfte wiederzufinden. Bemerkenswerte Erfolge der Medizin und der Wissenschaft.

All diese Fortschritte gehen indessen langsam voran, langsamer, als es wünschenswert wäre. Angesichts der beachtlichen Anzahl von Ärzten, Wissenschaftlern, Forschern aller Fachrichtungen, die sich auf der ganzen Welt an der Krebsforschung beteiligen, auch der immerhin erstaunlichen Summen, die für diese Forschungen ausgegeben werden – immer noch nicht genug, aber doch schon erheblich –, müßte man eigentlich schneller vorankommen. Man kommt voran, aber langsam.

Ein Krebskranker gilt als geheilt, wenn seine Überlebenskurve die der Gesamtbevölkerung erreicht hat. Auf dieser Grundlage heilen wir heute 35 % der Patienten, etwas mehr als ein Drittel. Das ist der allgemein angenommene Prozentsatz. Mit anderen Worten: 65 % der Patienten, also fast zwei Drittel, sterben. Außerdem faßt diese Statistik alle Krebsarten zusammen. Die Heilungsaussichten bei Magenkrebs liegen jedoch bei Männern kaum höher als etwa 5 %. Brustkrebs bei Frauen wird in 50 % der Fälle geheilt – hier macht übrigens die Pharmakotherapie permanent Fortschritte. Bei Kehlkopfkrebs kommt man auf 80 %. Schließlich sind kleine Krebsarten wie Haut- oder Gebärmutterkrebs, wenn sie frühzeitig erkannt werden, sogar schon in 100 % der Fälle heilbar.

Die allgemeine Statistik unterscheidet auch nicht nach dem Alter der Patienten. Bei Leukämie, wenn sie richtig behandelt wird und die Patienten nicht gegen bestimmte Mittel resistent werden, können vermutlich 40 % der Kinder unter 15 Jahren geheilt werden, aber das gilt nur für bestimmte Formen. Andere sind weniger gut bekannt und schwieriger zu behandeln, und so beläuft sich der Gesamtprozentsatz von Heilungen bei Kindern auf etwa 20 %. Bei Erwachsenen liegt der Prozentsatz dagegen nur etwa bei 5 %.

So tötet der Krebs, der im allgemeinen jeden vierten im Lauf seines Lebens befällt, trotz aller Erfolge der Grundlagenforschung, trotz aller Fortschritte der Medizin, der Chirurgie und der Pharmakologie, immer noch zwei Drittel der Befallenen. Mit anderen Worten: von hundert Personen erkranken fünfundzwanzig an Krebs, acht davon werden gesund, siebzehn sterben. Bei keiner einzigen großen Krebsart kennen wir wirklich die Ursache. Es bleibt noch unendlich viel mehr zu entdecken, als bisher entdeckt worden ist. Der Weg ist noch lang und mühsam.

Pierre Viansson-Ponté
Resignation und Schrecken

Die sechzehn Geschichten, mit denen dieses Buch begann, hatten uns erschreckt. Erschreckt über die Angst, das Leid und den Tod der Kinder, Männer und Frauen, die auf der Strecke geblieben sind. Erschreckt angesichts ihrer amputierten Gliedmaßen, ihrer zerrissenen und gequälten Körper. Wir erschraken über sie – nicht über uns, denn uns geht es gut.

Jetzt haben wir Angst – um uns, die wir so verwundbar, anfällig und bedroht sind. Wie können wir verhindern, daß von den 75 Milliarden kleiner Computer, die unsere Zellen sind, einer im Verlauf unseres Lebens aus der Ordnung gerät, stillsteht, durchdreht? Wie können wir sicher sein, daß wir allen Angriffen widerstehen, alle Fallen vermeiden, alle Bedrohungen überleben werden? Ein Wunder, wenn wir der nagenden Zerstörung, die in uns lauert, entkommen, ein Wunder, wenn wir ihr bisher entkommen sind. Vielleicht ist aber schon...

Zu dem Schrecken, der uns unweigerlich die Kehle zuschnürt, gesellt sich ein Gefühl der Betroffenheit, ja fast der Entrüstung. So, das ist also alles, was wir wissen! Was noch zu entdecken bleibt, ist so ungeheuer viel, daß es uns erdrückt. Da sitzen wir in einer finsteren Zelle, blind und taub, und suchen vergebens den Schlüssel, wir kratzen uns die Nägel an den Wänden wund, wir hämmern mit den Fäusten gegen die Tür, und sie regt sich nicht. Kaum dringt ein vager Schimmer unten durch den Türspalt, so schwach, daß nicht einmal zu erkennen ist, ob der Tag oder die Nacht ihn senden.

Da soll man doch lieber von ordentlichen klassischen Krankheiten reden, auch wenn man an ihnen stirbt, aber sie sind wenigstens bekannt und vertraut! Oder von richtigen Unfällen, so verstümmelnd oder tödlich sie sein mögen; sie sind wenigstens längst katalogisiert, etikettiert, klassifiziert. Beinahe fühlen wir uns da sicher, jedenfalls ist alles klar. Aber nicht dieser Schrecken, nicht das scheußliche Tier, von dem keiner weiß, woher es kommt; es verschlingt und zerstört uns, ohne daß wir jemals sicher sein können, es im Sprung aufgehalten, es getroffen, verwundet oder erlegt zu haben. Wir hören nicht, wenn es sich nähert, wir erkennen es erst, wenn es schon zu spät ist – nein, nur ja nicht davon reden!

Krebs ist tödlich, sagen die Ärzte. So viele andere schlimme Krankheiten sind es auch, und dennoch haben sie keinen so häßlichen Ruf, lassen sie nicht, so zerstörerisch sie auch sein mögen, diese Angst aufkommen, die uns den Magen zusammenzieht und auch die Mutigsten überfällt. Warum ist das so? Es gibt mindestens zwei Gründe; einer allein würde schon genügen.

Der Krebs klopft nicht an, bevor er eintritt. Er schickt keine Warnung voraus, wie das bei anderen Krankheiten der Fall ist, keinen Schüttelfrost, kein Fieber, keine Schmerzen. Er ist da – und dann ist es oft schon zu spät: Der Krieg ist erklärt und bereits zur guten Hälfte verloren. Im Durchschnitt braucht eine Zelle hundert Tage, bis sie sich teilt, sagt man. Das wären also hundert Tage für einen Brust- oder Bronchienkrebs. Manchmal sind es sehr viel mehr, manchmal sehr viel weniger. Das Übel kann sieben oder acht Jahre warten, bis es sich als Lungenkrebs zu erkennen gibt, oder einige Tage nur bei einem Kind als akute Leukämie. Vielleicht streift den Unwissenden flüchtig das Bild eines Schocks, eines Sturzes, eines Schiffbruchs oder Feuers, oder es ist unbestimmt in ihm, wenn er es auch nicht wahrnimmt, während er sich ans Steuer setzt, über den Steg eines Flugzeugs oder eines Schiffes geht oder ein Streichholz anzündet. Für den Feind ändert das nichts. Ob einer unaufhörlich an ihn denkt oder sich konstant weigert, ihm ins Auge zu sehen, ist ihm gleichgültig. Es handelt sich nicht um eine Krankheit, einen Unfall oder ein Unglück – es handelt sich um das *Fatum* in seiner ganzen finsteren Majestät.

Ein weiterer Grund, warum der Krebs so gefürchtet wird, ist wohl, daß man fast nichts über ihn weiß, jedenfalls nichts über sein Wesen. Ursprung und Verlauf sind geheimnisvoll, die Strategie ist rätselhaft, die ganze Natur des Krebses liegt im Dunkeln. Wir haben sogar von einem Fall gehört, in dem er offen fortschritt und sich dann plötzlich wieder zurückbildete und jedem Zugriff entzog, ohne sichtbares Motiv und ohne daß man erklären konnte, warum er sich plötzlich besiegt gab – ebenso wenig wie man zu sagen wußte, warum er aufgetreten war und wie weit er fortschreiten würde. Wenn nun der Arzt versichert, er könne mit diesem oder jenem Vorgehen, mit dieser oder jener Waffe und Taktik die Schlacht gewinnen, den Angreifer ablenken, es gelinge ihm immer häufiger und besser, es gäbe sogar Fälle, in denen er ihn regelmäßig oder fast regelmäßig besiegen könne, dann nehmen wir diese Siegesnachrichten zur Kenntnis – aber müssen wir nicht im Grunde unseres Herzens entschieden skeptisch bleiben?

Wen meint der Arzt zu besiegen, wenn er selbst so unschlüssig ist, wenn er seine Urteile und Methoden immer wieder ändert, wenn er außerstande ist zu sagen, warum er hier gewonnen und dort verloren hat? Wen hofft er mit seinen 10 und seinen 50 Prozent zu beruhigen, die im Durchschnitt doch immer nur 30 ausmachen? Was sollen wir mit seinen drei gewonnenen Punkten hier, seinen Fortschritten um fünf Punkte dort anfangen, die als beachtliche Erfolge begrüßt werden und doch noch nicht wirklich entscheidend sind? Was bedeutet eine als wichtig erklärte Entdeckung, die am Ende den Ozean der Ungewißheiten doch nur um einen winzigen Wassertropfen verringert? Eine für genial gehaltene Entdeckung, die auf dem Weg, auf dem die Gelehrten weiterhin in der Dunkelheit herumtappen, letztlich nur ein verschwindend kleines Sandkorn beleuchtet? Jeder Tag bringt uns einen Schritt vorwärts, jeder Monat bringt sein Wunderheilmittel, jedes Jahr seine große Entdeckung und damit eine neue Hoffnung – und alle werden bald durch irgendeine List, einen Gegenschlag, ein unvorhergesehenes Hindernis zunichte gemacht. Und das Sterben geht weiter.

Wenn nur der Arzt uns morgen schon beweiskräftig sagen könnte, daß er endlich die beiden Enden der Kette fest in Händen hält, daß er die Ursache erklärt und das Heilmittel gefunden hat, daß von nun an ein einziges Anzeichen, ein einziges Merkmal genügt, um das Nahen des Feindes auszumachen, daß es ein Serum gibt, um ihm den Weg abzuschneiden, daß nun alles klar ist – wenn wir nur erst alle von der erdrückenden Angst vor dem Unheil befreit wären, das im Finstern umgeht!

Die Wissenschaftler sagen nicht eigens, daß sie wie wir – und mehr als wir – diesen gesegneten Tag herbeisehnen. Wir wissen es wohl. Unnötig, sofort hinzuzufügen, daß sie alles tun, was in ihrer Macht steht, um sich diesem Augenblick zu nähern; das können wir uns gut vorstellen. Im übrigen klagen wir sie ja nicht an, wir machen ihnen keinerlei Vorwurf.

Während wir aber warten, haben wir Angst, und mit Recht, denn jeder von uns kann morgen befallen werden oder ist es vielleicht schon seit gestern, ohne es zu wissen. Diese Krankheit gehört in den Bereich des Unbegreiflichen, des Undurchdringlichen und Unerträglichen.

Verläßt man nun den Dschungel des Schreckens und betritt den Garten des Wissens, wie soll man nicht trotz allem die täglich zahlreicheren und schöneren Früchte bewundern, die dort reifen? Natürlich fehlen da noch viele Figuren auf dem Schachbrett. Aber wie schnell haben sich in zehn, zwanzig, in dreißig Jahren die Felder eins nach dem anderen gefüllt!

Es ist hundertmal gesagt worden, aber man wird nicht müde, es zu wiederholen, und sei es nur, um den berufsmäßigen Verächtern allen Fortschritts den Mund zu schließen, um mit den Utopien derer aufzuräumen, die von alten Zeiten, von Unwissenheit und Elend träumen: Die Wissenschaft in all ihren Erscheinungsformen – reine Wissenschaft oder nicht, Grundlagenforschung oder angewandte Forschung – hat in den letzten dreißig Jahren mehr Fortschritte gemacht als in den zehn Jahrhunderten zuvor. Es gibt seit zwanzig Jahren mehr Wissenschaftler auf der Welt, als in den letzten drei Jahrtausenden vorher zusammengenommen. Die Entdeckungen der Naturwissenschaft, die das Geschick des Menschen beeinflussen, sind seit einem Jahrzehnt zahlreicher als davor seit dem Ursprung der Zeiten. Daß diese Fortschritte, daß die Wissenschaftler und ihre Entdeckungen selbstverständlich nicht alle im Zeichen des Glücks stehen, daß zu viele davon zwei Gesichter haben, von denen eines dem Unglück zugewandt ist, weiß jeder. Es wäre naiv, sich darüber zu wundern, und sinnlos, darüber zu klagen. Das Neue an einer Erfindung ist das, was der Mensch daraus macht: Seine Bestimmung liegt darin und seine überragende Fähigkeit.

In der Medizin hatten die überspannten Hoffnungen zu Beginn der fünfziger Jahre – sie sind hauptsächlich den eklatanten Entdekkungen der Biologie, der Biochemie und der Genetik zu verdanken – eine Enttäuschung zur Folge, die sich Ende der sechziger Jahre grausam bemerkbar gemacht hat. Es ging bei weitem nicht alles so schnell und so weit voran, wie man es übereilt vorausgesagt hatte. Es blieben mehr Fragen zu beantworten, als gelöst worden waren. Selbst auf den Gebieten, auf denen man glaubte, nahe am Ziel zu sein, traten neue Zweifel und Fragen, neue Unklarheiten auf. Gemessen an Katastrophen und Plagen ist der Weg zu Fortschritt und Glück immer langsamer und schwieriger, als man hofft und erwartet. So war also alles bloß Illusion, war die Hoffnung, daß der Mensch endlich dem großen Geheimnis des Lebens auf der Spur sei, daß er beinahe das Ziel erreicht habe und die Mittel bereit seien, um Harmonie, Wohlbefinden und Gleichgewicht zu erlangen, daß er nur noch der Weisheit in die offenen Arme zu laufen brauche, war die Erwartung eines neuen Goldenen Zeitalters falscher Schein? Die Vertrauensseligkeit war gewiß hochherzig, aber allzu naiv, und so hat sie sich rasch verflüchtigt. Es gibt kein eines großes Geheimnis, kein Ziel, das erreicht werden könnte, es gibt nur immer noch mehr Rätsel hinter jedem aufgedeckten Geheimnis, immer wieder neue Verzweigungen.

Es sieht tatsächlich so aus, als könne bewiesen werden, daß manche Krebsarten nicht heilbar sind. Ein amerikanischer Arzt in Paris, Dr. Rappaport, kam auf die Idee, Patienten, die er vor fünfzehn oder mehr Jahren als geheilt erklärt hatte, zu bitten, mit ihm in Kontakt zu bleiben. Jedesmal, wenn einer dieser Patienten starb, nahm er eine Autopsie vor. In siebzehn von neunzehn Fällen fand er bösartige Zellen, die bewiesen, daß die Krankheit irgendwo im Organismus weiter bestanden hatte. Alle waren »geheilt«, keiner war jedoch »frei von Krebs«, sie hatten die Krankheit nur unter Kontrolle und konnten mit ihr leben. Ebenso fand ein anderer amerikanischer Arzt, Dr. Spiegelmann, bei Kinder mit Leukämie, die seit sieben bis acht Jahren als geheilt galten, dieselben Anomalien wie früher; auch hier bestand die Krankheit weiter, nur eben unter Kontrolle.

Falls die Zukunft diese Ergebnisse bestätigt, hätten die Philosophen wieder ein schönes Thema für ihre Betrachtungen.

Warum unter diesen Umständen nicht die tatsächlichen Fortschritte bewundern, die die Ärzte Jahr für Jahr, Monat für Monat machen? Die Darstellung der vier Behandlungsmethoden im letzten Kapitel, vor allem der Pharmakotherapie und der Immuntherapie, hinterläßt beim Laien einen merkwürdigen Eindruck: Das sind ja doch krumme Wege, das ist nur Handwerk, das ist reiner Empirismus. Der Spezialist tastet sich mit verbundenen Augen vor. Mal stößt er in diese Richtung vor, verstärkt eine Dosis, fügt ein Mittel hinzu, und es erweist sich als Fehlschlag, nichts bringt Erfolg. Mal macht er sich in eine andere Richtung auf, verringert die Dosis, verändert und vereinfacht das Rezept, und die Besserung stellt sich ein – ein Wunder! Warum? Wie? Er weiß es nicht, er stellt es lediglich fest. Das Medikament, der Rhythmus, die Methode, die dem einen so gut tun, sind bei einem anderen vollkommen wirkungslos. Wieder ein Fehlschlag. Also heißt es den Rückzug antreten, einen anderen Weg einschlagen, wieder in den Nebel aufbrechen zu einem neuen, gleichfalls unbekannten Ziel. Das Verblüffendste sind nicht die Niederlagen, die bösen Überraschungen und Enttäuschungen, sondern eher die Erfolge, die trotz allem so zahlreich sind und immer mehr werden. Und auch immer dauerhafter in Fällen, die zu Anfang fast hoffnungslos schienen.

Wieder eine wichtige Lektion. Eine kostspielige, denn jedes Experiment ist bekanntlich teuer. Aber es zahlt sich am Ende doch aus. Man muß das Wagnis auf sich nehmen, zäh und verbissen weiterkämpfen, das Unmögliche versuchen. Nur ja nicht meinen, es könne alles gelöst werden, aber ununterbrochen daran glauben, daß es trotzdem vorwärts geht. Auch hier eine dumme, verwerfliche Feststellung: Man muß hoffen können, um etwas zu unternehmen, und Erfolg haben, um dabei zu bleiben oder noch einmal von vorn anzufangen.

Zufall und Glück haben ihren Ort: Wird man dieses Mal den Morast der Gefühle und den sandigen Boden der Experimente verlassen und endlich auf sichereres Gelände gelangen? Die Zeiten des Genies, das wild drauflos arbeitet, das ohne Mittel und Erfahrung in einem verstaubten Labor das Wunderheilmittel entdeckt, das mit ein paar zersprungenen Reagenzgläsern, schmutzigen Flaschen und einem alten Mikroskop herumhantiert, diese Zeiten sind vorbei; auch die des hochbegabten Entdeckers, der ein paar Berechnungen auf einen Papierfetzen kritzelt, sich plötzlich an die Stirn schlägt, »Heureka!« schreit und der erst skeptischen und dann höchst erstaunten Gelehrtenwelt die so simple und auf Anhieb einleuchtende Idee vorlegt, die mit einem Schlag die Frage löst, mit der sich die Forscher seit Jahrhunderten beschäftigt haben.

Ist eigentlich bekannt, daß zur Zeit jährlich zehn, zwanzig, hundert Entdecker gerade dabei sind, den Stein der Weisen zu finden, Meister der Stoffverwandlung, neue Könige Midas, die alles, was sie berühren, nach Lust und Laune in Gold verwandeln, in Diamanten, in Dollars, seit neuestem in Uran und – natürlich – Wasser in Öl? Es vergeht kaum eine Woche, in der nicht in Zeitungsredaktionen, Amtsstuben und Ministerien des technischen Bereichs, in den großen multinationalen Konzernen oder wissenschaftlichen Institutionen, ein Besuch oder ein drohender, undeutlich sich äußernder Brief von zwei oder drei Entdeckern ankommt, die soeben das perpetuum mobile gefunden haben oder bereit sind, der Menschheit die unerschöpfliche und kostenlose Energie zu liefern, nach der sie so sehr verlangt.

Für sie alle ist charakteristisch, daß sie immer dieselben Eigenschaften an den Tag legen: Scharfsinnigkeit (ihre Methode ist immer von absoluter Einfachheit, es genügt sozusagen nachzudenken, und sie haben nachgedacht, das ist alles), Uneigennützigkeit (obwohl sie es, wenn sie die Wahrheit sagen, im allgemeinen nur billig finden, nun bis zum Ende ihrer Tage in gesicherten Verhältnissen zu leben), Furcht, daß ihnen irgendeine Mafia ihre Idee raubt, der KGB oder die CIA; natürlich Patriotismus (»ich arbeite nur für Frankreich!«) und schließlich eine großartige, unerschütterliche Überzeugung. Neben diesen Besessenen und Quacksalbern, die ganz offensichtlich das Gros der mächtigen Kohorte bilden, sind manchmal auch Forscher zu finden, die tatsächlich welche sind, mit eindrucksvollen Patenschaften oder unumstößlichen Diplomen versehen, aber bis zur Verrücktheit von ihrer fixen Idee besessen. Es kommt vor, daß ihre anscheinend seriösen Beweisführungen, daß der vernünftige Ton, in dem sie sie vorbringen, daß ihre Referenzen und ihre Sicherheit einen am Ende fast ins Wanken bringen.

Wenn es ein Gebiet gibt, das die Einbildungskraft derart anheizt und die Köpfe rauchen läßt, dann die Krebsforschung. Es ist ja bekannt, es war oft aus dem Mund oder der Feder berühmter Leute in kategorischem Ton zu hören oder zu lesen, daß nur ein Team, das aus Angehörigen mehrerer Disziplinen besteht und über kostspielige und ausgeklügelte Experimentiermöglichkeiten verfügt, das seine Beobachtungen und Schlußfolgerungen unaufhörlich mit denen ähnlicher Teams von vergleichbarem Wert konfrontiert, eine Chance hat, die Dinge voranzubringen. Dennoch ist man versucht zu bemerken, daß der Pilz, aus dem das Penicillin gewonnen wird, in der Natur ja schon immer vorhanden war, und daß man vielleicht mit dem Vorwand, auf diese Weise sei nichts zu finden, die Dinge seien nicht so einfach, sonst wären sie schon bekannt, sonst wäre bestimmt schon jemand anders darauf gekommen, – daß man mit diesem Vorwand, mit dem man die Lästigen gerne abweist, eine schwere Verantwortung auf sich nimmt, eine Chance sabotiert, eine wichtige Entdeckung um zehn oder zwanzig Jahre verzögert.

Genau hier kann ein Arzt, ein Wissenschaftler oder ein Forscher, also jemand, der seine Fähigkeiten unter Beweis gestellt hat und dies jeden Tag von neuem tut, der genau weiß, wovon er spricht, der weder verträumt noch verrückt ist, ruhig sagen: Der beste Verbündete, die größte Hoffnung, die eigentliche Zukunftschance ist der Zufall. Vielleicht ein konstruierter, ein erhoffter, vorhergesehener Zufall, für den der Weg schon vorbereitet war, ein Zufall, der sich auf solide Vorarbeiten stützt, der der Improvisation und der Einbildungskraft nur eine geringe, eine verschwindend kleine Rolle zugesteht, aber dennoch ein Zufall.

So hat man zum Beispiel eines Tages entdeckt, daß das gute alte BCG helfen kann, Leukämie zu heilen. Hier war der Zufall Gold wert. Es war eine einfache Idee, die gewiß auch schon zehn Jahre früher im Kopf eines ganz unbedeutenden Forschers mit wenig Erfahrung, ohne Renommé, ohne perfektes Labor, ohne große Erfolgsaussichten hätte reifen können. Also eben ein Zufall.

Eines Tages könnte sicherlich ein großer Schritt in der Krebsforschung von einem Physiker gemacht werden, der gerade über Strahlen arbeitet, oder von einem Biochemiker oder Chemiker, der sich mit Enzymen beschäftigt – von Leuten also, die wenig Ahnung haben von den Problemen der Krebsforschung und auf diesem Gebiet alles andere als Spezialisten sind. Also wiederum Zufall.

Das macht uns in aller Schroffheit klar, daß die Forschung durchaus kein strategisch geführter Krieg ist, sondern ein hartnäkkiges, blindes Anhäufen von unklaren und anscheinend nutzlosen Einzelergebnissen, von Unternehmungen ohne vorher festgelegten Plan, ja oft ohne Ziel, die sich von selbst, fast als hätte man sich nur damit amüsiert, eines Tages, morgen oder in zwanzig Jahren, als wichtig oder geradezu fundamental erweisen. Oder – in den meisten Fällen – nie. Immer wieder der Zufall.

Auch ein anderes Detail, so unauffällig es ist, zeigt sehr gut, daß es sich hier nicht um einen Krieg handelt. Oder besser, wenn es ein Krieg ist, daß er nicht von einer Armee von Forschern geführt wird, die alle dazu ausersehen sind, sich gemeinsam zu schlagen, entschlossen zum Sieg gegen einen unsichtbaren Feind. Nein: Der Gegner, der hier um jeden Preis übervorteilt werden muß, ist der andere Forscher, das andere Team – die Konkurrenz. Es herrscht Rivalität, das Auge ist auf die Verbündeten gerichtet, jeder ist vor allem darum besorgt, nicht überholt zu werden, die Miliz steht in aufgelöster Ordnung zum Manöver bereit. Oder fehlen etwa die Waffen, in einem solchen Kampf vor allem das Geld, die Kredite, die Milliarden? Muß man, wie oft genug wiederholt wird, einen Grund für dieses lange Auf-der-Stelle-treten im Geiz und in der Ignoranz der Regierungen und Institutionen sehen, vielleicht gar den Hauptgrund? Aber nein. Kredite gibt es nie genug. Es ist skandalös und wurde oft festgestellt: In Frankreich lösen sich jährlich 5 Milliarden Francs in Alkohol auf, weitere 5 Milliarden in Zigarettenrauch, während die Krebsforschung ganze 50 bis 80 Millionen erhält (die

Zahlen entnehme ich dem »Dossier Cancer« von Prof. Georges Mathé). Dennoch hat man, von der fehlerhaften Schlußfolgerung abgesehen, sehr stark das Gefühl, daß die unzureichenden Kredite nicht das einzige und vielleicht nicht einmal das Haupthindernis sind.

Der Arzt, der am Krankenbett steht oder sich in Akten vertieft, in die er unbedingt sofort Rezepte und Entscheidungen eintragen muß, weil ein Mann, eine Frau, ein Kind ganz in der Nähe sind, die leiden, die vielleicht sterben werden, und weil die Zeit drängt – dieser Arzt weiß, ohne viel nachdenken zu müssen, daß die Streitereien, die kleinen Eitelkeiten und die großen Ambitionen unter Umständen einen Fortschritt aufhalten, für den die verfügbaren Mittel vielleicht ausreichen würden. Wir haben naiverweise angenommen, daß die weltweite Gemeinschaft der Wissenschaftler, zumindest die Wissenschaftler eines einzelnen Landes, wenn sie mobilisiert sind, an einem Strang ziehen müßten. Man sagt uns, daß dem nicht so ist.

Wir werden jährlich zehnmal gebeten, für irgendeine Sache unseren Obulus beizusteuern: zur Unterstützung der Wissenschaftler, zur Einrichtung von Labors, zur Durchführung von Versuchsreihen – während die öffentliche Hand, die Krankenkassen und die schwerreiche Pharmazeutikindustrie sie in einer unwürdigen und entsetzlich unzulänglichen Lage belassen, in einer geradezu dramatischen Knappheit an Mitteln. Wir haben jedesmal gern, ja zum Teil mit Begeisterung in die Taschen gegriffen, jeder nach seinen Möglichkeiten, und einmal mehr die schlechte Verwaltung des Staates verwünscht, die Mächtigen und die Reichen mit ihrem Geiz und ihrer Blindheit.

Seien wir ehrlich: Wir hätten einen Augenblick lang überlegen können, daß jeder von uns als Steuerzahler, als Verbraucher oder als Zwangsversicherter genügend Steuern und Abgaben verschiedenster Art entrichtet, mit denen die Forschung ohne zusätzlichen Appell an die Mildtätigkeit der einzelnen finanziert werden könnte; und daß im übrigen eine bessere Verteilung der Ausgaben – weniger Geld für die Rüstung und mehr für das Leben – ebenfalls dazu beitragen würde. Aber wir haben diese Ausflüchte und egoistischen

Regungen sehr schnell verworfen und uns um so großzügiger gezeigt, als die Versuchung nahelag, sich zu entziehen.

Es muß ganz offen gesagt werden: Die Rivalitäten, auch wenn man sie Wettbewerb und Konkurrenz nennt unter dem Vorwand, Wetteifer sei der Motor des Fortschritts, sind entnervend und erniedrigend. Was die Kollekten betrifft, so haben sie traurigerweise nur eine einzige Rechtfertigung, die geltend gemacht werden kann: Der Staat erfüllt seine Pflichten nicht, er beschränkt sich darauf, die Misere aufzuteilen; dabei geht er nur allzu oft von politischen, das heißt von Wahlkampf-Kriterien aus. Verhaltensweisen wie diese erklären den schlechten Ruf, in den die wissenschaftliche Forschung in Frankreich geraten ist. Die Franzosen neigen ohnehin schon zu sehr zu der Meinung, ein Autodidakten-Lorbeer wie der Lépine-Wettbewerb wiege gut und gern den Nobelpreis auf, man könne leicht auf komplizierte und teure Einrichtungen, auf viele und kostspielige Teams verzichten, vorausgesetzt, man gebraucht seinen Verstand. Nun sind sie in Gefahr – bei manchen Anzeichen kann man sich fragen, ob es nicht schon so weit ist – von einem Extrem ins andere zu fallen und ihre Wissenschaftler zu verachten, an ihrer Wissenschaft zu zweifeln, ja an der Wissenschaft überhaupt, nachdem sie von den Wissenschaftlern zu viel erwartet, von der Wissenschaft zu viel erhofft hatten; Chauvinismus hat dabei auch eine Rolle gespielt.

Zumindest die Hälfte der Sammelbüchsen-Aktionen müßte abgeschafft werden – sie sind zu häufig, und, nebenbei gesagt, man weiß fast nie, was sie eingebracht haben, wo die Gelder hinfließen, die nicht durch die Unkosten der Kollekten selbst verschlungen werden und durch die Kosten für die Verwaltung der Hilfsbereitschaft des Volkes. Es muß ein Ende damit gemacht werden, daß für die Forschung dort, wo sie bereits über das Nötige verfügt, auch noch gesammelt wird, vor allem wenn das gesammelte Geld letztlich keinen anderen Nutzen hat, als diesem oder jenem Team zu erlauben, ein bißchen mehr Geld auszugeben, nicht etwa für eine neue Erkenntnis, sondern um die Konkurrenz auszustechen, um zu beweisen, daß sie sich geirrt hat, daß sie im Unrecht ist. Im Falle von Krebs, und das trifft ganz gewiß auch auf andere Krankheiten zu, ist es längst an der Zeit, sich um die *Kranken* zu kümmern, sich für den Kampf gegen die Krankheit einzusetzen und in erster Linie dafür, ihr rechtzeitig zuvorzukommen, statt unter großem Kostenaufwand den eifersüchtigen Egoismus einiger Koryphäen zu fördern.

Ein »Tag der Früherkennung« im ganzen Lande, an dem alle Ärzte, Labors, Krankenhäuser und Kliniken, alle öffentlichen und privaten Zentren gern teilnehmen würden, an dem alle Türen offen stünden – warum eigentlich nicht? Man jammere nicht schon wieder über die Ausgaben: Es gäbe keine. Und auch nicht über die Unerfahrenheit einiger praktischer Ärzte, die für derart systematische Untersuchungen wenig geeignet seien. Das Argument ist geradezu beleidigend, man fragt ja auch nicht, was sie dazu qualifiziert, irgendeine andere Krankheit zu behandeln. Und es komme auch keiner und ziehe den Nutzen eines solchen Tages in Zweifel, weil die Anzahl der so erkannten Krebsfälle keinen so großen Aufwand rechtfertige: Erstens weiß man nichts über die möglichen Resultate, und zweitens wäre es bereits genug, wenn an diesem einen Tag im ganzen Land fürs erste nicht mehr als zehn Krebsfälle ausgemacht würden: Das Experiment hätte sich bereits gelohnt.

Vor allem aber wäre eine Initiative wie diese, wenn sie gut vorbereitet und durchgeführt wird, wenn ihr Erklärungen und Anregungen vorausgingen, sie begleiteten und ihr folgten, und wenn alle Medien die Resultate veröffentlichten, sehr wohl dazu geeignet, auf eindrucksvolle Weise die Öffentlichkeit wachzurütteln, Millionen von Menschen zu erreichen und ihnen die Gefahr bewußt zu machen. Mit oder ohne Anlaß werden im Fernsehen und im Radio massenhaft Kochrezepte, Ratschläge für Haushalt und Schönheitspflege und psychologische Beiträge, etwa zur Erziehung oder zur Sexualität verbreitet. Wäre es nicht zumindest ebenso nützlich, einmal jährlich – ein einziges Mal in zwanzig Jahren ist es bisher vorgekommen – den Frauen nahezulegen, selbst nachzuprüfen, ob sie Brustkrebs haben, zu erklären, daß ein blutendes Schönheitsmal nicht übersehen werden darf, daß Schluckbeschwerden nicht nur auf Halsweh zurückzuführen sind, und etliche andere derart simple Rezepte der Allgemeinheit zugänglich zu machen?

Eine solche Sache hätte auch ein anderes Gewicht als die vorschriftsmäßigen Anschläge an öffentlichen Plätzen, in Krankenhäusern und Altersheimen, die das Rauchen verbieten und auf die Schädlichkeit von Nikotin hinweisen, während zugleich an chronisch Kranke, alte Leute und Rentner, die Sozialhilfeempfänger sind, Zigaretten verteilt werden (Monopol verpflichtet), die die Großzügigkeit der Verwaltung ihnen monatlich bewilligt. Man wird einwenden, die Empfänger solcher Freigebigkeit hätten in ihrem Zustand und in ihrem Alter nicht mehr viel zu verlieren und man könne ihnen, wenn sie gern rauchen, diese kleine Freude getrost lassen. Das ist richtig, aber dann soll man auch die besagten Anschläge unterlassen und die Leute mit moralisierenden und überheblichen, von ihren Erfindern selbst lächerlich gemachten Ermahnungen verschonen.

Sollten die glorreichen Krbsbekämpfer sich nicht lieber für ein Projekt wie den allgemeinen »Tag der Früherkennung« oder ähnliche kleine Reformen einsetzen, anstatt sich herumzuzanken, mit Eifersüchteleien aufzuhalten und dann zu seufzen und zu betteln? Die verächtlichen Bemerkungen und die kategorischen Zurückweisungen, die sich bei den höchsten Verwaltungsstellen, auch bei der politischen Verwaltung des öffentlichen Gesundheitswesens, sowie auf der Schwelle vieler wissenschaftlicher Labors und Krankenhausverbände schon beim Wort »Prävention« erheben, geben zu denken und verstärken unseren Verdacht und Zweifel. Der hervorragende Platz, den die öffentliche Information in zunehmendem Maße und auf allen Gebieten einnimmt – sie ist zur vierten Weltmacht geworden –, gebührt ihr auf dem Gebiet der Medizin und der Krebsforschung ebenso und gewiß noch mehr als irgendwo anders.

Noch eine Bemerkung zur Krebstherapie. Obwohl der Ausdruck oft gebraucht wird, gibt es in Frankreich kaum »Krebsspezialisten«. Ja, wirklich: so gut wie keiner kann diesen Titel für sich in Anspruch nehmen. Zumindest offiziell nicht. Es handelt sich um eine besondere medizinische Disziplin, die in unserem Land unbekannt ist. Als Krebsspezialisten bezeichnen sich Ärzte, die sich diesen Titel gegenseitig zuerkannt haben, die sich selbst dazu ernennen, sich aber im übrigen gegenseitig ebenso exkommunizieren wie anerkennen.

Wo sind sie zu finden? Einige wenige in Krankenhäusern, wo Krebs behandelt wird und wo sie, wenn nicht de jure, so doch de facto, die Spezialisten sind. Woher kommen sie? Zum Großteil aus der Allgemeinmedizin oder aus anderen anerkannten Fachgebieten. Sie haben meist keine Fachausbildung, auch wenn sie ihr Medizinstudium vor zwanzig Jahren oder mehr abgeschlossen haben. An den fünfzig Fakultäten und medizinischen Hochschulen unseres Landes zählt man acht Lehrstühle für Cancerologie. Ein Fachdiplom gibt es nicht. Der Unterricht hat für die Studenten keinerlei Pflichtcharakter und wird außerdem wenig besucht.

Wie wir gehört haben, gibt es auch nur wenige geeignete medizinische Zentren. Von den zwanzig Krebszentren in französischen Großstädten haben nur sieben eine Abteilung für Pharmakotherapie, nur ein einziges eine Abteilung für Immuntherapie. Sie behandeln vielleicht einen von fünf Krebskranken und sind fast ausschließlich privat. Der leitende Arzt – manchmal ein Chirurg, manchmal ein Röntgenfacharzt – macht, was er will und neigt natürlich dazu, seinem Fach den Vorzug zu geben. Und so wird im einen Zentrum kräftig operiert, während man fünfzig oder hundert Kilometer weiter lieber bestrahlt. Die guten Krankenhäuser sind überlaufen und können der Nachfrage nicht gerecht werden. So schreibt Prof. Lucien Israël, daß die *»Unité de Lariboisière«*, die er leitet und die gar nicht legal existiert, 1971 für tausend Kranke eingerichtet wurde und 1975 bereits 6500 behandeln mußte. Die Situation ist fast überall dieselbe.

Ungleichheit im Leben, Ungleichheit im Tode – aber auch welche Ungleichheit in der Krankheit! Wenigstens diese könnte man doch verringern und ausgleichen, wenn schon die beiden anderen nicht abgeschafft werden können. Der Versorgungsmangel ist eine Schande. Das Fehlen von Fachkräften, das Fehlen der geringsten Pflichtausbildung der zukünftigen Ärzte, die gefährliche Launenhaftigkeit bei der Organisation bestimmter Zentren, eine Launenhaftigkeit, die nicht immer frei ist von Hintergedanken und Eigeninteressen, dazu die lächerlich geringen Aufnahmemöglichkeiten in den Kliniken und die Unmöglichkeit für den einzelnen Arzt, sich die Fülle der diagnostischen und therapeutischen Fortschritte in den letzten zehn, zwanzig, dreißig Jahren anzueignen, dieses ganze Chaos und Durcheinander, diese wirklich dramatischen Mißstände – das wäre ein schönes Thema zum Nachdenken für die Verantwortlichen unseres Gesundheitswesens, ein echter Anlaß für den Protest der Krebsspezialisten. Aber so sehr man auch die Ohren spitzt, man hört keinen Schrei der Entrüstung, keine heftige Anklage, keine der Anprangerungen, die man erwarten sollte!

Eine Krankheit, die jeden vierten von uns im Laufe seines Lebens befällt und zwei von drei Befallenen tötet, die unter den Todesursachen an zweiter Stelle steht, die soviel Angst und Leid und Unglück mit sich bringt, wird bei uns weniger laut beklagt, weniger energisch bekämpft und trotz aller Kenntnisse und der Hingabe einiger – vieler, die tun, was sie können, das muß man sagen – im Endeffekt unzureichender behandelt als fast alle anderen. Das ist nicht mehr bloß eine Mangelerscheinung, ein vorübergehender Mißstand, dem man sicher sehr bald abhelfen wird und den man mehr oder weniger heftig und leidenschaftlich anprangern kann, wie man es in Sachen Alkoholismus, Nikotinsucht und Tod im Straßenverkehr rituell zu tun pflegt. Auf dieser Stufe angelangt, ist der Mißstand so schwerwiegend, daß er zu einer Angelegenheit der Gesellschaft wird, zu einer Krankheit unseres sozialen Organismus.

Wie viele weiterführende Überlegungen bieten sich an, jenseits dieser Feststellungen, die das technisch-praktische Exposé des Spezialisten ausgelöst hat! Die Immuntherapie etwa, die als letzte Therapieform entdeckt worden ist, zielt auf die Stärkung der natürlichen Abwehrkräfte des Organismus. Eine an sich ganz einfache, in der praktischen Durchführung aber unendlich komplizierte Idee, die ganz neue Horizonte eröffnet.

Was ist auf den ersten Blick natürlicher und wünschenswerter als dem Körper zu helfen, auf Bedrohungen zu reagieren, ihm zu ermöglichen, die Invasion abzuwehren, ihn dazu zu bringen, daß er gesunde Zellen produziert, die die Krankheit besiegen können? Aber auch der umgekehrte Vorgang ist denkbar, und dann käme zu den verschiedenen Zerstörungsmöglichkeiten, die man sich ausgedacht hat, zum Atomkrieg und zu den B- und C-Waffen, auch noch der Anti-Immun-Krieg hinzu, der die Abwehr senkt, der Zerstörung Tür und Tor öffnet, ihr das Feld kampflos überläßt.

Man kann die Überlegung, wenn nicht die Methode, noch weiter treiben: Warum sollte es nicht eines Tages gelingen, uns alle von Geburt oder frühester Jugend an gegen sämtliche Angriffe zu wappnen, woher sie auch kommen mögen und welcher Art sie auch seien? Kaum wagt man weiterzudenken: an die Möglichkeit einer heute kaum vorstellbaren Lebensdauer, vielleicht hundert Jahre im Durchschnitt und 150 und mehr bei besonders gutem Schutz... Ein weiteres Ziel der Immuntherapie, angewandt auf Organverpflanzungen, besteht darin, den Organismus so zu stärken, daß er bestimmte Fremdkörper, wenn er sie brauchen kann, auch verträgt. Wäre es billige Science fiction, wenn man sich vorstellt, daß eines sicher noch fernen Tages ein menschlicher Körper repariert werden kann wie ein Motor – hier wird ein Stück wieder eingesetzt, dort eins ausgewechselt, anderswo etwas weggekratzt oder gesäubert, Schrauben werden nachgezogen, der Abnützungsgrad wird überprüft?

Und warum sollten die Versuche, den menschlichen Organismus wiederherzustellen, nicht auch dem Geist zugute kommen, der ihn belebt und lenkt? Gehirnoperationen, die die Persönlichkeit verändern, sind keine Fiktion mehr. Was aber wäre mit einer Immuntherapie für Gehirn und Nervensystem, die die Abwehr von bösartigen Erregern stärken und gute begünstigen würde? Immer und immer wieder die alte Weisheit Äsops: Das Beste ist zugleich auch das Schlimmste, je nach dem Gebrauch, den der Mensch davon macht.

Doch ohne soweit gehen zu wollen scheint mir klar, daß die Abwehr- und Defensivkräfte des Organismus ein gemäßigtes Urteil nahelegen. Wie wir gehört haben, kann auch ein starker Raucher durchaus dem Lungenkrebs entgehen, nicht durch reinen Zufall oder durch Glück, sondern einfach, weil er nicht die kürzlich entdeckte Eigenschaft besitzt, die für Nikotin anfällig macht. Den Rauchern werden unterschiedslos erschreckende Prozentzahlen vorgesetzt. Sie laufen angeblich ein vier- bis sechs- oder zwölfmal höheres Risiko, krebskrank zu werden, als Nichtraucher. Man jongliert mit der täglichen Anzahl von Zigaretten, man verkündet ihnen feierlich, jeder Zug würde ihr Leben um so und so viele Minuten verkürzen, kurz, man jagt ihnen Schuldgefühle ein, um sie zur Vernunft zu bringen.

Die ganze Schrecken verbreitende, im allgemeinen summarische und kategorische Literatur beruht auf etlichen Lügen und Irrtümern. Wir leugnen in keiner Weise, daß Nikotin, im wesentlichen die Zigarette, die Ursache von 95 % aller Lungenkrebsfälle ist; da es behauptet wird, muß es wohl stimmen. Indessen gibt es eine Chance bei diesem Risiko, da man außerdem eine bestimmte genetische Voraussetzung benötigt. Und natürlich nimmt der Prozentsatz mit dem Alter ab: Angenommen, ein Raucher mit dreißig Jahren, der drei Schachteln Zigaretten täglich raucht, läuft ein dreimal höheres Risiko, so wird er mit fünfzig Jahren im Verhältnis zu Nichtrauchern nur noch ein zweimal so hohes und mit sechzig das 2,02fache laufen. Woraus sich erklärt, daß es mehr alte Raucher gibt als alte Ärzte.

Ein anderer Gedanke: Einige Menschen reagieren positiv auf die Immuntherapie und werden gesund; bei anderen tut sich gar nichts, obwohl sie anscheinend in derselben Lage sind, auf dieselbe Art behandelt werden und eine vergleichbare Ausgangssituation haben. Wenn es nun in der Moral genauso wäre? Beim einen werden die natürlichen Abwehrkräfte voll eingesetzt – man hat es mit einem ehrbaren Menschen zu tun. Beim anderen sind sie herabgesetzt, fallen aus – er ist ein Gewalttäter, ein Krimineller. Die Parallele zu einer anderen Krankheit, der Schizophrenie, spricht für sich. Wo liegt der Schlüssel zu dem Geheimnis, daß der eine befallen wird – von Krebs, von Wahnsinn, von Persönlichkeitsstörungen, die ihn zu einem Mörder machen – und ein anderer verschont bleibt? Plötzlich verändert sich unser Blick auf die menschliche Strafjustiz, wir sehen Gefängnis und Zuchthaus kritischer, wir sehen, allgemeiner gesagt, Charakter, Verhalten und Haltung unserer Artgenossen mit anderen Augen. Die Gesellschaft wehrt sich, weist Menschen in Anstalten ein, sperrt sie in Gefängnisse, vierteilt sie gar, wenn sie glaubt, dadurch ihren Bestand und ihr Überleben sichern zu können. Geht sie damit nicht den falschen Weg, verrennt sie sich nicht in einer Sackgasse? Ein weites Feld...

So weit, daß man sich die letzte Frage nur zögernd stellt: Wenn nun, wie der Arzt hier in aller Ruhe behauptet, Krebs und Tod einen integralen Bestandteil des Lebens bildeten? Wenn sie ein untrennbares Element darstellten? In den Anfängen der Menschheit haben Säuglingssterblichkeit, Kinderkrankheiten, Epidemien, Hungersnöte, Kriege, haben die mörderischen Kämpfe der Menschen untereinander eine ausgleichende Funktion ausgeübt. Wir sind noch weit davon entfernt, alle Neugeborenen am Leben zu erhalten, dennoch sind die Fortschritte auf diesem Gebiet beachtlich; wir sind weit davon entfernt, alle Kranken zu heilen, aber selbst in sehr ungünstigen Gebieten der Erde ist die Lebenserwartung gestiegen, und sie steigt täglich weiter. Die Hälfte der Menschheit leidet an Unterernährung und Hunger, das ist die Schande dieses angeblich zivilisierten Jahrhunderts. Aber wenigstens wird man sich dessen langsam bewußt, und eines Tages, je eher desto besser, muß dies zu einer Handlungsweise führen, die unseres Planeten würdig ist.

Krieg und Gewalttätigkeit – sind sie der menschlichen Natur wirklich inhärent? Man kann daran zweifeln und muß zumindest als Grundsatzforderung unbeirrt daran festhalten, daß dem nicht so sein sollte. Am 1. Januar 1977 gab es zweifellos Menschen auf dieser Erde, die starben, von anderen Menschen umgebracht und gefoltert wurden, verhungerten, unterdrückt und unterworfen wurden; Millionen von Unglücklichen, die litten, eingesperrt, mißhandelt oder vergewaltigt wurden. Aber von Vietnam bis Südafrika, vom Nahen Osten bis Angola, von Chile bis Irland gab es nichts, was der Definition »Krieg« im eigentlichen und weitesten Sinne des Wortes entsprochen hätte. Das ist zweifellos nur ein Zwischenspiel, auch das Elend ist Krieg, ist Gesellschaftskrieg, Weltkrieg. Dennoch findet auch hier, bei allem Mangel an Frieden und Brüderlichkeit, im Bewußtsein der Menschen ein gewisser Fortschritt statt.

Wäre der Krebs dann die Form, die den Fluch der Vergangenheit weitertrüge? Müssen wir davon ausgehen, daß der neue Regulator der menschlichen Lebenszeit und der unbegrenzten Vermehrung der menschlichen Gattung die Krankheit ist, die wir alle in uns tragen? Könnte sie aber in diesem Fall eines Tages erklärt, beherrscht und unterjocht werden? Oder müssen wir uns gewärtig sein, daß im Gegensatz zu den anderen Übeln – zur Kindersterblichkeit, die bald nur noch ein geringfügiger Koeffizient sein wird, zu den meisten Krankheiten, zu Hunger, Gewalttätigkeit und Krieg, die eines Tages vielleicht abnehmen werden – der Krebs nie verschwinden wird?

Der Glaube an den grenzenlosen Fortschritt der Wissenschaft und des Menschen, die Hoffnung auf ein allgemeines Glück, das ist äußerste Utopie. Wenn nun die Natur selbst die Grenze zur Utopie und zur Hoffnung gezogen hätte – in unserem Körper, unseren Zellen, unserer Substanz?

III Die Ärzte

Léon Schwartzenberg
Arzt – ein Beruf wie jeder andere

Für den, der ihn ausübt, ist der Arztberuf ein Beruf wie jeder andere, auch wenn das Ziel ein höheres ist. Ganz anders für den, der den Arzt braucht. Der Patient duldet keine Unzulänglichkeiten, keine Unfähigkeit und Gewinnsucht, kein Unwissen, keine Fehler, und das ist auch richtig so. Ein verdorbener Kleidersaum ist verzeihlich, nicht aber eine verdorbene Injektion; ein schlecht reparierter Motor ist noch zu ertragen, nicht aber eine schlechte ärztliche Behandlung; den Irrtum bei einem Kostenvoranschlag vergißt man vielleicht, den Irrtum bei einer Diagnose sicher nicht. Das ist nur recht und billig: es geht schließlich um den eigenen Körper, das eigene Leben.

Man möchte, daß der Arzt seinen Beruf perfekt beherrscht, er soll vor Irrtümern, Fehlern und Schwächen gefeit sein, die in allen anderen Bereichen normal sind. Dem ist aber nicht so. Das Verhältnis von guten und schlechten Ärzten ist dasselbe wie anderswo, es gibt gute und schlechte Ärzte, wie es gute und schlechte Schuster, Kaufleute, Mechaniker oder Installateure gibt; es gibt redliche und unredliche Ärzte, wie es skrupelhafte Minister und Journalisten gibt oder käufliche und gekaufte. Die Verteilung, nach der ein Mensch im Beruf und Leben achtenswert ist oder nicht, ist überall dieselbe.

Die guten Adressen

Die guten Ärzte muß man kennen. Warum sollte der Arztberuf nicht unter das allgemeine Gesetz fallen, nach dem Wert, Talent, auch außergewöhnliches Talent, genauso wie Dummheit ungleich verteilt sind? Man braucht gute Adressen, wie bei Restaurants. Manchmal wünscht man sich geradezu eine Art Ärzte- und Klinikführer etwa nach dem Muster des »Guide Michelin«: Hier sind die Betten gut und der Service, aber die Pflege ist mittelmäßig. Dort wird hervorragend operiert, aber der weitere Kundendienst – Pardon: die post-operative Versorgung – läßt gefährlich zu wünschen übrig. Anderswo gibt es vielleicht zwar fähige Ärzte, ein liebenswürdiges und zuverlässiges Pflegepersonal, aber mangelhafte technische Ausrüstungen... Was für eine Flut von Prozessen käme dann wohl?

Warum kann man zum Beispiel nicht sagen: Wenn Ihr Kind krank ist, gehen Sie zu X. in die Kinderklinik? Wenn Ihre Frau schwanger ist, bringen Sie sie zu Y. in die Frauenklinik oder zu Z. ins Kreiskrankenhaus... Für Ihre Nieren ist M. in dieser oder auch N. in jener Stadt zuständig. Krebs wird hierzulande in Villejuif oder Bordeaux oder Reims oder Nizza behandelt... Wenn Sie sich die Milz herausnehmen lassen, gibt es nur die eine Adresse, für Brustkrebs eine andere... Bei Herztransplantationen allerdings gibt es kaum noch viel Auswahl. Ursprünglich waren es drei Häuser, aber der Chefarzt des einen Hauses, ein wirklich ausgezeichneter Arzt, hat aufgegeben: der Tod eines Patienten, den er liebte, hat ihn entmutigt.

Wenn die Ärzte so sprechen könnten, wäre ihnen selbst weitgehend geholfen, sie wären mindestens ebenso glücklich, ihren Patienten zu einem guten Chirurgen oder anderen Spezialisten geschickt zu haben, wie über eine gute Diagnose. Die Medizinstudenten wissen das. Man braucht nur zu sehen, wo sich die Praktikanten bei Semesterbeginn ihre Klinikstationen suchen. Sie gehen dorthin, wo gute ärztliche Behandlung stattfindet, und die ersten, die da sind, reißen sich um den Platz. Es sind nicht unbedingt immer die Krankenhäuser, die über die beste technische Ausrüstung verfügen, es sind viel eher die, an denen die besten Ärzte praktizieren. Wenn eine gute Ausrüstung und gute Ärzte zusammentreffen, wenn die neuesten und modernsten Krankenhäuser auch die gefragtesten sind, so liegt das ganz einfach daran, daß die besten Ärzte der jungen Generation sich darum bemühen, dorthin berufen zu werden, wo sie die besten Bedingungen und die modernsten Einrichtungen vorfinden. Das sind die »3 Sterne«-Kliniken.

Ja, es gibt »3-Sterne«-Kliniken, und sie sind ebenso selten wie die guten Küchen, derentwegen »die Reise sich lohnt«. Es gibt begabte

Köche und entsetzliche Pfuscher. Es gibt hochbegabte und schrecklich ungeschickte Techniker, bewundernswerte Ärzte und reine Halunken, sorgsame und unfähige Mediziner, es gibt Krankenhäuser, in denen die Patienten gut verpflegt, und andere, in denen sie vernachlässigt werden, es gibt mürrische und aufmunternde Ärzte. Es gibt auch – und das ist in diesem Beruf, wo es um die Gesundheit und manchmal um das Leben geht, vielleicht der am stärksten spürbare Gegensatz – Glückskinder und Pechvögel, solche, denen alles in den Schoß fällt, und solche, die immer danebenhauen. Und schließlich gibt es ganz einfach verschiedene Menschen: mutige und feige, warmherzige und gefühllose, menschliche und unmenschliche.

Die Franzosen, so scheint es, lieben ihre Ärzte nicht sonderlich. Manchmal hat man das Gefühl, daß sich eine Art Feldzug gegen sie zusammenbraut, vor allem gegen die »Chefs«, die »Halbgötter in Weiß«. Das ist nicht immer gerechtfertigt. Es gibt ganz hervorragende Chefärzte, die sich manchmal allerdings wirklich zu ernst nehmen, die sich päpstlicher aufführen als der Papst und die magische Seite ihres Berufs herausstreichen.

Man kann auf Ärzte stoßen, die zu allem etwas zu sagen haben. Behandeln sie einen Minister, verabreichen sie ihm politische Lektionen, behandeln sie einen Bankier, überhäufen sie ihn mit finanziellen Ratschlägen. Ein berühmter Schauspieler ist vorzeitig gestorben, weil einer der größten Herzspezialisten seiner Zeit, der ihn behandelte, ununterbrochen seine maßgebliche Meinung zum Besten gab, quasi Instruktionen, wie diese oder jene Figur zu spielen, dieses oder jenes Stück zu inszenieren sei. Der Schauspieler war schließlich am Ende seiner Geduld, rief aus: »Das ist ja unerträglich, von einem solchen Idioten behandelt zu werden!« und wechselte den Arzt.

Glücklicherweise sind nicht alle Chefärzte so. Aber auch wenn sie noch so gut sind, zahlen sie für die Fehler und Dummheiten der anderen, die den Leuten das Geld abknöpfen. Daher das schlechte Image der Ärzte in Frankreich.

Ärzte und Geschäftemacher

Wie flößt man einem verzweifelten Patienten Vertrauen ein, wenn man ihm nach zwei Jahren Behandlung die Blase herausoperiert hat, da sie offenbar von Krebs befallen war? Der Chirurg, der ihn operiert hat, nimmt allen Mut zusammen und sagt mit sehr verlegenem Gesicht: »Mein Lieber, es mußte so kommen, daß Sie es waren, bei dem ich den Irrtum meines Lebens begangen habe: Ich dachte, Sie haben Krebs, und dabei war es nur ein Polyp!« Der Patient findet sein Lächeln wieder und die Hoffnung für die wenigen Monate, die ihm noch zu leben bleiben.

Ein anderer Chirurg wagt es, einem jungen Mädchen von 23 Jahren, dem er eine Brust abnehmen muß, zu sagen:

»Sie werden doch wohl nicht heulen wegen so einem Stückchen Fleisch!«

Beide sind Chefärzte in zwei großen Pariser Kliniken und üben anscheinend denselben Beruf aus. Der eine ist ein Chirurg, der andere ein Metzger.

Der Röntgenarzt X. nimmt sich die Zeit, auf dem Körper des Patienten, den er mit Kobaltstrahlen behandelt, genauestens die Bestrahlungsfelder aufzuzeichnen. Sein Kollege Y. läßt sie von einer technischen Assistentin aufzeichnen, die zwar glücklicherweise Erfahrung hat, aber hoffnungslos überlastet ist. Und als dann eines Tages der Rotationsapparat einmal aussetzt, hastet er von einem Patienten zum anderen und befiehlt ungeachtet der Konsequenzen:

»Egal, dann machen Sie eben Fixbestrahlung!«

Der eine ist Röntgenfacharzt, der andere Strahlenverkäufer.

Den Arzt A. kann man zu jeder Stunde erreichen, auch nachts, obwohl er schon ziemlich alt ist. Sein sehr viel jüngerer Kollege B. hängt einfach das Telefon aus. Der eine ist Arzt, der andere Geschäftemacher mit Rezepten.

Richtige Krebsspezialisten (»Onkologen«) gibt es in Frankreich – wie übrigens auch in allen übrigen Ländern – nur sehr wenige. Die Onkologie ist bei uns noch immer kein anerkanntes Fachgebiet. Sie wird von Medizinern betrieben, aber auch von Biologen, Genetikern, Physikern, Biochemikern... Die Krebsbehandlung wird meistens vom Hausarzt oder von einem anderen praktischen Arzt durchgeführt, die Operationen übernimmt ein Facharzt der Allgemeinen Chirurgie, die Bestrahlung macht ein Röntgenfacharzt, bei Kindern ein Kinderarzt. Viele von diesen Ärzten widmen sich ihren Krebspatienten mit viel Geschick und Gewissenhaftigkeit, aber leider durchaus nicht alle. Überlastete Ärzte erliegen leicht der Versuchung, sich nur mit dem jeweils auffälligsten Symptom zu befassen, ohne eingehendere Untersuchungen zu machen. Sie schicken einen Patienten mit Schluckbeschwerden oder eine Patientin, die über Bauchschmerzen klagt, mit Gurgelwasser oder einem Abführmittel nach Hause, verschreiben für die Entzündung an einem Hautflekken eine Salbe, verordnen Massagen oder Hormone, wo es einen Knochenkrebs am Schenkel oder einen beginnenden Brustkrebs zu entdecken gäbe.

1970. Im Sprechzimmer eines Pariser Arztes. Viele Patienten. Zu viele. Der Arzt hat kaum Zeit, die Patienten zu untersuchen. Ein Junge von 20 Jahren kommt herein und klagt über Knieschmerzen, die er schon seit zwei Wochen hat. Kurze Untersuchung. Das Knochengelenk scheint nicht betroffen zu sein. Der Schenkel ist vielleicht etwas gerötet, gerade über dem Knie.

»Hast du dich gestoßen?«

»Ich habe nichts gemerkt.«

»Willst du Arbeitsurlaub?«

»Nein, ich muß arbeiten.«

»Nichts Besonderes. Reib dich morgens und abends mit dieser Salbe ein.«

Es war Krebs im Oberschenkelknochen. Der Junge starb zehn Monate später.

1965. Im Duschraum eines Sportclubs bei Nevers, nach einem Rugby-Match. Einer der Spieler sagt zu Jean-Luc, der schon halb dazugehört und bereits in der B-Auswahl gespielt hat:

»Was hast du denn da? Der große Hoden, das ist doch nicht normal! Du solltest dich untersuchen lassen.«

»Ich weiß, ich müßte, aber ich geniere mich.«

»Ich kenne einen sehr guten Arzt, der ist sehr freundlich. Ich geh mit dir hin.«

»Nein, ich geniere mich.«

»Ach was! Ich ruf ihn gleich mal an.«

Am nächsten Tag ist die Konsultation. Der Freund begleitet Jean-Luc.

»Lassen Sie mal sehen... Sie machen Rugby? Das bedeutet nichts, wahrscheinlich liegt es am Training.«

Er geht wieder, erleichtert und beruhigt. Es war Hodenkrebs. Jean-Luc geht acht Monate später zu einem anderen Arzt, der Krebs hat bereits auf die Lungen übergegriffen. Rugby hat er nie wieder gespielt.

1967. Ein Dorf in Aveyron bei Millau. Der Landarzt kommt spät nach Hause. Seine Frau und die Kinder haben schon gegessen. Im Eßzimmer ist für ihn gedeckt, auf dem Herd wartet sein Essen. Während er das Feuer anmacht, kommt seine Frau zum »Tagesbericht«:

»Madame Sicard hat angerufen. Die kleine Noémie macht ihr langsam Sorgen.«

»Warum? Schieß los.«

»Ich weiß nicht. Sie hat seit mehreren Tagen Halsweh, und seit heute morgen hat sie Fieber.«

»Gut.«

Der Arzt setzt sich zu Tisch.

»Du brauchst erst morgen früh hingehen...«

Während des Essens sagt der Arzt:

»Ich möchte doch noch heute abend nachsehen...«

»Dann ruf sie an.«

»Sie haben kein Telefon. Und auch wenn sie eins hätten...«

»Wie du meinst.« Sie läßt die Arme sinken. Sie ist daran gewöhnt...

Noémie hat Fieber, sie ist sehr blaß, und der Hals ist stark gerötet und sehr belegt. Der Arzt verlangt dringend eine Blutuntersuchung, gleich am nächsten Morgen ganz früh. Als er das Ergebnis bekommt, schickt er das Kind ambulant in eine Spezialklinik in Montpellier: akute Leukämie. Noémie wird überleben.

1945. Die Befreiung. Ein Bauernhof nicht weit von Paris. Ein Kind liegt im Sterben mit tuberkulöser Meningitis. Streptomycin und Rimifon stehen noch nicht zur Verfügung. Die Mutter ruft einen bedeutenden, überall bekannten und bewunderten Kinderarzt in Paris an.

Wird er bereit sein zu kommen? Sofort sagt sie den Satz der Armen und Elenden, derer, die nicht auf der Straße des großen Erfolges wandeln: »Ich zahle was immer es kostet.« Gott sei Dank, er will kommen.

Erhofft und erwartet wie der Messias, wird der Meister mit Segenswünschen überhäuft, als er das Haus betritt. Er fragt die Mutter aus. Die Symptome: steifer Nacken, Erbrechen, Fieber, Stöhnen. Er untersucht das Kind sorgfältig; das braucht seine Zeit. Die Minuten vergehen langsam. Schließlich deckt er das Kind in seinem Bettchen wieder zu. Die Mutter, die bisher geschwiegen und gezittert hat, sagt:

»Nun, Herr Doktor?«

»Das macht 5000 Francs, Madame.«

Die Erregung hat ihr sicher die Sprache verschlagen. Sie sagt nichts mehr.

1962. Ein junger Arzt wird krank. Krebs. Er läßt einen berühmten Chefarzt holen. Der kommt noch am selben Abend und verordnet eine Behandlung. Als sich einige Monate später die Krankheit verschlimmert und die Müdigkeit zunimmt, besucht der alte Arzt seinen jungen Kollegen jede Woche mehrmals, dann jeden Abend, ohne Ausnahme, nur zu dem einen Zweck, ihm Zuversicht einzuflößen...

1960. Paris. Ein billiges Hotel in der Nähe der Militärschule. In einem Zimmer ein kleiner ungarischer Junge und sein Vater. Der Pappkoffer ist halb ausgepackt, ein Aschenbecher voller Kippen steht da, und in einem viel zu großen Bett liegt ein blasses Kind, der unrasierte Vater wacht bei ihm. Das Kind hat Leukämie, und die Familie hat es im Vertrauen auf die französische Medizin unter großen Kosten zu einem Pariser Spezialisten gebracht, zu einem großen Arzt, der viel arbeitet und bereits einen gefestigten Ruf als guter Mensch hat, der in allen Lagen das rechte Wort findet. Und doch hat dieser Mann den seltenen Mut, am Ende der Konsultation 8000 alte Francs Honorar zu verlangen.

1969. Die Chirurgische Abteilung in einem großen Pariser Krankenhaus. 11 Uhr morgens. Eine Lebertransplantation geht soeben ihrem Ende zu. Die Operation hat die ganze Nacht gedauert. Für Herz- und Lebertransplantationen braucht man ein hervorragendes Ärzte-Team und zwei Operationssäle, weshalb sie fast nur nachts möglich sind. Der Chirurg hat stundenlang operiert und geht hinaus, um sich eine Zigarette anzuzünden. Diskussion über die postoperative Behandlung. Schnelles Frühstück. Es ist 13 Uhr.

»Ich müßte jetzt ein Fibrosarkom an der Hüfte operieren. Das kann schwierig werden: Der Tumor liegt um die Beinnerven, der Patient könnte nachher gelähmt sein«, sagt er.

Der Chirurg ist sehr müde, er bittet den behandelnden Arzt, den schweren Eingriff um zwei oder drei Tage verschieben zu dürfen.

»Ja, sicher!«

Die Schwester ruft in der Klinik an, um abzusagen. Sie kommt zurück: »Monsieur, der Patient ist schon vorbereitet.«

»Gut. Nichts zu machen. Ich komme.«

Die Hüftoperation beginnt um 14 Uhr und ist um 20 Uhr beendet Der Tumor ist ganz entfernt, durch einen sorgfältigen, beinahe akrobatischen Schnitt; die Nerven sind unverletzt. Der Patient wird wieder gehen können. Nach einer medikamentösen Behandlung, einer Kombination von Pharmakotherapie und Immuntherapie, ist der Patient 1977 noch am Leben und gesund.

1957. Eine Kleinstadt 25 Kilometer vor Paris. Es ist Mitternacht. Ein junges, siebzehnjähriges Mädchen mit Leukämie hat Schmerzen und kann nicht einschlafen. Sie hat Angst. Ihre Mutter ruft den Hausarzt, der auch gleich kommt, zuverlässig wie immer. Er möchte allerdings lieber die Meinung des Hämatologen hören, der die Kranke behandelt, und ruft ihn an.

»Er ist sehr freundlich. Er kommt zu Ihnen.«

Eine Stunde später hat der Hämatologe die Kranke untersucht und ein paar Medikamente aufgeschrieben; er bleibt am Bett des verzweifelten Mädchens, um ihm zuzusprechen; er erklärt ihr, daß nach dem schlimmen Zustand, den sie jetzt durchmachen muß, bessere Tage und auch glückliche Stunden kommen; er gibt ihr die erbetenen Aufschlüsse über die Entwicklung der Krankheit und besänftigt sie. Zwei Stunden später geht er, sie schläft langsam ein. Wird er sich nach zwanzig Jahren noch an diese Winternacht erinnern, in der er so voller Mitgefühl war?

So viele verschiedene Verhaltensweisen – und immer derselbe Beruf. So viele gegensätzliche Haltungen – und manchmal bei ein- und demselben Menschen.

1976. Besuch in einem amerikanischen Krankenhaus, das auf der Höhe der heutigen Krebsforschung und -behandlung steht.

Ärzte und Schwestern sind um den »Boss« versammelt, den Chefarzt der Station, der alles leitet. Ein Fall nach dem anderen wird durchgesprochen, der Assistenzarzt gibt für jeden Patienten einen Bericht über die letzten 24 Stunden und legt die neuesten Untersuchungsergebnisse und Analysen vor. Danach diskutieren sie gemeinsam, in Abwesenheit des Patienten, die weitere Therapie. Alle Probleme werden behandelt, jeder nimmt an der Debatte teil, gleich welchen Dienstgrad er hat und welche Verantwortung. Dann kommt die Visite. Die neuesten Erkenntnisse werden berücksichtigt und die ärztlichen Entscheidungen manchmal geändert. Die Visite richtet sich mehr nach den Patienten als nach dem Arzt.

»Es geht mir nicht sehr gut heute, Doktor. Ich habe hohes Fieber, die weißen Blutkörperchen sind immer noch nicht gestiegen. Keine guten Nachrichten, was, Doktor?«

»Nein, heute nicht. Aber vielleicht morgen.«

Die Visite geht weiter, fast alle Patienten kennen ihre Diagnose, ihre Krankheit.

»Jetzt geht es ein bißchen besser. Aber heute nacht hatte ich große Schmerzen. Zum Glück ist Dr. Grady gekommen.«

»Grady, haben Sie nicht gerade davon erzählt? Was war heute nacht?« fragt der Chefarzt den Assistenten.

»Nichts, Sir.«

»Ich werde es Ihnen sagen, Doktor«, fährt der Patient fort. »Es war 2 Uhr morgens. Ich konnte nicht mehr schlafen. Ich hatte schreckliche Gedanken. Die Leukämie. Sterben. Ich war ganz verzweifelt. Ein scheußlicher Zustand. Dann habe ich Dr. Grady gerufen. Er ist gekommen. Er war sehr nett. Das ist nicht ein Arzt wie die anderen, er nimmt sich die Zeit, den Patienten zuzuhören. Die anderen Ärzte sind oft zu beschäftigt, oder sie interessieren sich nur für das medizinische Problem. Sie hören die Antworten, wenn man von Schmerzen oder anderen Symptomen redet. Aber sie hören nicht das, was die Patienten eigentlich sagen möchten. Er hat mir zugehört. Ich habe ihm alles erzählt: meine Gefühle, meine Eindrücke, meine Angst. Ich wollte wissen, ob ich leben oder sterben werde. Er ist mindestens drei Stunden geblieben. Nachher war es besser. Ich bin ohne Tabletten wieder eingeschlafen. Heute morgen bin ich ruhiger. Auch wenn es mir schlecht geht, sehr schlecht, aber ich weiß, daß ich ihn rufen kann...«

»Ich weiß, ich weiß. Die meisten von uns Ärzten sind zu beschäftigt, um zuzuhören. Aber ich glaube, wir haben meistens Angst davor«, sagt der Chefarzt.

Während er zum nächsten Bett geht, sagt er nebenbei zu den anderen Ärzten:

»Es ist schwierig, wenn wir zu sehr hineingezogen werden. Manchmal sind wir tief betroffen, und das lastet auf uns...«

Die Visite geht weiter. In einem zu großen Bett liegt ein Mann von 60 Jahren mit unheilbarer akuter Leukämie. Seine Frau ist bei ihm. Vormittags sind Besuche verboten, die Schwester wird gefragt.

»Warum ist seine Frau da?«

»Was wollen Sie machen«, antwortet sie, »sie ist gekommen. Nun ist sie da, man kann sie doch nicht wegschicken...«

Der Patient sagt zu den Ärzten:

»Heute morgen geht es mir nicht besonders. Die Schmerzen und das Nasenbluten haben wieder angefangen. Ich habe Fieber. Es gibt keine Chance mehr. Ich bin gerade nach der Pensionierung hergekommen. Ich hätte meiner Frau endlich ein paar schöne Tage machen können. Sie hat sie wirklich verdient, wissen Sie!«

Er spricht weiter, das Gesicht ist jetzt der alten Frau zugewandt; ihre grauen Haare sind im Nacken zusammengebunden.

»Wirklich, du hast nicht viel Freude mit mir gehabt. Du hast die Kinder aufgezogen, gearbeitet, es war nicht immer lustig. Und jetzt, wo es gut gehen könnte, kommt die verdammte Leukämie, und alles ist aus.« Er spielt mit dem kleinen blauen Tuch, das seine Frau um den Hals trägt. »Ich bitte dich um Verzeihung, daß ich dich jetzt verlassen muß.«

Ärzte und Schwestern gehen schweigend weiter, manche haben feuchte Augen.

Bei den Vorwürfen, die manche Europäer gegen die amerikanische Gesellschaft machen, ist die Gefahr groß, daß sie alles über einen Kamm scheren und die Amerikaner für alles Unglück der Welt verantwortlich machen. Zynismus wird ihnen vorgehalten, Profitstreben, Hartherzigkeit, Brutalität und zugleich, obwohl das völlig widersprüchlich ist, Naivität, Sentimentalität, Optimismus und was nicht noch alles! Es gibt in Amerika Ärzte, die nichts taugen und die nur daran denken, Geld zu verdienen, wie anderswo auch. Und es gibt andere, die weit ihre Türen öffnen für alle, die sie sprechen und um Rat fragen wollen. Die Krankenberichte sind den Patienten zugänglich, sie können die Behandlungsprotokolle einsehen.

Auch wir öffnen unsere Türen, aber die Rivalitäten zwischen den französischen Forscherteams führen manchmal zu lächerlichen Geheimnistuereien. Manche davon sind auch den amerikanischen Ärzten nicht fremd; zum Beispiel dürfen in ihren Bibliographien nur angelsächsische Autoren zitiert werden, ein europäischer Autor wird nur zitiert, wenn es gar nicht anders geht. Wirtschaftlicher Imperialismus war schon immer und in allen Teilen der Welt das Vehikel für kulturellen und wissenschaftlichen Imperialismus.

Haben wir zu viele Ärzte?

Manchmal behauptet tatsächlich jemand, wir hätten zu viele Ärzte. Dabei gibt es tagtäglich Kranke, die nicht die nötige Pflege erhalten. Praktikanten benutzen ihre Schlafens- und Studienzeit, um sie zu versorgen. Durch den Fortschritt der Medizin und der Hygiene verlängert sich das Leben der Menschen, und die Zahl der Pflegebedürftigen steigt. Lange bevor Krebs wirklich geheilt werden kann, wird man zumindest das Leben vieler Kranker verlängern, die ständige Hilfe brauchen. Trotz alledem schockiert der Malthusianismus, der das Medizinstudium beherrscht, bei uns weder das Erziehungs- noch das Gesundheitsministerium.

Man sagt, wir hätten zu viele Ärzte, es sei an der Zeit, eine stärkere Auswahl zu treffen, es täte gut, gründlich zu sieben. Der Prozentsatz der Ärzte pro Einwohner sei hoch genug, und das Anwachsen ihrer Zahl in den nächsten Jahren, so versichert man uns allen Ernstes, könne den Patienten nur schaden und schließlich auch den Ärzten, da dies auf eine »Proletarisierung« des Arztberufs hinauslaufe.

Selbst wenn das stimmt: Haben die Kranken der anderen Länder, die Hungernden in der Dritten Welt, die von der Zivilisation Vernachlässigten, die der Fortschritt hinter sich läßt und die doch nur drei Flugstunden von uns entfernt leben (was heißt leben: sie warten auf ihren Tod), haben *sie* genug Ärzte, die ihnen helfen? Öffnen wir mal die Fenster unserer Amtsstuben und blicken wir über unseren Brillenrand hinaus, bilden wir Ärzte für die unterentwickelten Länder aus, wenn wir wirklich meinen, wir hätten bei uns zu viele.

Wenn jeder Arzt in Zukunft die Wahl hätte, eventuell ins Ausland zu gehen, wenn er von vornherein zwei Sprachen lernen würde, die der Medizin und die des Landes, in dem er arbeiten möchte – wäre das nicht die einzig richtige Selektion, die eigenverantwortliche, nicht die des bürokratischen Numerus clausus? Es wäre die Wahl der Hoffnung.

Pierre Viansson-Ponté
Doktor, Sie, der Sie wissen…

»Die Fehler der Ärzte«, sagt der Volksmund, »deckt die Erde zu.« Ja, auch Ärzte können sich irren, wie alle Menschen. Es gibt gute und es gibt schlechte, warum nicht? Trotzdem sagt man »die Ärzte«, wie man sagt »die Anwälte« oder »die Ingenieure« oder auch »die Journalisten«, und dieses Wort schließt sie alle zu einer Gemeinschaft zusammen, gute und schlechte, untadelige und zweifelhafte, ehrbare Ärzte und Scharlatane. Die Gemeinschaft der Ärzte übt Macht aus, sie ist eine Macht.

Wie beurteilen wir heutzutage unsere Ärzte? Die Anklage hat das Wort und danach, wie es sich gehört, die Verteidigung. Beginnen wir also mit der Anklage, ohne Zurückhaltung, schonungslos und ohne zu nuancieren.

Der Arzt ist, ob er will oder nicht, in unserer Gesellschaft der Priester. Scharfsinnigerweise hat er inzwischen auf Kragen, Spitzhut und Klistier verzichtet, auch auf den Gehrock und das Besteck, lange bevor der Klerus seinerseits die Soutane und das Brevier ablegt. So ist er ein Mensch wie die anderen, unter den anderen geworden.

Das ist ihm gut bekommen. Äußerlich laisiert, von jenem Flitterkram befreit, der ihn zu einer Art Schauspieler, ja einer Komödienfigur gemacht hatte, hat er alsbald unter den gewöhnlichen Sterblichen Platz genommen. Ist er uns damit nähergekommen? Keineswegs, im Gegenteil. Auch als Sterblicher ist er immer noch Herr über unzugängliche und wunderbare Geheimnisse.

Der Priester versprach als Trost für die Leiden auf dieser Erde ewige Glückseligkeit, ungewiß und nicht beweisbar. Der Arzt garantiert Gesundheit, die erste Grundbedingung für hiesiges irdisches Glück, er garantiert Heilung und Verringerung der Schmerzen in der letzten Stunde, lauter greifbare und konkrete Dinge. Der Gesalbte des Herrn sprach zur Seele, er tat sein Werk im Bereich des

Wunderbaren, der Unsterblichkeit, des Spirituellen. Der Arzt mit Doktorgrad und Staatsexamen beschäftigt sich mit dem Körper, seine Arbeit ist materiell, sie ist ganz gewöhnlich, und wir wissen alle, daß wir sterblich sind.

Indessen hat der Arzt beim Priester etliche Anleihen gemacht. Zunächst eine unverständliche Sprache. Er drückt sich zwar nicht mehr in lateinischen Worten aus, wie das lange Zeit der Fall war, aber er versucht auch nicht zu erreichen, daß man ihn versteht, es gibt sogar Ärzte, die es ganz bewußt darauf anlegen, nicht verstanden zu werden. Der Priester war Herr über den Tod, der Arzt tritt gerne als Herr über das Leben auf. Wie jener hält er sich an die entsprechenden Rituale, legt stolz seinen weißen Kittel an, das priesterliche Gewand, und hängt sich das Stethoskop, sein Amulett, um den Hals. Solcherart verwandelt, ist er nicht mehr Diener eines unsichtbaren Gottes, dessen Wege unerforschlich sind, sondern einer Göttin, die sich täglich vor aller Augen zur Schau stellt: der Wissenschaft.

Er hat von seinem Vorgänger die moralische Autorität übernommen. Früher ging man zum Pfarrer, um ihn um Rat zu fragen, ob eine Ehe die richtige sei, wohin man einen Schüler zur weiteren Ausbildung schicken oder wie man ein Erbteil aufteilen solle, man bat ihn, die Fischer vor der Ausfahrt aufs Meer zu segnen, die Waffen und die Hunde vor der Jagd, die Felder für eine gute Ernte, damit es regne oder die Sonne scheine, also um lauter höchst zeitlichweltliche Interventionen. Heute befragt man den Arzt über Probleme in Paarbeziehungen, und nicht nur physische oder sexuelle, über das Verhalten und Befinden eines Kindes, über die Einteilung des täglichen Lebens, und es wird von ihm verlangt, Menschen für den Krieg oder die Arbeit tauglich zu erklären, für Ehe und Zeugung, für Asyl oder Gefängnis, auch tauglich dazu, gevierteilt, aufgehängt, erschossen und auf dem elektrischen Stuhl getötet zu werden, auf Anordnung der Richter und nach dem Spruch der Geschworenen, mit Zustimmung des Staatsoberhaupts und unter dem Beifall ehrbarer Leute. Besser als jeder andere gibt er sein Urteil ab über das Rechte, das Wahre, das Gute und Schöne, er entscheidet zuweilen mit einem Wort, mit einem Fingerschnippen oder

Stirnrunzeln über das Schicksal eines anderen Menschen, auch wenn diese Entscheidung absolut nichts mit Medizin zu tun hat.

Vom Klerus hat er besonders den Klerikalismus übernommen. Nichts ist geschlossener als sein Berufssystem: Ordinariate, höhere und niedere Weihen, Pfründen, Episkopat, Kardinalswürden. Nicht jeder, der will, kommt hinein, und wie bei den Priestern kommt keiner heraus: Auch wenn ein Arzt fünfzig Jahre lang keinen Kranken mehr gesehen hat, selbst wenn er überhaupt nie praktiziert hat, wenn er eine politische oder literarische Karriere gemacht hat, wenn er sich ausschließlich Geschäften oder Verwaltungsfragen gewidmet hat – bis zum letzten Atemzug bleibt er stets Herr Doktor Soundso.

Sein Berufsstand ist seine Kirche, und wie in den kirchlichen Orden blasen auch dort zuweilen die Stürme der Reformationen und Modernisierungen. Es geht um die Erhaltung des Berufsstandes, nicht um die Kranken. Und natürlich verteidigt er mit aller Kraft die Orthodoxie und schleudert feierlich Bannflüche und Exkommunikationen gegen jeden Häretiker, bevor er ihn, mit Bedauern freilich, der weltlichen Macht überläßt. Um die Massen zu beeindrucken, preist er seine Apostel und Märtyrer, spricht sie heilig und läßt sie verehren. Bigotterie, Mystizismus und auch Fanatismus reichen hier einander die Hand. Manche Praktiken dieses Ordens sind nicht weit entfernt von einer Wiederbelebung der Heiligen Inquisition, und wer von uns wurde nicht schon dazu verurteilt, Buße zu tun für seine Sünden?

Endlich und vor allem fürchtet dieser Berufsstand nichts so sehr wie das Schisma. Nulla salus extra ecclesiam. Und so produzieren diese Apostel und Theologen unentwegt Predigten, fromme Werke und Ermahnungen mit dem Ziel, alle Welt davon zu überzeugen, daß die Ärzte, alle Ärzte, stets gut, großzügig, fähig und ehrbar sind, daß sie unersetzlich sind, denn die Gläubigen müssen ja daran gehindert werden, den falschen Hirten zu folgen. Jeder einzelne Kleriker steht für den ganzen Klerus ein, für die guten Hirten wie für die verirrten Schafe. Nie wird ein Arzt einen Kranken über den Irrtum oder den Fehler eines Kollegen aufklären. Diese merkwürdige Solidarität ist nicht nur ein Verteidigungs- oder Klassenreflex. Sie ist Pflicht und Notwendigkeit. Denn nichts ist schlimmer für einen Angehörigen des geistlichen Standes, als einen anderen Geistlichen vor sich auftauchen zu sehen, der abtrünnig und vielleicht bald ein Rivale ist. Es könnte ja morgen bereits ein Schisma geben.

Diese Darstellung mag übertrieben scheinen, und sie ist es auch. Aber angesichts der heute so weit verbreiteten Schläfrigkeit ist es notwendig, die Stimme zu erheben und starke Worte zu gebrauchen, um eine winzige Aussicht zu haben, daß man gehört oder gar verstanden wird.

Fahren wir fort mit der Anklage. Der Hohepriester der Göttin Wissenschaft verfügt über eine sichere Waffe, die der Klerus lange ins Feld geführt hat, die in seinen Händen jedoch langsam stumpf wird: Er ist der Wissende. Das ist der zweite Zug in seinem Bild, und nicht der unbedeutendste.

Davon ausgehend hat er offenbar jedes Recht. Er schwebt hoch über unseren Häuptern, er sendet Blitz und Donner, ein wahrer Halbgott, mächtig und autoritär, ein Vater und Beschützer. Er weiß alles, sieht alles, versteht alles, und wir wissen nichts, sind blind und taub, wir sind Kinder. Er behandelt uns auch wie Kinder, und wir gehorchen. Wir gehorchen so perfekt, daß wir es oft selbst sind, die ihn bitten, Entscheidungen an unserer Stelle zu treffen, uns unsere Pflichten und unser Verhalten vorzuschreiben. Wir danken ab unter seinen geschickten Händen, kraftlos und erleichtert.

Unter seinem Kommando begeben wir uns respektvoll, nackt und ausgeliefert an jenen Ort hochgradiger Infantilisierung, in jenen Tempel höchster ärztlicher Macht, der sich Klinik nennt. Er schweigt und lauscht unserem laut vorgetragenen inneren Monolog. Dann kommt der Geist über ihn, die Inspiration ergreift ihn, die Wahrheit senkt sich auf ihn nieder, und die hohe Wissenschaft spricht aus seinem Munde. Wir sind vernichtet und senken das Haupt. Er weiß alles. Macht und Autorität sind die Quellen seiner Kunst.

Wie soll es auch anders sein, da er das Wissen hat und wir nicht? Er kennt uns bis in die tiefsten Tiefen unseres Wesens, und wir kennen ihn gar nicht. Er gibt uns alles: die heilenden Medikamente, die uns wieder zu Kräften bringen, die guten Ratschläge, mit denen wir genesen können, die richtigen Grundsätze, die uns helfen zu leben. Und er verfügt nicht nur über Wissen, sondern auch über Erfahrung. Er hat so viel gesehen, daß ihn nichts mehr in Erstaunen versetzt, er weiß stets eine Antwort.

Und so hat er zu allem etwas zu sagen. Sonnencreme, Zahnpasta oder Haarshampoo: »Fragen Sie Ihren Arzt, wie er darüber denkt.« Dieses Mineralwasser wird »von den Ärzten empfohlen«, diese Seife ist eine medizinische, jene Zigarette ist ungefährlich, der Arzt hat es gesagt; und so weiter. Seine Worte, der geringste Ansatz zu einer Aussage, sind heilig, und wie beredt ist sein Schweigen! Wir haben von Priestern gesprochen, aber vergessen wir nicht die Wahrsager, die Seher, die Orakel. Auch der Arzt sagt die Zukunft voraus. Und mehr: Er verfügt über die Mittel, ein böses Schicksal abzuwenden, es zu verändern oder zumindest erträglich zu machen.

Sein Wissen grenzt fast an Zauberei. Erworben unter dem Zeichen der Wissenschaft, wird es ausgeteilt unter dem der Magie. Alles spielt bestens zusammen. Die Sprechstunde muß vorher vereinbart werden – initiatorische Vorbereitung. Die Wartezeit setzt einen in den Stand, das Sakrament zu empfangen. Der äußere Rahmen, hier nüchtern dort luxuriös. Bei dem einen gewollte oder zufällige Nüchternheit – das bedeutet dann: nicht der Ort ist es, was hier zählt. Bei dem anderen auffallender Luxus: Gemälde, Stilmöbel, eine Bibliothek – hier weht der Geist, es wurden Bücher gelesen. Bei jungen Chefärzten oder linksorientierten Größen haben Knoll und Klee den Vorzug vor Louis Quinze und Chardin. Empire-Möbel und röhrende Hirsche seien den Anfängern überlassen und denen, die schon resigniert haben. Man wisse, daß man sich bei einem Meister befindet, der von Erfolg gekrönt ist. Bei einem anderen herrschen Kühle und Strenge vor, bar jeder weiteren Bemühung; vor weißen Wänden zwischen sachlichem Mobiliar stehen komplizierte Apparate mit farbigen Leuchtscheiben, vernickelten Röhrenmündungen, Bildschirmen, Kontrolltafeln. Noch eindrucksvoller ist eine eigene Klinik, selbst wenn sie schmuddelig und kaum mit dem Nötigsten ausgestattet ist: Die Kathedrale, auch die halb zerfallene, imponiert mehr als die kleine Kirche.

Und dann die Honorare! Der Priester lebt vom Opfergroschen, der Arzt erhebt seinen Zehnten von der Krankheit. Denn soviel steht fest: sein Geschäft ist die Krankheit, nicht die Gesundheit. Und er »liquidiert« seinen Anteil in barer Münze, in Scheinen, die er lässig zusammenfaltet und zerstreut in ein Schubfach wirft, nachdem er einem die Hand gegeben hat. Naturalopfer stimmen den Herrn der Wissenschaft gnädig, besänftigen den Zorn der Götter. Daß pro Einzelbehandlung bezahlt wird, führt dazu, daß der Arzt sich um Einzelbehandlungen reißt, und es geht die Rede von Ärzten, die – allerdings bei einer Arbeitszeit von zwölf, dreizehn, vierzehn Stunden – bis zu vierzig, fünfzig Konsultationen täglich absolvieren. In der sehr guten Zeitschrift »Autrement« berichtet einer von ihnen (in der Nr. 9 vom Mai 1977, die den Freibeutern der Medizin gewidmet ist): »Wenn ein Mädchen kommt, das etwa die Pille haben will, hat er kaum die Zeit zu sagen: ›Guten Tag, was für eine Pille nehmen Sie? Stediril, drei Monate, das macht 30 Francs. Auf Wiedersehen!‹« Und ein anderer bekennt: »Eines Tages habe ich am Ende der Sprechstunde den Patienten gefragt, wieviel ich ihm schulde und ihm 30 Francs gegeben!«

Für die Allerraffiniertesten existiert das Honorar überhaupt nicht, oder wenigstens wird nie darüber gesprochen. Die Rechnung – Pardon: die Liquidation – wird nach einiger Zeit per Post übersandt, als hätte man sie vergessen, wie eine zweitrangige, nebensächliche Angelegenheit. Ein Scheck regelt die Sache. Keiner wird es wagen, seinem Arzt, wie andere ihrem Schneider, einen ungedeckten Scheck auszustellen. Zumal bei der brieflichen »Liquidation« das Schamgefühl des Absenders Hand in Hand geht mit rituellen Höflichkeitsbezeugungen: Ist der Patient auch tot, man weiß sich doch zu benehmen, weiß Gott!

Noch ein anderes Detail, das zwangsläufig mit dem Wissen verbunden ist, verstärkt den magischen Charakter medizinischer Vorgänge: das Geheimnis. Es muß wohl kaum noch gesagt werden, daß es nur ein Köder ist. Jeder weiß es, und die Ärzte am allerbesten. Ob man dem Patienten die Wahrheit sagt oder nicht, ist eine der schwierigsten Grundsatzfragen, darauf kommen wir noch zurück.

Jedenfalls aber sagt man sie einem Nahestehenden, der Familie, den Freunden, wenn sie fragen, gegebenenfalls den Nachbarn, und natürlich der Polizei... Bevor man ein Kind oder einen alten Menschen operiert, bevor man eine schwierige und schmerzhafte Untersuchung vornimmt, läßt man sich von einem Dritten ein Schriftstück unterzeichnen, das einem die Verantwortung abnimmt. Man unterrichtet den Facharzt, den Kollegen, in dessen Obhut man den Patienten überweist, durch einen Brief, in dem man nichts beschönigt und den man dem Betroffenen selbst mitgibt – manchmal im offenen Umschlag, Höflichkeit verpflichtet. Und der Facharzt oder behandelnde Arzt schickt seine Antwort auf demselben Wege zurück. Wo ist da das Geheimnis geblieben, ein Geheimnis, das nicht einmal eine Briefmarke wert ist?

Schlimmer noch: Mancher Arzt ist nur zu gern bereit, dem Arbeitgeber seines Patienten, dem Meister oder Abteilungsleiter – und keineswegs immer durch den dazwischengeschalteten Amts- oder Betriebsarzt – die Art der Krankheit, die genaue Diagnose und Prognose, die Gründe für den verordneten Krankheitsurlaub mitzuteilen. Gewiß beschränkt sich die ärztliche Untersuchung zu oft darauf, den Patienten krank zu schreiben und dem Arbeitgeber lakonisch zu sagen: »Jawohl, Herr X. hat Grippe, er braucht acht Tage Ruhe.« Aber noch viel schlimmer ist es, daß es Versicherungsärzte gibt, die die Behandlung, die ein Kollege verordnet hat, das Arzneimittelrezept, die Kur oder den Krankheitsurlaub überprüfen – mit dem Recht, sie zu annullieren –, und Betriebsärzte, deren Aufgabe es ist, bei dem krankgeschriebenen Arbeiter zu Hause nachzuprüfen, ob er auch wirklich krank ist. Weiß diese Art Polizei überhaupt, daß es ein ärztliches Berufsgeheimnis gibt?

Der Psychiater, der vor Gericht schwerwiegende Aussagen macht, der Versicherungsarzt oder »Vertrauensarzt«, der mit allen Mitteln versucht, die Veranschlagung der Unfallfolgen herabzusetzen, der Sachverständige, der in langen Berichten eingehend den Zustand des Opfers darlegt, der Arzt, der einen Antragsteller von Kopf bis Fuß untersucht, um amtlich die Höhe des Risikos einzuschätzen, das die Lebensversicherungsgesellschaft abdecken soll – sie kümmern sich schon lange nicht mehr um das Berufsgeheimnis, denn es ist ja gerade ihr Beruf, es zu brechen, sie werden dafür bezahlt, und sie tun es, so gut sie können.

Man mache also ein für allemal Schluß mit dieser monströsen Heuchelei, dieser grotesken Lüge. Es gibt kein ärztliches Berufsgeheimnis. Der Eid des Hippokrates, den man die frischgebackenen Doktoren an den Universitäten immer noch feierlich schwören läßt, ist in dieser Hinsicht ein glatter Meineid. Täglich verraten Ärzte das Geheimnis, das zu wahren sie versprochen haben, aus Klugheit oder Dummheit, aus Leichtsinn oder Notwendigkeit.

Das Bild vom wissenden Arzt wird getrübt durch den Mißbrauch, der manchmal mit diesem Wissen getrieben wird, durch die theatralischen Auftritte, durch den Vorrang, den sie allzu oft der Krankheit vor der Gesundheit geben; es wird aber geradezu verfälscht durch die Vorspiegelung des Geheimnisses – eines Geheimnisses, das niemanden mehr täuscht und an das niemand mehr glaubt, nicht einmal die, die schwören, es zu achten, und sich damit brüsten.

Das dritte Thema der Anklage: Die Ärzte verdienen zuviel Geld. Viel zuviel. Wir fügen nicht hinzu: auf unsere Kosten; aber wir denken es. Das Geld, das der Arzt verdient, wird aus Unglück, Leiden und Tod geschöpft. Da ist der Hohepriester einer aufgezwungenen, respektierten und gelebten Religion, ein Mensch, der die Schlüssel zum Wissen besitzt und beinahe das Recht über Leben und Tod derjenigen, die sich in seine Obhut begeben – und alles, sein Glaubenseifer, seine Hingabe an die Wissenschaft, endet beim schmutzigen Geschäft des Geldes.

Wir zahlen viel und selbstverständlich für die Dienste eines Friseurs, einer Sekretärin, eines Kaufmanns – wir wissen, was sie tun, wir können es sehen und schätzen das Ergebnis ihrer Arbeit ab, ihre Mühe verdient ihren Lohn, zumal wenn diese Leute gewandt, zuverlässig und geschäftstüchtig sind. Wenn es sein muß, zahlen wir viel für ein Auto, einen Schmuck oder auch nur für eine gute Flasche, die die Ausgabe wert sind, und wir sind sicher, »für unser Geld etwas zu bekommen«. Gewissenhaftigkeit und Wissenschaft jedoch haben keinen Preis, sie dürften eigentlich gar nichts kosten.

Rezepte und Ratschläge sind kostenlos. Man kauft höchstens mal ein Kochbuch oder ein Buch über Gartenpflege. Warum also für die Rezepte und Ratschläge des Arztes zahlen?

Das alles wäre nicht weiter der Rede wert, stünden die Ärzte nicht unerschütterlich in dem Ruf (und zwar alle Ärzte, das steht außer Frage), ein Vermögen zu machen. Jeder Amateursegler weiß, daß er, falls er ungeschickterweise beim Manövrieren im Hafen an ein Nachbarboot stößt, in zwei von drei Fällen richtig liegt, wenn er sich mit »Verzeihung, Herr Doktor« entschuldigt, zumal wenn das Nachbarboot größer als das eigene ist. Wer ein Ferienhaus mieten, ein Hotelzimmer buchen, ein Landhaus kaufen will oder auch nur einen guten Campingplatz für seinen Wohnwagen sucht, erlebt immer wieder, wie der betreffende Vermieter, Hotelier, Immobilienhändler bzw. Platzwart, zumal wenn die betreffende Gegend eher bescheiden ist, ihn mit dem Satz zu ködern versucht: »Hier wohnen nur seriöse Leute, hier gibt es sogar Ärzte!«

Sozialprestige, gewiß, Prestige des »Wissenden«, aber der Satz bedeutet auch: Hier wohnen betuchte Leute, die eigentlich etwas Besseres haben könnten, aber gern hierher kommen. »Meine Tochter heiratet einen Arzt«, freut sich die gute Bürgermama, was heißen soll: Es wird ihr nie an etwas fehlen, ihre Zukunft ist gesichert. Auf dem Dorf ist das »schöne Haus« hinter dem Zaun im Garten, auf das man im Vorbeifahren aufmerksam macht, sehr oft das Haus des Arztes. Im Gebirge oder am Meer zeigt man mit dem Finger auf das hübsche Chalet oder die große Villa und sagt, als wäre das selbstverständlich: »Da wohnt ein Arzt.«

Wer in der Stadt wohnt, weiß, was eine Praxis-Einrichtung kostet – nicht zu sprechen von den Gemälden, wenn es auch nur Kopien sind, die so oft die Wartezimmer schmücken. Und jeder weiß, daß die großen Chefärzte viel besitzen und ein ziemlich hohes Einkommen haben; so kann es vorkommen, daß der Fiskus plötzlich von hochangesehenen Ärzten einige Millionen Steuern reklamiert, für Einnahmen, die sie aus reiner »Zerstreutheit« in ihrer Steuererklärung zu erwähnen vergessen haben. Auch die höheren Klinik-Ärzte machen da keine Ausnahme; sie haben ihre Privatsprechstunden, ihre privaten Räume, und fast niemand weiß, daß die meisten von ihnen in Wirklichkeit gar keine Patienten haben und lediglich das Honorar kassieren.

Kein Zweifel: für die überwiegende Mehrheit gelten Ärzte (alle Ärzte, von den berühmtesten bis zu den bescheidensten) als Leute, die allzuleicht allzuviel Geld verdienen, und zugleich meint man verschwommen, ihre hohe Mission müsse mit totaler Uneigennützigkeit gepaart sein, ihr Wissen müsse eigentlich gratis ausgeteilt werden. Das ist sicherlich ungerecht, vielleicht sogar dumm. Aber es ist so, und man sollte es wissen.

Wie sieht die Wirklichkeit aus? Hier ein paar statistische Zahlen für Frankreich (in den anderen westeuropäischen Ländern dürfte die Lage ähnlich sein): 1975 erreichten die praktischen Kassenärzte für ihre gesamte Tätigkeit ein mittleres Einkommen von 240 179 Francs, die Fachärzte von 368 693 Francs, im Schnitt also von 296 697 Francs (in DM wäre das jeweils etwas weniger als die Hälfte). Nach Abzug der Brufsunkosten, die jeder Arzt selber veranschlagt, aber vor dem Steuerabzug, betrug das mittlere Einkommen bei den praktischen Kassenärzten 153 715 Francs, bei den Fachärzten 217 529 Francs, das sind 181 828 Francs Jahreseinkommen für alle Kassenärzte (diese Zahlen wurden vom »Centre de recherche pour l'étude et l'observation des conditions de vie«, CREDOC, errechnet). Nach einer anderen Berechnung (des »Centre d'étude des coûts et revenus«, CERC) ergeben sich sehr ähnliche Werte: Das mittlere Jahreseinkommen abzüglich aller Unkosten betrug für einen praktischen Arzt 192 000 Francs und für einen Facharzt 208 800 Francs. Alle diese Zahlen werden freilich vom Ärzteverband und von mehreren Ärztegewerkschaften lebhaft bestritten. Es versteht sich von selbst, daß die privaten Ärzte, die nicht an Krankenkassen gebunden sind, auf sehr viel höhere Zahlen kommen.

Konkret bedeutet das alles – da es sich ja um Mittelwerte handelt, die nur einen indikativen und relativen Wert haben –, daß etwa die Hälfte der insgesamt 74 000 französischen Ärzte nach Abzug der Unkosten monatlich brutto etwa 18 000 Francs verdient haben, die andere Hälfte weniger. Da in den Unkosten gewöhnlich ganz oder teilweise die Miete enthalten ist (nicht immer, aber oft liegen Praxisräume und private Räume in derselben Wohnung), ferner Abschreibung und Unterhaltskosten von mindestens einem Auto, manchmal der Lohn für eine Sekretärin oder eine Assistentin oder auch nur für eine Hausangestellte (die die Tür öffnet, die Telefonanrufe entgegennimmt und Termine vereinbart, was viele Arztfrauen heute nicht mehr machen wollen), kann man einen Teil der angenommenen Unkosten in Rechnung stellen und sagen, daß die französischen Kassenärzte 1975 ungefähr 20000 Francs monatlich verdient haben (also umgerechnet etwas weniger als 10000 Mark).

Das ist schon beachtlich, wenn man es mit einem guten Facharbeiter-Einkommen vergleicht oder mit dem eines Angestellten, auch in leitender Position, oder mit dem Durchschnittsgewinn eines Landwirts, selbst wenn er den eigenen Grund und Boden bestellt. Es ist nicht übermäßig hoch im Vergleich zum Durchschnittseinkommen eins leitenden Angestellten in der Industrie oder im Handel, gleich ob im technischen oder im geschäftlichen Bereich, der keineswegs immer sieben und mehr Studienjahre erfordert. Gleichwohl ist es erheblich, ja enorm und übertrieben in den Augen der breiten Masse, die zwar im allgemeinen die ärztliche Versorgung nicht aus eigener Tasche bezahlt, da die Krankenversicherung sich darum kümmert, die aber der Auffassung ist, daß die Wissenschaft frei von jedem Eigennutz zu sein habe, daß sich die Arbeit für das Öffentliche Wohl nicht bezahlen lasse, daß die Gesundheit keinen Preis habe und jene Apostel folglich wie Asketen von der hehren Luft leben müßten, die sie umgibt.

Es besteht hier wahrhaftig ein Zwiespalt, einer mehr. Auf der einen Seite kann der materielle Wohlstand des Arztes, können die beachtlichen Einnahmen eines Chefarztes irritieren, ja Entrüstung hervorrufen; auf der anderen Seite aber gehören dieser Wohlstand und diese Einnahmen zu seinem Prestige, zu einem Erfolg. »Sie machen ein Vermögen auf unsere Kosten, sie werden fett an unseren Leiden«, heißt es oft – und dann sagt derselbe Mensch im selben Tonfall: »Wenn er so viel Geld verdient, muß er gut sein und besser als jeder andere.«

In der bereits genannten Zeitschrift »Autrement« erzählen drei junge praktische Ärzte, wie sie sich in einer neuen Stadt in Isère als

Team niederließen; mit dem Prinzip: Zeit haben, viel Zeit. Zeit, um jedem Patienten eine dreiviertel Stunde widmen zu können. Zeit, um die Verbindung mit sozialen und sanitären Einrichtungen dieses Bezirks herzustellen (psychische Hygiene, Sozialhilfe für Emigranten, Medizin an der Schule usw.). Zeit, um sich weiterzubilden, um ihre Kenntnisse auf dem laufenden zu halten. Zeit, um gemeinsam ihre Arbeit festzulegen. Zeit, um Informationsgespräche mit Frauen, Lehrern, Bauern (etwa über Schädlingsbekämpfungsmittel, Insektenvertilgungsmittel) zu organisieren. Und soviel Zeit, daß sie nicht mehr als vierzig bis fünfzig Arbeitsstunden pro Woche zu leisten hätten.

Zeit ist Luxus, der höchste, den es gibt. Erste Konsequenz: eine wenig aufwendige Organisation, um die Schulden so niedrig wie nur möglich zu halten und die Fließbandmedizin zu vermeiden. Räume wurden gemietet, das Mobiliar wurde billig gekauft oder selbst gebastelt, jeder kümmerte sich abwechselnd um Empfang, Sekretariat und Organisation ... Unter diesen Umständen belief sich die Anfangsinvestition, verteilt auf drei Leute, 1975 auf 15000 Francs. Vor allem aber kostet Zeit Geld; jeder war einverstanden, anfangs nicht mehr als 2500 Francs im Monat zu verdienen, später dann, wenn die Schulden zurückbezahlt wären, 3500 Francs. Das heißt fürwahr »von der Luft leben«.

Einem solch mutigen Versuch, der – muß man es eigens sagen? – von kämpferischem Geist getragen ist, steht die enttäuschte Aussage eines anderen, ebenfalls »engagierten« jungen Arztes gegenüber: »Als ich Krankenbesuch machte, kam ich in Mütze und mit dem Mofa ... Ich durfte mir Bemerkungen anhören wie: ›Ach, Sie sind es! Ich habe nämlich auch den Gasmann erwartet.‹ Und dann ist es vorbei. Aber es stimmt wirklich, es gibt Patienten, die dann nicht mehr kommen, Leute, die das schockiert.«

Der Arzt hat ein Herr zu sein, und ein Herr hat Erfolg, das heißt: er verdient Geld.

Der Arzt als der Wohlhabende, der ein Vermögen macht, gehört selbstverständlich zu den Stützen der Gesellschaft. Da er Besitz zu verteidigen und zu erhalten hat, ist er natürlich auch konservativ.

Bewiesen wird diese verbreitete Ansicht, wenn ein Beweis überhaupt noch vonnöten ist, durch die Sturheit einer Fraktion der Ärzteschaft, die sich heftig gegen jede Neuerung, jede Veränderung, jede Reform zur Wehr setzt.

Darüber vergißt man leicht, daß es schließlich auch Ärzte waren und nicht nur Aktivistinnen der Frauenbewegung, die sowohl die Schwangerschaftsverhütung als auch die Aufhebung des Abtreibungsverbots mutig vorangetrieben haben, zuerst in der öffentlichen Diskussion, dann in den Gerichtssälen und in den politischen Instanzen. Und daß sich unter diesen mutigen Ärzten, die außerdem ständigen Angriffen ihrer Standesgenossen ausgesetzt waren, bei weitem nicht nur Männer der Linken befanden. Oft meint man sogar, die Legalisierung der Abtreibung sei in erster Linie ein Sieg der Frauen über die Ärzte gewesen. Und da man im allgemeinen nur das Geschrei, die Verdammungen und das Gejammer der Gegner dieser Reformen und Neuerungen hört, gelangt man rasch zu dem Schluß, die erdrückende Mehrheit der Ärzte sei auf ihrem eigenen Gebiet, aber auch auf allen anderen, erzkonservativ und im Wortsinne reaktionär.

So stünde die Medizin denn rechts, wie die Lehrerschaft angeblich links steht; sie wäre gegen Neuerungen eingestellt und natürlicherweise mit der herrschenden Klasse verbündet, ja sogar deren führender Flügel, wachsame Hüterin ihrer Interessen, bewußt Komplizin aller sozialen Ungerechtigkeiten und mitverantwortlich für alle Repressionen. Bekanntlich sind ja die neun Pfeiler der Macht in unserer Gesellschaft der Staat, die Kirche, die Familie, die Schule, die Justiz, die Armee, die Polizei, die Unternehmerschaft und, last but not least, die Ärzteschaft.

Man muß zugeben, daß diese These, so einfach, ja simpel sie sein mag, nicht ganz von der Hand zu weisen ist. Der Sozialpolitiker und jetzige Staatssekretär Jacques Lenoir berichtet von einer Frau in Lothringen, die vierundzwanzig Kinder geboren hat, alle geistig zurückgeblieben, von denen dreiundzwanzig noch leben. Bei so vielen Schwangerschaften, Geburten und gewiß vielen Krankheiten, auch unter den Kindern, muß diese Frau zahlreiche Ärzte konsultiert haben. Kein einziger fand sich bereit, eine Eileiter-Ligatur vorzunehmen. Im Namen der »Unverletzlichkeit des Lebens«? Igor Barrère und Pierre Desgraupes, Autoren von Fernsehsendungen über medizinische Fragen, berichten von einem Mann, der ganz versessen auf Operationen war; sie fanden ihn über und über mit Narben bedeckt, er hatte siebenundzwanzigmal bei siebenundzwanzig verschiedenen Operationen auf dem Tisch gelegen, fünfzehnmal in Paris und danach, als er dort bereits zu bekannt war, noch zwölfmal in der Provinz; er hat siebenundzwanzig Narkoseärzte gefunden, die ihn anästhesierten, und siebenundzwanzig Chirurgen, die ihn operierten.

Die Liste der Beispiele aus dem unmittelbar medizinischen Bereich ließe sich verlängern. Jene Ärzte in Lothringen, bei denen die unglückliche Mutter gewesen ist, jene siebenundzwanzig Chirurgen, die auf den Verrückten hereingefallen sind, waren gewiß nicht – jedenfalls nicht alle – sehr verschieden von ihren anderen Kollegen. Sie waren Ärzte wie andere auch. Das Standesinteresse, der professionelle, konformistische, mit einem Wort: der konservative Reflex war bei ihnen stärker als jede andere Überlegung und stärker vor allem als eine Bemühung um das, was im Interesse des Kranken hätte getan werden müssen. Fügen wir aber hinzu, daß es ebenso leicht wäre, ähnliche Anekdoten aus anderen Bereichen als dem der Medizin zu sammeln.

Aus all diesen Gründen werden die Ärzte hierzulande, oft zu Unrecht, manchmal aber auch zu Recht, allmählich mit anderen Augen gesehen. Der einstige Glaube beginnt zu wanken, die Wissenschaft hat immer öfter versagt, man bestaunt den wirklichen oder vermuteten Appetit ihrer Träger, man zweifelt ihre Unfehlbarkeit an, ja sogar ihre Kompetenz. Dem blinden Vertrauen folgt allmählich ein Argwohn, der ebenfalls nicht gerechtfertigt ist. Einst war die Medizin angeblich das Feld, auf dem Vertrauen und Wissen einander begegnet sind. Seither ist viel geschehen.

Die Ärzte merken das langsam selber. Einige sind davon irritiert, andere bleiben gleichgültig, die besten beginnen nachzudenken. »Vermutlich wären einige meiner Freunde noch am Leben, wenn das Medizinstudium nicht so wäre, wie es ist.« Wer hat das gesagt?

Sicher ein Gegner der Ärzte! Nein, einer von ihnen, Jean-Paul Escande, Professor und Klinikarzt in Paris, in seinem Buch »Die Kranken« (»Les Malades«, Grasset 1977) – eine Ansicht, die von den Betroffenen selbst geteilt wird: Nach einer Umfrage des Meinungsforschungsinstituts SOFRES, die im Januar 1976 von dem Fachblatt »Le Quotidien du Médicin« publiziert wurde, waren 91% der Medizinstudenten, die gerade ihr Examen gemacht hatten, der Ansicht, daß sie nicht die nötigen Kenntnisse erhalten hätten, um ihren Beruf korrekt auszuüben.

Den jungen Ärzten und den besten unter den älteren erscheinen heute viele Praktiken, Verhaltensweisen und Gewohnheiten, die bisher als zulässig, üblich und selbstverständlich galten, inzwischen unannehmbar. Am meisten stoßen sie sich an der leidigen Frage der Honorare.

Die Zeitung »Libération« hat im Januar 1977 ein brutales Experiment gemacht: Die Redakteure riefen die Sekretariate von zehn der berühmtesten Chefärzte großer Pariser Kliniken an und gaben sich als Patienten aus, die den Meister selbst konsultieren wollten. Zehn Tage lang wurde der Wortlaut dieser Telefonate, mit den genauen Namen und allen Details, unter dem Titel »Die Medizin in flagranti« in der Zeitung veröffentlicht. Der Dialog war immer derselbe: Sie sind Kassenpatient? Ja, da müssen Sie zwei Wochen, einen Monat, zwei Monate warten... Sie kommen halt dran, wenn Sie an der Reihe sind, es warten viele Leute... Daß der Chef selber da ist, kann ich Ihnen nicht versprechen, seine vielen Verpflichtungen, Sie verstehen... Aber einer der Assistenzärzte wird Sie untersuchen. Die Kosten? Zwanzig, dreißig, vierzig Francs, ersetzt ja die Kasse. Ach, Sie sind Privatpatient? Ja, sofort, morgen, in drei Tagen. Keine Wartezeit. Dreihundert Francs, fünfhundert. In bar, bitte. Wohin? In die Klinik natürlich, eine Tür weiter. Natürlich empfängt er Sie selber, das ist ja etwas anderes...

Es gab auch einen, der seine Sekretärin angewiesen hatte, sie solle sagen, sie wisse die Höhe des Honorars nicht, er werde selber kassieren. Ein anderer schickte den angeblichen Patienten, dem es eilig war, zu seinem Sohn in eine andere Klinik. Und einer wurde am Ende sogar wütend und fand es richtig, an die Zeitung zu schreiben, um angeblich schlimme Verleumdungen richtigzustellen. Auf diese Weise erfuhr man, daß der Präsident der Ärztekammer, wie er selbst indirekt zugab, für seine öffentliche und private Tätigkeit insgesamt mindestens 60000 Francs monatlich kassiert. Als die Zeitung ihn dazu provozieren wollte, sein versteuertes Einkommen offenzulegen (das sie auf mehr als das Doppelte geschätzt hatte), nahm er klugerweise Abstand von einer Weiterverfolgung der Polemik.

Ein Patient, der sich sowohl als Kassen- wie auch als Privatpatient hatte untersuchen lassen, wurde befragt, worin der Unterschied lag. »Das ist sehr einfach«, erklärte er. »Zur Untersuchung als Kassenpatient kamen ein Assistenzarzt, drei Praktikanten und zwei Schwestern. Ich habe lange warten müssen, es war schmuddelig, und ich wurde schnell abgefertigt. Als Privatpatient bin ich ungefähr um die vereinbarte Zeit drangekommen, im Wartezimmer standen Blumen, der Arzt war mit mir allein und erkundigte sich nach meiner Familie.«

Die Privatsprechstunde verlängert sich zur Privatstation in der Klinik. Offiziell soll dadurch vermieden werden, daß fähige Ärzte, wenn sie ihre volle Zeit dem Krankenhaus zur Verfügung stellen, ihre Privatpatienten verlieren. Praktisch erhebt sich jedoch sehr rasch die Frage, ob das nicht schon wieder ein schlau ausgedachter Weg ist, gewisse Ärzte, und zwar durchaus gute Ärzte, die es abgelehnt hätten, ohne diese angenehme Entschädigung ihre volle Zeit im Krankenhaus zu verbringen, zu kaufen. Und so gibt es mit ein paar Metern Entfernung im selben Krankenhaus Patienten mit und solche ohne Telefon, Drei- bis Vier-Bett-Zimmer, die sehr oft vernachlässigt werden, und sorgfältig gepflegte Einzelzimmer.

Die jungen Ärzte nehmen das alles immer weniger hin. Es gibt noch nicht allzuviele Stationen, in denen man auf Privatsprechstunden verzichtet und grundsätzlich keine Privatpatienten aufnimmt, aber ihre Zahl wächst. Die große Zeit der Privatstation ist vorbei. Die Stunde ist gekommen, da diesem Skandal ein Ende gesetzt werden muß, dieser privaten Aneignung von Gütern, die der Allgemeinheit gehören, die von der Allgemeinheit bezahlt werden, aber nur wenigen zugute kommen.

Man pflegt gern dagegenzuhalten, es seien ja die Angehörigen und die Kranken selbst, die – wenn ihre Mittel es ihnen erlauben, aber zuweilen auch unter großen finanziellen Opfern – den Privatstatus für sich in Anspruch nehmen, weil sie glauben, daß sie dann besser behandelt, aufmerksamer gepflegt und gründlicher über den Verlauf ihrer Krankheit informiert würden. Oft stimmt das auch. Man pflegt auch zu sagen, daß Patienten, die auf diese Weise in den Händen des selbstgewählten Arztes oder Chirurgen bleiben, seltener in die Versuchung geraten, sich an private Kliniken zu wenden, die häufig nicht so gut ausgestattet und nicht so sicher sind wie die öffentlichen Krankenhäuser. Auch das ist zweifellos wahr. Dennoch ist das Argument zweischneidig. Denn wenn Behandlung, Pflege und Sorgfalt auf der Privatstation wirklich besser sind als auf der allgemeinen, dann wäre das nur der Beweis dafür, daß es durchaus möglich ist, die Lage im ganzen zu verbessern, anstatt ausgerechnet hier, angesichts der Krankheit, an einer Selektion nach der Einkommenshöhe festzuhalten und Menschen, die unter ein und derselben Krankheit leiden, nach erster und zweiter Klasse einzuteilen.

So kommt man vom Finanzierungsproblem sehr rasch zu einer viel allgemeineren Grundsatzdebatte: zum Problem der Verstaatlichung der Medizin. Ein Stichwort, bei dem die berufsmäßigen Verteidiger der Freiheit sofort großes Geschrei erheben, als würde ihnen bei lebendigem Leibe die Haut abgezogen: Sie berufen sich auf die freie Wahl des Arztes (die niemand bestreiten will) und beschwören sofort den Alptraum einer total verbeamteten, bürokratisierten, sozialisierten Medizin herauf, sie prophezeien das Ende der ärztlichen Freiheit (das heißt ihrer komfortablen persönlichen Situation) und das Ende ihres hohen Ordens, der sich durch eine unglaubliche Verschwendung an Ideen, Materialien und Geldern auszeichnet, ja sie reden vom Ende der Welt. Kurioserweise sind es zumeist dieselben, die sich mit dem gleichen Eifer im Namen der Unverletzlichkeit des Lebens allen Reformen und jeder Veränderung widersetzen und die keiner neuen Entwicklung Rechnung tragen wollen.

Meinungsumfragen ergeben in Frankreich regelmäßig eine klare Mehrheit zugunsten der Verstaatlichung. Kein Wunder, denn die

Benachteiligten sind in der Mehrheit, und sie sind zugleich auch diejenigen, die am meisten gewinnen würden – ohne daß übrigens die Bessergestellten dabei etwas verlieren müßten. Wäre es vielleicht besser, statt von Verstaatlichung lieber von einem »Öffentlichen Medizinischen Dienst« zu sprechen? Die Oberaufsicht über solch einen Öffentlichen Dienst sollte dann nicht einem Minister, sondern einer unabhängigen politischen Organisation anvertraut werden, zum Beispiel einer »Nationalen Gesundheitskommission«, in der außer den Ärzten, dem medizinischen und dem Pflegepersonal auch die Betroffenen selbst, also die Patienten vertreten sein müßten. Gewiß läge darin eine Gefahr, solange die Institution nicht wirklich öffentlich wäre: die Gefahr der Bildung eines neuen »Ordens« oder zumindest einer Körperschaft, die letztlich von den Ärzten beherrscht sein und zu engstirnigen Korpsgeist zurückkehren würde.

Wie auch immer, es ist an der Zeit, Organisationsformen zu entwickeln, die unserer Gesellschaft angemessener sind. Alle würden davon profitieren, die Ärzte und die Patienten. Die einzigen, die sich mit Sicherheit zu beklagen hätten, wären die teuren Spezialisten in den vornehmen Wohnvierteln, die in Mode sind und öffentliches Ansehen genießen – ein Ansehen, von dem man indessen auch sagen muß, daß es nicht immer bloß usurpiert, sondern oft ehrlich verdient ist.

Von der Anklage sind wir unmerklich zur Verteidigung übergegangen. Auch sie weiß gute Gründe ins Feld zu führen, und nachdem wir unerbittlich die Verfehlungen und Mängel der Ärzte angeprangert haben, wollen wir nun auch ihre Verdienste und Erfolge würdigen.

Gewiß sind die großen Chefärzte – Zielscheiben harter Kritik, aber zugleich umschmeichelt, beweihräuchert und hofiert, diese kleinen Könige in ihrem Hofstaat, Herrscher über ein Heer von Untertanen, die vor ihnen auf dem Bauch liegen – keine Leute, die man einfach beiseite lassen oder entmachten kann. Daß manchen von ihnen durch all diese Schmeicheleien der Kopf verdreht worden ist und sie von einer Art Trunkenheit ergriffen werden, wenn sie ihre

Macht ermessen, daß sie der Stolz übermannt, wenn sie sich für unfehlbar, in jeder Hinsicht kompetent und für die ausschließlichen Inhaber der Wahrheit halten, ist nicht weiter erstaunlich. Doch wie viele andere bleiben klug und bescheiden, bewahren sich das Gespür für das rechte Maß und können vor allem Menschlichkeit zeigen, obwohl sie ebensoviel Grund oder noch mehr hätten, den Kopf zu verlieren!

Man glaube nicht, es sei Vorsicht, was mich zu dieser Reverenz vor ihnen veranlaßt! Aber man muß doch ein für (fast) allemal zugeben, daß ihnen ihr Wissen und ihre Erfahrung, denen sie ihre Stellung verdanken, die ihnen Prestige und Autorität verleihen, nicht zufällig zuteil geworden sind; daß sie ihre Position, von seltenen Ausnahmefällen abgesehen, nicht durch Intrigen und Machenschaften erworben haben, sondern durch harte Arbeit, bei der sie Risiken auf sich genommen und an sich selber gezweifelt haben, mit einem Wort: bei der sie sich bewährt haben.

Man mag lachen über den Arzt, der am Krankenbett eines Kindes, als die Mutter ihn ängstlich fragt: »Darf ich ihm eine Birne geben, Herr Doktor?«, die arme Frau anfährt: »Ich habe gesagt, einen Apfel, Madame!« Oder auch über den, der feierlich verkündet: »Ich weiß nicht, was ein Schnupfen ist, Sie haben eine allergische Rhinitis.« Man mag sich wundern, was für ungeheure Dummheiten manche Ärzte von sich geben können, vor allem in der Politik – wie zum Beispiel jener entschlossene Anhänger der Regierungspolitik, der feierlich vor dem Angesicht der Nation sein uneingeschränktes und volles Einverständnis mit der Atomrüstung bekundete »in meiner Eigenschaft als Krebsforscher und weil ich Krebsforscher bin«. Man mag den Ärzten vorhalten, daß sie ihre Siege zu laut verkündet haben; so sind sie selber schuld, wenn man nun ihre Niederlagen nicht mehr akzeptiert. Es ist zu beklagen, daß sie sich herumstreiten, sich gegenseitig Knüppel zwischen die Beine werfen, sich auf die armseligsten Rivalitäten, die bedauerlichsten Konkurrenzkämpfe einlassen, durch die sie nur allzu oft selber blind werden. Sie können entnervend, hassenswert, dünkelhaft, hochfahrend, autoritär, gebieterisch und reaktionär, eigennützig oder komödiantisch sein: letzten Endes sind sie doch Menschen. Der einzige Vorwurf, über den man nicht hinwegsehen kann und der leider manchen von ihnen gemacht werden muß, glücklicherweise nur einigen wenigen, der unverzeihlichste Fehler eines Arztes, sein einziges Verbrechen besteht darin, den *Menschen* zu vergessen, ihn zu vernachlässigen oder zu verachten.

Das ist keine neue Erkenntnis: François Sarda erinnert in seinem Buch »Le droit de vivre et le droit de mourir« (Seuil 1975) an die folgenden Zeilen: »Die Medizin, hineingezogen in einen Strudel von Entdeckungen, ist wie betäubt. Berauscht von Analysen und Neuerungen, strebt sie nach einem Moment der Synthese. Ohne es sich einzugestehen, hat sie Angst, spürt die Gefahr, der sie vielleicht nicht widerstehen kann: daß sie den Menschen vergißt, der ihr Gegenstand ist, den Menschen in seiner Gesamtheit, ein Wesen mit einem Körper und mit Gefühlen.«

Besser kann man es nicht ausdrücken. Diese Zeilen wurden vor vierzig Jahren geschrieben. Sie sind ein Auszug aus der Antrittsvorlesung von Professor Leriche am Collège de France im Jahre 1937.

Zur Entlastung nicht nur der Chefärzte, auch aller anderen, muß gesagt werden, daß sie allmählich zugeben, nicht alles zu wissen und sich auch manchmal zu irren. Gewiß, der Priester führt immer noch die Gläubigen, die Demütigen und Vertrauensseligen, der Zauberer ist noch nicht entzaubert, und für viele ist es noch ein langer Weg bis zu den Gefilden der Bescheidenheit. Aber es werden immer mehr, die die engen Grenzen ihrer Wissenschaft wahrnehmen, ja sie bereitwillig zugeben. Vielleicht ist einer der Gründe für diesen Wandel darin zu suchen, daß die praktischen Ärzte und Hausärzte langsam verschwinden. Wo es sie noch gibt, sind sie oft nur die Weichensteller, die den Patienten ins Labor, zum Röntgenfacharzt, ins Krankenhaus oder zum Spezialisten überweisen.

Der Landarzt, der sämtliche Krankheiten unmittelbar angehen muß und nicht immer die Möglichkeit hat, seinen Patienten ins Krankenhaus bringen zu lassen oder ihn zum Facharzt zu überweisen, macht da eine Ausnahme. Aber in den Städten ist die Liste der Spezialisten, nach Fachgebieten geordnet, zehnmal so lang wie die der praktischen Ärzte, der Kranke wendet sich also in vielen Fällen direkt an den Facharzt, nachdem er sich gleichsam selbst eine Diagnose gestellt hat.

Ist diese Diagnose nun falsch, so besteht die große Gefahr, daß er in ein Räderwerk gerät, wo er bestenfalls Zeit verliert, vielleicht kostbare Zeit allerdings, bevor er auf das rechte Gleis gelangt. Im allgemeinen ist das dann nicht die Schuld der Ärzte, sondern hier tatsächlich einmal der Kranken selbst, auch die einer oft unverantwortlichen Popularisierung in einer gewissen pseudo-medizinischen Presse und schließlich die Schuld der Autoren allzuvieler medizinischer Nachschlagewerke. Die Verantwortlichkeit des Arztes beginnt da, wo er den Anfangsfehler auf sich nimmt, und wo er – immer geneigt, sein Fachgebiet zu bevorzugen – es versäumt, seine Annahmen zu überprüfen, Kollegen aus anderen Fachrichtungen zu befragen und seinen Patienten an sie zu überweisen, mit dem Risiko, ihn zu verlieren.

Zwei von den acht Geschichten aus dem letzten Kapitel beruhen auf dem expliziten Eingeständnis solcher Fehler, die durch mangelnde Kompetenz oder übertriebene Selbstsicherheit begangen wurden. In zwei weiteren Fällen rettet ein Arzt seinen Patienten, und zwei Beispielen von Brutalität und Habsucht stehen zwei menschlich vorbildliche Handlungsweisen gegenüber. Und endlich ist da auch ein Arzt, der offen zugibt, daß einige seiner Kollegen Geschäftemacher sind, daß keiner unfehlbar ist, daß es gute Ärzte gibt und andere. Er geht sogar so weit, einen »Guide Michelin« der Medizin auf den Plan zu rufen, mit Skalpell und Spritze anstelle von Gabel und Sternen!

Warum auch nicht? Warum riskiert man Prozesse und Verfolgungen, wenn man auf diesem so wesentlichen Gebiet die Öffentlichkeit informiert? Man unterrichtet sie ja auch über Hotels, Restaurants, Geschäfte, Preise, Qualitäten und Spezialitäten, über Produkte und Waren; es gab auch schon Universitätsführer mit Anmerkungen und verschlüsselten Bewertungen des Lehrkörpers; und es werden ja auch Schauspieler, Sportler, Städte und Politiker in Hit-Paraden, Leistungstabellen und Popularitätsindizes klassifiziert. Ist es wieder das religiöse Element, das ein solches Sakrileg verbietet? Wenn die Ärzte Menschen sind wie alle anderen, wenn sie einen Beruf ausüben wie jeder andere, dann sollen sie es auch akzeptieren, daß man sie kritisiert wie alle anderen. Das würde diejenigen ermuntern, die Ermunterung brauchen, es würde diejenigen belohnen, die es verdienen, und es würde einige wenige ruinieren, zum größten moralischen und materiellen Nutzen des gesamten Berufsstandes.

Aber ist denn der Arztberuf, wie hier behauptet worden ist, wirklich »ein Beruf wie jeder andere«? Nach reiflicher Überlegung: nein, nicht ganz. Sein Gegenstand ist unser Körper, sein Erzeugnis ist unsere Gesundheit, sein Zweck ist unser Leben, sein Versagen ist unser Tod. Nichts geringeres. Bei solchen Einsätzen wird vom Arzt Rechenschaft über die geringsten Schwächen gefordert, sie werden ihm mehr als jedem anderen vorgehalten. Im Unterschied zu den meisten Berufen ist es bei diesem empfehlenswert, ehe man ihn ergreift, sehr gründlich nachzudenken, und bevor man ihn auszuüben beginnt, in aller Bescheidenheit die eigenen Fähigkeiten zu prüfen.

Ein Beruf wie jeder andere? Versuchen Sie einmal, einen Arzt zu finden, der noch bereit ist zu nächtlichen Hausbesuchen! Ein Beruf wie jeder andere? Warum ist dann niemand schockiert über die Steuerskandale und das Finanzgebaren eines Charles Aznavour oder Johnny Halliday? Weil man es für selbstverständlich hält, daß ein Schlagersänger viel Geld verdient, während man empört ist, wenn man von großen Ärzten hört, die wegen Steuerhinterziehung verurteilt worden sind: Man möchte sie gegen Geldgier und Lüge gefeit sehen. Und wenn es ein Beruf wie jeder andere wäre, hätte man dann nicht das Recht, zu manchen Ärzten zu sagen: Üben Sie doch einen anderen aus«?

Weiter im Plädoyer. Noch einmal die jungen Ärzte. Sie sind, so sagten wir, weniger anfällig für finanzielle Verlockungen und eher fasziniert von der Freiheit, die eine umfassende Reform bringen könnte – auch wenn natürlich bei weitem nicht alle von ihnen für Selbstlosigkeit und Dienst an der Allgemeinheit optiert haben. Doch was sie vor allem auszeichnet: Sie machen sich immer mehr Gedanken über die ärztliche Macht.

Genügt es, dem Patienten, der in die Sprechstunde kommt und die großen Fragen nach Krankheit und Leid, nach Leben und Tod anspricht, mit Aspirin, Penicillin oder Valium und mit einer Krankschreibung zu antworten? Gewiß erwartet er diese Antworten, doch er erwartet noch andere von weit größerer Tragweite.

Es wäre notwendig, ihm zu sagen, daß er länger schlafen, sich besser ernähren, weniger arbeiten soll, und das will er meistens nicht hören, weil es ihm nicht möglich ist. Es wäre notwendig, ihm zu erklären, daß seine Depression keine Nervenkrankheit ist, sondern eine Auflehnung gegen das Leben, das er führt, daß ein unruhiges Kind nicht beruhigende Klapse braucht, sondern die Liebe, die es verlangt und nicht bekommt; daß sich Bauch-, Hals- oder Kopfschmerzen nicht auf eine angegriffene Leber, auf Angina oder müde Augen schieben lassen, sondern Symptome eines viel tiefer liegenden, schwerer wiegenden Übels sind, das man weder durch Pillen noch durch Hustensaft oder durch eine stärkere Brille beheben kann und das auch nicht durch zuviel Alkohol, zuviel Kälte oder durch schlechtes Licht hervorgerufen worden ist. Selten haben Ärzte den Mut, ihren Patienten solche Wahrheiten zu sagen.

Kurzum, da es dem Arzt nicht möglich ist, in die Wirklichkeit des sozialen Lebens einzugreifen, die Lebensweise seines Patienten zu ändern, da er also die Bitte nicht erfüllen kann, mit der sein Patient eigentlich zu ihm gekommen ist und die ganz einfach lautet: »Herr Doktor, machen Sie mir mein Leben annehmbar«, stößt er rasch an seine Grenzen, an die Grenzen seiner ärztlichen Macht.

Gewiß, der beste Arzt ist immer derjenige, der nichts anderes ist als ein Arzt. Aber die ärztliche Kunst besteht nicht nur darin, ein krankes Organ zu behandeln, ein Fieber zu heilen, einen Mangel auszugleichen. Sie besteht darin, dem Menschen als Ganzem zu helfen, so daß er leben kann, denn ihr Hauptziel ist ja die Hinauszögerung des Todes. Sie muß von den Symptomen zu den Ursachen vordringen – und genau hier endet zumeist die ärztliche Macht.

Ein weiteres Problem, das die Ärzte selbst zu erkennen beginnen, ist ihre zunehmende Zahl, ihre exzessive Vermehrung. Man weiß seit langem, daß die Anzahl der Kranken in einer Gesellschaft mit der Anzahl der Ärzte steigt. Je mehr Ärzte, desto mehr Kranke. Professor Trémollières zitiert in seinem bereits erwähnten Buch seinen Kollegen Jean-Paul Escande, der mit Vorliebe Laurel und Hardy parodiert: »Mein Freund und ich haben bemerkt, daß da, wo der Käse ist, auch die Mäuse sind. – Ja, und mein Freund und ich, wir haben auch bemerkt, daß da, wo die Mäuse sind, auch der Käse ist.«

Seit einiger Zeit diskutiert man offen über die Verschwendung von Analysen, Röntgenaufnahmen, Medikamenten und teuren Apparaten, die in ihren Schränken verstauben, während andere zu häufig gebraucht werden und sich abnutzen. Man diskutiert über die Star-Allüren mancher »Halbgötter in Weiß«, die es sich verbitten, daß Wörter wie Kredit, Selbstkostenpreis, Unkosten und Steuern in ihrer Gegenwart ausgesprochen werden. Man redet öffentlich über die ganze Verschwendung und schlechte Verwaltung in den Kliniken, die zu phantastischen Tagessätzen führt und zu permanenten Doppelbelastungen, was dann immer wieder zu Entscheidungen zwingt, deren Kosten letztlich von den Patienten, den Schwestern und dem gesamten unterbezahlten und immer zu knappen Klinikpersonal getragen werden.

Dem alten Malthusianismus, dem Protektionismus, dem engstirnigen, nicht immer von eigensüchtigen Hintergedanken freien Korpsgeist ist jene rituell wiederholte Behauptung entsprungen, es gebe in unserer Gesellschaft genügend Ärzte, ja schon zu viele, nur seien sie regional und in den Fachrichtungen nicht gut verteilt. Diese egoistische und absurde Behauptung (die nichtsdestoweniger die offizielle Meinung des Ärzteverbandes darstellt), dieses alberne Dogma wird nun endlich einmal in Frage gestellt. Der Fortschritt vollzieht sich immer noch langsam, aber wenigstens die Bewußtwerdung geht etwas schneller voran.

So machen sich immer mehr Ärzte Gedanken über die Organisation, den Charakter und die Zielsetzung ihres Berufs. Manche sind schon bereit, sich selber in Frage zu stellen. Der Zeitpunkt einer zuweilen schmerzlichen, aber gewiß notwendigen Revision ist gekommen. Denn wenn sich die Ärzte darüber beklagen, daß sie anstelle der Verehrung, die ihnen früher entgegenschlug, heute oft Mißtrauen spüren, sollten sie sich zuerst an die eigene Nase fassen. Das ganze ist schließlich nicht unsere Schuld, nicht die Schuld von uns Kranken.

IV Die Kranken

Léon Schwartzenberg
Der Kranke ist in erster Linie ein Mensch

Manche Ärzte sind oft selbstgefällig, anmaßend, viel zu selbstsicher, das ist wahr. Sie verbreiten Furcht, Respekt, manchmal Bewunderung. Ihr Beruf ist beinahe eine Art magischer Ritus, sie berühren den kranken Körper, sie legen ihre Hände auf, die zu heiligen Händen werden. Im eigentlichen Sinn des Wortes *fühlen* sie sich schon nicht mehr, sie *sind* geheimnisumwittert und halten es nur allzuoft für angemessen, ihren weißen Kittel wie das Kleid eines Zauberers anzulegen.

Die Berufung. Wer von sich sagt, er fühle sich von den Kranken angezogen, ist kein guter Arzt. Warum für die Kranken mehr Gefühle haben als für andere Menschen? Krankheit ist abzulehnen, das kann man sagen, aber man muß die Kranken nicht lieben. Krankheit ist abzulehnen wie Armut. Arzt muß man sein, damit es keine Kranken mehr gibt, wie man Sozialist ist, damit es keine Armut mehr gibt. Die guten Krankenschwestern sind diejenigen, die die gesunden Menschen lieben und in dem Menschen, der im Krankenbett liegt, den Gesunden, der er werden wird. Die schlechten sind die, die die Kranken lieben, die sie bemuttern und hartnäckig wie reduzierte Wesen behandeln, abhängig und mehr oder weniger mit ihrer Situation zufrieden.

Jeder Kranke ist an sich ein Problem; aber er ist nur einer von vielen. Er selbst muß mithelfen, ein Problem zu lösen, dessen Lösung einem anderen Kranken vielleicht nützen kann. In einem modernen Krankenhaus, wo Schwerkranke, wo Patienten mit sehr ernsten, immer noch unheilbaren Krankheiten behandelt werden, sind sich die Patienten gegenseitig nützlich; sie geben Anlaß zu Forschung und therapeutischen Versuchen. Vielleicht sind es die einzigen menschlichen Wesen, die tatsächlich zu einer Gemeinschaft gehören, die fast kommunistisch zu nennen wäre.

Der Kranke wird »in Pflege genommen«. Dies darf aber nicht priesterlich oder väterlich vor sich gehen, der Arzt ist weder Vater noch Priester. Er muß sich bemühen, daß der Kranke von seinen Kenntnissen profitiert; da diese theoretischen und praktischen Kenntnisse aber in den Händen eines Menschen liegen, muß er auch ein Mensch sein. Das ist gar nicht so schwer: Es genügt, sich vor Augen zu halten, daß man es mit einem Menschen zu tun hat – was manche bisweilen vergessen, die meinen, sie hätten lediglich einen Körper vor sich, und sich darauf beschränken, das »Technische« zu erledigen.

Es gibt nun allerdings auch Kranke, die »simulieren«. Auch sie sind nur Menschen, und Menschen können gut und böse sein. Für einige ist die Krankheit das Abenteuer ihres Lebens, sie verleiht ihnen plötzlich eine Bedeutung, mit der sie nicht mehr gerechnet haben, und zur gleichen Zeit ein unerschöpfliches Gesprächsthema. Sie spielen eine Rolle, sie rächen sich für ihre Anonymität, für den grauen Alltag, für die Mittelmäßigkeit. Man kann Müttern begegnen, die ein todgeweihtes Kind haben und ihr schreckliches Unglück wie ein Ruhmeszeichen auf der Stirn tragen. Solche Metamorphosen löst das Drama jedoch nur bei manchen aus. Die meisten hassen Leiden, Krankheit und Unglück, und das mit Recht.

Nur Versuchstiere?

Oft wird der Arzt gefragt, ob Krebsbehandlung gefährlich sei. Viele Kranke richten sich nach dem Gerede von anderen und erzählen bereitwillig weiter, die Behandlung sei schlimmer als die Krankheit selbst. Ein Mann oder eine Frau kommen mit einem kleinen Knoten, der nicht einmal weh tut, mit einer kleinen Blutung, die nicht sonderlich stört, oder mit ein wenig Müdigkeit ins Krankenhaus. Ein oder zwei Tage vergehen, und die Ärzte haben Kranke aus ihnen gemacht, Schwache und Leidende, die sich kaum aufrechthalten können und sich erbrechen. Manchmal kommen sie gar zurück, und ein Arm oder ein Bein wurde ihnen amputiert, eine Brust wurde entfernt oder ein Stück Wange, ein Auge ist für immer geschlossen, das vorher ganz gesund aussah. Die möglichen Verstümmelungen sind anscheinend unendlich. Also ziehen es manche Patienten vor, zu Hause zu bleiben, in sicherer Entfernung vom Arzt, und lassen Mutter Natur ungestört ihr Todeswerk vollenden.

In bestimmten Fällen kann die Therapie den Patienten töten, das stimmt. Eine falsch angewandte Pharmakotherapie etwa kann die natürlichen Abwehrkräfte senken und Infektionen aller Art zulassen, Blutvergiftung oder Meningitis, die den Patienten tötet, bevor der Krebs sein Werk vollendet hat. Es stimmt auch, daß der Arzt den Tod des Patienten verschulden kann. So haben manche junge Frauen heute Unterleibskrebs, weil ihre Mütter vor zwanzig Jahren bei einer problematischen Schwangerschaft mit weiblichen Hormonen behandelt worden sind. Die Krankheit – aus diesem Grund als »iatrogen« bezeichnet – wurde, natürlich unabsichtlich, vom Arzt verursacht, der die möglichen Konsequenzen seines Rezepts vor zwanzig Jahren nicht kannte.

Solcherlei Flüchtigkeitsfehler lassen eine weitere häufige Klage aufkommen: Ist es wahr, daß die Patienten Versuchstiere sind? Zwei Frauen haben Brustkrebs. Die eine wird an den Chirurgen überwiesen, eine Brust wird entfernt; die andere hat einen vorsichtigen Chirurgen, sie kommt zur Röntgentherapie. Der Tumor geht zurück, die Brust und die Stellen, an denen die Lymphknoten sitzen, werden bestrahlt.

Zwei Männer sind wegen Hodenkrebs operiert. Der eine bekommt keine weitere Behandlung; der andere muß jeden Monat fünf Tage lang Infusionen über sich ergehen lassen.

Zwei Patienten haben generalisierten Krebs und Metastasen. Beide werden einer Pharmakotherapie unterzogen, aber die Medikamente sind jeweils verschieden zusammengesetzt.

Warum zwei verschiedene Maße und Gewichte? Hängt alles vom einzelnen Arzt ab, manchmal in ein und demselben Krankenhaus? Es muß klar ausgesprochen werden: Die Krebsforschung ist oft noch im Stadium klinischer Versuche, also auf einer experimentellen Stufe. Und da sind die Kranken allerdings Versuchstiere. Bis die richtige Lösung gefunden ist, müssen die Ärzte forschen, verschiedene Behandlungsmethoden ausprobieren, die therapeutischen Kombinationen variieren, möglichst viele Daten sammeln, um sie auswerten und vergleichen zu können. Welchen anderen Weg sollten sie sonst verfolgen? Welche andere Möglichkeit gibt es, als sich gewissermaßen auf den Zufall zu verlassen?

Der Zufall! Wir müssen es einfach zugeben, manchmal »hasardieren« wir, und wir gebrauchen dieses Wort in einem ganz bestimmten Zusammenhang. Ein neues Mittel oder eine neue Therapie ist aufgekommen, es ist noch unbekannt, ob und wie sie wirken. Die grundlegenden Vorsichtsmaßnahmen werden getroffen, um sicher zu gehen, daß sie nicht schädlich sind, dann wird ein Versuch gemacht. Und nun entscheidet der Zufall. Die Patienten werden nach dem Ausloseverfahren in zwei Gruppen eingeteilt. Bei der einen Gruppe wird die neue Methode angewandt, bei der anderen nicht.

Das ist in moralischer Hinsicht durchaus zulässig: Falls die neuen Mittel wirksam sein sollten, wäre es ungerecht, sie allen vorzuenthalten, und falls sie sich als unwirksam herausstellen sollten, wäre es ebenso ungerecht, sie allen zu geben. Es ist besser, den Zufall spielen zu lassen, als nach Temperament, Neigung und Gefühl des Arztes auszuwählen. Bedauerlicherweise wird in Frankreich meist »hasardiert«, ohne daß der Patient es weiß. In den Vereinigten Staaten werden die Patienten vorher um ihre Zustimmung gebeten.

Wie gesagt, wenn es in der heutigen Welt eine Gemeinschaft gibt, die an das kommunistische Ideal erinnert, nach dem alle Individuen einander gleichermaßen nützen, unabhängig von ihrem intellektuellen oder sozialen Niveau, dann ist es die Gemeinschaft der Krebskranken. Hier ist alles, was mit dem einen geschieht, möglicherweise auch nützlich für den anderen; die einen sterben, aber was mit ihnen versucht worden ist, kann nützlich sein für die, die noch leben. Einige Patienten haben das begriffen. Ein Vater, dessen Kind an akuter Leukämie starb, brachte trotz seines Schmerzes die Kraft auf, dem Arzt zu sagen: »Wenn Sie glauben, Doktor, daß eine Autopsie für Ihre Forschung nützlich sein könnte...« Eine Mutter rief einige Stunden nach dem Tod ihrer Tochter, die sie monatelang Tag und Nacht gepflegt hatte, den Arzt an: »Ich habe vergessen zu sagen, Herr Doktor, daß Sie mit dem Körper machen können, was Sie wollen, wenn das anderen Kindern helfen kann, die noch leben.«

Der Mensch ist gar nicht so unfähig zu wirklicher Uneigennützigkeit, wie manche glauben. Man muß ihm nur Gelegenheit geben, es anders zu beweisen als durch Geld oder Waren und ihm die Möglichkeit bieten, sich zu übertreffen.

Die Einsamkeit

Der Kranke, vor allem der Schwerkranke, ist das einsamste Wesen der Welt. Opfer einer noch unbekannten Krankheit, Objekt geheimnisvoller Behandlung, die in fremden Händen liegt, getrennt von Familie und Gesellschaft, den Ärzten ausgeliefert, die die Fäden seines Geschickes in Händen halten, ist er so allein wie sonst niemals in seinem Leben, tief im Innern den bedrückenden Gedanken an den möglichen nahen Tod.

Es kommt vor, daß sich die Ärzte und selbst die Krankenschwestern von ihm fernhalten. Die Schwestern seltener, sie sind die letzte Bastion der Menschlichkeit und des Mitgefühls in den modernen Kliniken, deren hochkomplizierte Technik uns alle in Atem hält. Vielleicht kommt diese unwillkürliche Abwehr, diese Gefühlskälte gegenüber dem Patienten, der Hilfe verlangt, zwangsläufig aus dem kollektiven Unterbewußtsein einer Gattung, die einen so hohen Entwicklungsstand erreicht, die über so viele Zeitalter hinweg so viele Gefahren überlebt hat, stets in der Spannung zwischen dem Willen zum Leben und der Angst vor dem Tod.

Es gibt in der Tat, warum sollte man es leugnen, eine Abneigung gegen den Sterbenden, ein dumpfes Gefühl von Verlegenheit. Man möchte gern weitergehen und wegsehen, um dem Tod auszuweichen, der einen begleitet. Manchmal ignorieren die Ärzte den Tod und spielen mit dem verzweifelten Kranken eine lächerliche, beinahe grausame Komödie. Es sind Sätze zu hören wie »Wir müssen alle eines Tages sterben«, »Einmal muß man halt sterben, nicht wahr?« Eine junge Schwester fängt an zu weinen, als die Patientin Toilette macht: »Sie sind doch noch so jung!« Andere, die sich für bessere Psychologen halten, sagen: »Ich muß Sie bewundern, Madame. Ich frage mich, was ich an Ihrer Stelle tun würde.«

Eine Patientin erklärte eines Tages: »Als ich erfuhr, daß ich Krebs habe, hatte ich das Gefühl, eine Grenze zu überschreiten. Sie stehen auf der einen Seite und ich auf der anderen.«

Und eine andere: »Wenn uns die Ärzte und Schwestern doch nur als Individuen betrachten wollten, und nicht als die Lunge von Nr. 22, den Magen am Ende des Ganges oder die Leukämie auf Nr. 4...«

Oder: »Ich will nicht über meine Krankheit sprechen, das stößt die Leute ab und entfernt sie von mir. Traurigkeit ist Gift. Selbst die, die sich freundschaftlich um mich sorgen und Anteil nehmen, mögen es nicht, es macht sie krank.«

Man muß sich die Zeit nehmen, dem Kranken zuzuhören. Wollte man die zwei wichtigsten menschlichen Eigenschaften angeben, die von einem Arzt erwartet werden, müßte man zweifellos in erster Linie die Geduld nennen und die Verfügbarkeit, wobei die letztere mit der ersteren zusammenhängt. Es ist für einen Arzt wesentlich, sich auf jemanden einlassen zu können – nicht zu sehr allerdings. Oft fragen sich die Patienten, ob die professionelle Schranke überhaupt aufgehoben werden kann und es dem Arzt gelingt, sich normal zu unterhalten. Sie warten immer auf die Visite – könnte sie doch wenigstens zwei bis drei Minuten dauern!

Leider haben Energie, Mut und Entschlossenheit eines Menschen kaum einen Einfluß auf sein Ende. Es gibt Kranke, die den größten Mut aufbringen und den schönsten Lebenswillen, die ohne zu protestieren oder zu klagen alle Gebrechen auf sich nehmen, jede Operation, die Ermüdung nach Bestrahlungen, die Übelkeit durch die Medikamente, Patienten, die durch Haltung und Worte etwas zum Ausdruck bringen, was man wahrhaftig Heroismus nennen kann. Und in dem Augenblick, wo sie so handeln und sprechen, verkünden die Ergebnisse der Mikroskop-Untersuchung und die Röntgenbilder ihre andere, ihre wahre Geschichte, das Urteil ohne Widerruf. Der Tumor ist nicht mehr unter Kontrolle, er hat bereits metastasiert, hat sich gefräßig in Knochen, Lungen, Leber und Gehirn eingenistet, er wächst schnell, ganz gegen den Willen, die Gefühle, den Ehrgeiz oder die Hoffnungen der Person, die er gerade zerstört. Energische Patienten mit einem so festen Charakter könnten jedes Schicksal meistern, nur eben nicht das einer unheilbaren Krankheit. Daneben gibt es andere, die fast schon verblödet sind, die nichts mehr vom Leben verlangen und auch fast nichts mehr von ihm zu erwarten haben, freudlose Egoisten, unfähig zur Auflehnung gegen die Krankheit – und nach einem banalen Eingriff sind sie von ihrem Krebs geheilt.

Auch das ist eine der großen Ungerechtigkeiten beim Krebs. Er kennt weder Regel noch Ziel noch Methode. Er sucht sich seine Opfer nach dem Zufallsprinzip, ohne Ansehen von Rasse, Religion, Reichtum, Macht, Intelligenz, Freundlichkeit, Schönheit oder Jugend, ohne jeden Respekt vor all den Wertungen, die in der Welt der Menschen eine so große Rolle spielen.

Mut genügt also nicht, um den Krebs aufzuhalten. Muß hier nun Resignation gepredigt werden? Es ist die Größe des Menschen, daß er kämpfen kann, um sein Leben kämpfen, bis zuletzt, auch in Einsamkeit, um dann schließlich, wenn es gar nicht mehr geht, einzuschlafen.

Die Scharlatane

Es kommt der Moment, in dem ein Krebs sich verschlimmert. Oder der Patient gesund werden kann. Oder es ihm besser geht, er aber einen Rückfall erleiden wird. Oder er sterben muß. Diesen entscheidenden Moment kennen die Patienten im allgemeinen nicht, da sie nicht wissen, was ihnen fehlt. Die Familie aber weiß es. Einer geht zum Arzt: »Nun, Doktor?« Die Antwort lautet dann meistens: »Da kann man nichts mehr machen.«

Nun klopft die Familie in ihrer Verzweiflung an alle Türen. Verhängnisvollerweise finden sich immer Leute, die jemanden kennen oder ein Mittel wissen. Es gibt immer einen wohlmeinenden Nachbarn, der meint, er hätte da »ein Mittel aus der Schweiz« oder anderswoher. Im letzten Monat war es ein mexikanischer Pilz. Der Arzt muß nun versuchen, verständnisvoll zu sein. Manche Ärzte sagen ohne weiteres: »Ein mexikanischer Pilz! Aber sind Sie denn vollkommen verrückt!« Der Patient, der seine Krankheit kennt, sagt dann mit Recht von ihm: »Er ist nicht nur außerstande, mich zu heilen, er beleidigt mich auch noch!«

Oder der Patient nimmt für bare Münze, was der Arzt ihm vorlügt und sagt sich: »Ich habe keinen Krebs und liege doch im Sterben. Der Arzt spinnt.« Oder er entdeckt die Wahrheit und verliert ebenfalls das Vertrauen. In beiden Fällen ist er versucht, sich an jemand anderen zu wenden, ganz gleich an wen, solange der ihm nur Heilung verspricht.

Dies ist der Augenblick, in dem der Patient und seine Angehörigen zugänglich werden für Therapeuten, die sich der Hexerei verschrieben haben. Es hat sie schon immer gegeben, die Wunderdoktoren, Magier, Astrologen und Alchimisten, in jeder Hautfarbe, jeder Rasse und jeder Glaubensrichtung. Manche sind überzeugt von ihren Kräften und glauben an den Nutzen ihrer Tätigkeit, es sind Illusionisten guten Glaubens; andere sind glatte Betrüger kleineren oder größeren Ausmaßes. Magie und Zauberei, die auf Kosten des Krebskranken gehen, sind eine besonders schädliche Form der Scharlatanerie, denn sie treiben ihr Spiel mit Sterbenden. Die übelste Gaunerei ist die mit der Hoffnung. Außerdem ziehen diese Praktiken den Patienten bisweilen von einer Behandlung ab, die ihm Erleichterung verschaffen oder ihn eventuell sogar heilen könnte.

Das Paradoxe des Scharlatans, das allein genug wäre, um ihn endgültig lächerlich zu machen, wird aus der Beschreibung seiner Krebs-»Heilungen« deutlich: Stets wird die Schulmedizin mit ihren aggressiven und starken Mitteln als unfähig verdammt, und doch werden die Patienten stets nach den Diagnosen eben dieser Schulmedizin eingeschätzt. Warum täuscht sie sich immer in Therapie und Prognose und nie in der Diagnose? Vielleicht muß man nichts darauf geben, vielleicht aber...

Der Ruf nach dem Scharlatan ist schrecklich verbreitet, auch in unserer sogenannten aufgeklärten Gesellschaft. Kein Land, zivilisiert oder nicht, keine größere oder kleinere Stadt, in der die Scharlatane nicht ihr Unwesen treiben. Sie verschreiben keine Medikamente und entziehen sich so dem Zugriff der Gesetze, sie beschränken sich darauf, Tränkchen, Diäten oder gar Mittel aus der Veterinärmedizin zu verschreiben, und das Ganze wird dann mit einem gelehrten Wort verpackt: »Kreatin« in den Vereinigten Staaten, »Peroxydase« in Frankreich zum Beispiel. In vielen Gesellschaften, so auch der französischen des Jahres 1977, dürfen sie weiterhin ausüben, was arme irregeleitete Leute ihre Begabung nennen, solange sie sich nicht direkt eines Mordes schuldig machen. Indirekt sind sie sehr oft für einen Tod verantwortlich. Der betrogene Kranke und seine Familie entschließen sich nur selten dazu, den Scharlatan anzuzeigen, sie sind gewöhnlich davon überzeugt, daß der »Doktor« (manchmal hat er tatsächlich ein medizinisches Examen) sein Bestes getan hat, um ihnen zu helfen.

Die höchsten medizinischen Instanzen, etwa die Ärztekammer, und die höchsten politischen Autoritäten, das Gesundheits- und das Justizministerium (die manche von diesen Wucherern sehr genau kennen), begnügen sich unterdessen damit, die Augen zu schließen und so zu tun, als merkten sie nichts. Seien wir froh, wenn die Minister wenigstens nicht selbst ihre Hilfe erbitten und ihnen keiner auch noch ein Diplom ausstellt.

Psychologie

Manche sagen, es müsse Psychologen in den Kliniken geben, namentlich auf den Stationen für unheilbar Kranke. Andere schlagen auch Kurse in Psychologie vor. Für wen, für die Ärzte? Wer ein Medizinstudium hinter sich hat, mit unheilbar Kranken zu tun hat und nicht von allein den richtigen Ton, den menschlichen Kontakt mit seinem Patienten findet, der wird ihn nie finden. Er wird ihn auch nicht in Kursen lernen. Ein Arzt mit vielen Titeln, ein erfahrener Chirurg, ein hochangesehener Röntgenologe können in menschlicher Hinsicht das sein, was man gewöhnlich einen Holzklotz nennt... Eine Krankenschwester, ein Medizinstudent, eine Pflegerin oder auch eine Putzfrau finden vielleicht ohne weiteres Kontakt und geben dem Patienten das Gefühl, es mit einem menschlichen Wesen zu tun zu haben und nicht mit einem Roboter. Psychologische Geschicklichkeit lernt man nicht in Lehrkursen, aus Büchern oder an der Universität: Man bringt sie mit. Es kann einer sehr gebildet sein und dabei doch ein Idiot bleiben, ein hervorragender Techniker und dabei völlig unmenschlich. Mit der Psychologie ist es wie mit der Intelligenz oder mit der Schönheit: Man hat sie, oder man hat sie nicht.

Man müsse dann eben eine Auswahl treffen, wird gesagt. Wer soll sie vornehmen? Die Kranken treffen die Auswahl selbst. Es sind immer dieselben Schwestern, dieselben Pfleger, dieselben Ärzte, nach denen die Patienten verlangen. Daran werden die Psychiater und Berufspsychologen nichts ändern.

Im übrigen sind auch ihre noch so gelehrten Vorträge nicht sehr überzeugend: Ranucci, ein junger Mörder von 20 Jahren, 1976 zum Tode verurteilt und hingerichtet, war nach etlichen Untersuchungen von Sachverständigen für völlig normal erklärt worden. Ein Psychiater, der ein Individuum für »normal« hält, das fähig ist, einen kleinen Buben mit dem Messer zu erstechen und zuletzt noch mit Steinen zu erschlagen, weckt Zweifel an seiner eigenen Normalität.

Oft besucht der diensthabende Psychologe die Patienten und spricht in sanftem Ton an der Grenze des Hörbaren, wie um sich für den Geist zu entschuldigen, der mächtig hervorbrechen will. Danach legt er den Ärzten sein »psychologisches Gutachten« vor, ähnlich einem Polizeibericht, einem psychologischen Personalausweis: labiles Verhalten, durchschnittliche geistige Fähigkeiten, leichte Angstgefühle und Unruhe, bemerkbar vor allem im Profil, begrenzte Vertrauensfähigkeit, besondere Kennzeichen: keine. Manchmal erzählt er dem diensthabenden Arzt von Klagen dieses oder jenes Patienten über diese oder jene Krankenschwester – ohne mit ihr selber geredet zu haben. Er benimmt sich wie ein Revierpolizist.

Solche Experten für zwischenmenschliche Kontakte, die man »Psychologen« nennt, werden bald den Experten fürs Sterben, den sogenannten »Thanatologen« begegnen und jenen Experten für »human relations«, die man, um Moralisten wie La Rochefoucauld oder Immanuel Kant nicht zu beleidigen, am liebsten »Moralogen« nennen möchte. Wenn der Arzt, die Krankenschwester, der Pfleger nicht menschlich zu fühlen vermögen, sind sie bloße Roboter der Medizin. Wenn ein Maler, Musiker, Bildhauer nicht menschlich zu fühlen vermag, ist ja auch er nur ein Roboter der Kunst. Und wenn

Politiker nicht menschlich zu fühlen vermögen..., aber die sich dessen rühmen, wissen es selber, sie haben auch schon ein Wort erfunden, das zu ihnen paßt: Technokraten...

Das rechte Wort zur rechten Zeit kann man nicht lernen. Wann beschert man uns den »Konversationskurs für Sterbende«, die »Verhaltenstherapie für Schwerkranke«, die »Lebenshilfe für Unheilbare«? Es wird nicht mehr lange dauern, die Experten sind schon im Anzug. Eine Geste, ein Wort, ein Lächeln – ist es erlernbar, jemandem zuzulächeln?

Das Krankenhaus

Über die Gesundheitsfabrik Krankenhaus wäre viel zu sagen. Ein Buch würde nicht ausreichen, und das vorliegende Buch hat ein anderes Thema. Wie begnügen uns daher mit einigen Anmerkungen.

Das Krankenhaus hat seinen Namen behalten, während es seine Funktion geändert und erweitert hat: Aus dem Spital vergangener Tage ist ein Haus der ärztlichen Behandlung geworden. Einst für die Armen und Siechen geschaffen, beherbergt es heute die Schwerkranken unserer Gesellschaft.

Die manchmal phantastischen Tagessätze sind keineswegs immer gerechtfertigt und erklären sich hauptsächlich aus Fehlern, Unzulänglichkeiten und einer falschen Verwaltungsorganisation. Das alles wäre noch nicht so schlimm, wenn es nicht manchmal ernste Folgen für die psychische und moralische Entwicklung der Patienten hätte. Vor allem ist ihnen meistens nicht klar, daß sie für das Krankenhaus *Kunden* sind. Bei nahezu allen deckt die Krankenversicherung das Tagegeld sowie die Kosten der Untersuchungen, Behandlungen und Operationen. Folglich haben die Patienten nicht das Gefühl, daß sie viel bezahlen und dafür auch etwas verlangen können, also daß sie Rechte haben, sondern verhalten sich meist wie Fürsorgeempfänger. Sie trauen sich nicht zu fragen, sich zu beschweren oder etwas zu verlangen und nehmen es oft sogar hin, wie kleine Kinder behandelt zu werden oder wie Gegenstände. Dabei sind sie zahlende Kunden: Sie zahlen mit ihren Beiträgen, mit ihrer

Arbeit, mit ihren Steuern. Sie haben also Rechte, nehmen sie nur nicht wahr.

Der Patient hat zum Beispiel das Recht, das Krankenhaus zu verlassen und seine Familie zu besuchen, wenn es sein Zustand erlaubt. Die ewige Frage: »Wann komme ich raus?« ist die eines Kindes, das im Klassenzimmer sitzt und den Finger hebt oder seufzend auf die Pause wartet. Wenn Festtage bevorstehen, wird sie besonders dringend gestellt, das ist ganz natürlich. Doch gerade zu diesen Zeiten, zu Weihnachten, Neujahr, Ostern, Pfingsten, verweigert man ihnen am hartnäckigsten die Erlaubnis, zwei oder drei Tage mit ihren Lieben daheim zu verbringen, ein paar Augenblicke der Entspannung zu genießen, die gerade für unheilbar Kranke so wertvoll und vielleicht ihre letzten schönen Augenblicke sind.

Man spricht viel und schon lange von der »Humanisierung des Krankenhauses«. In der Praxis beschränken sich die entsprechenden Maßnahmen darauf, die großen Gemeinschaftssäle so schnell wie möglich abzuschaffen, und das geht ziemlich langsam voran. Humanisierung der Krankenhäuser hieße indessen Einzelzimmer für alle Patienten, also Abschaffung auch der Zwei- und Dreibettzimmer, besonders in Krebszentren. Es hieße Bibliotheken auf jeder Station, gemeinsame Speisesäle und Gemeinschaftsräume, wo die Patienten sich unterhalten und fernsehen können.

Statt dessen werden großartige Klinikkomplexe gebaut, in denen zwei Drittel der Patienten noch immer zu mehreren in einem Zimmer liegen sollen. Warum?

Psychologen, Soziologen und Verwaltungsfachleute unterscheiden übereinstimmend zwei Kategorien von Patienten: Die einen können allein sein, da ihr Innenleben und ihre Erziehung sie dazu befähigt, das Alleinsein zu ertragen. Die anderen sind zahlreicher; aufgrund ihrer sozialen Herkunft und ihres geringeren Selbstwertgefühls brauchen sie Gesellschaft. Drei gilt als die beste Zahl. Zwei ist schlecht, denn zwischen Zweien könnte es Spannungen geben. Bei Dreien bildet der Dritte angeblich den Ausgleich. Wenn sich nun aber, ihr gelehrten Erforscher des menschlichen Verhaltens, zwei gegen den Dritten zusammentun und ihn isolieren? Warum nicht jedem Patienten, ohne Klassenunterschiede, die Wahl selbst überlassen, ob er allein sein will oder nicht?

Eine so oberflächliche Sicht der menschlichen Beziehungen, solche aus psychologisch verbrämten Stichproben und sturen Prozentrechnungen abgeleiteten Prinzipien, solche Pläne von Technokraten des Krankenhausbaus, Erlasse von Verwaltungsfachleuten, von Experten für Zahlen und vollgeschriebenes Papier – warum legt man sie nicht zuerst einmal denen vor, die unmittelbar mit den Patienten zu tun haben? Es ist richtig, daß diejenigen, denen es noch relativ gut geht, die noch keine starken Schmerzen haben und noch nicht müde geworden sind durch ihre Krankheit, meistens lieber mit anderen Patienten zusammen sind. Doch Krankenhäuser, vor allem Krebszentren, werden nicht für Gesunde gebaut, sondern für wirklich Kranke. Wer nur leicht erkrankt ist, kann ambulant behandelt werden, in Tageskliniken, die man abends verläßt. Sonst ist die ganze Organisation falsch – ein Krankenhaus ist kein Hotel wie früher das Armenspital. Ein Schwerkranker mit Schmerzen oder mit Atembeschwerden hat jedoch stets das Bedürfnis, allein zu sein.

Haben die Herren Verantwortungsträger des öffentlichen Krankenhauswesens auch nur ein einziges Mal über das Los des Schwerkranken nachgedacht? Er wird in einem Zimmer mit einem oder mehreren Betten untergebracht, je nachdem, ob es ihm sehr schlecht oder weniger schlecht geht oder ob er sich auf dem Weg der Heilung befindet. Man stelle sich nur für einen kurzen Moment vor, was es für einen Patienten und seine Leidensgenossen bedeutet, wenn sich sein Zustand verschlimmert und er von einem Zimmer mit drei Betten in ein Einzelzimmer verlegt wird. Ihr Soziologen und Erforscher zwischenmenschlicher Beziehungen, wenn Ihr nur ab und zu dem Leben des einzelnen Menschen ein klein wenig Aufmerksamkeit schenken wolltet!

Pierre Viansson-Ponté
Wir, die »Patienten«

Wenn sie von uns sprechen, sagen die Ärzte: »meine Patienten«. Und in der Tat, wir *gehören* ihnen – und zwar so sehr, daß wir viel Mut aufbringen müssen, um eventuell »unseren« Arzt zu wechseln. Manchmal entschlüpft einem von ihnen, ohne böse Absicht freilich, die Bezeichnung »Klient«, also »Kunde«. Häufiger werden wir nach unserer Krankheit benannt, allerdings meistens nur, wenn wir nicht anwesend sind: »Ich habe gerade einen Diabetiker, einen Tuberkulösen... dem geht es nicht gut.« Am Ende werden wir schlicht durch das kranke Organ ersetzt: »Auf meiner Station liegt eine Niere...« oder gar: »Gestern abend habe ich einen schönen Tumor gehabt...« Man kann auch bei einem angesehenen Chirurgen zum Essen eingeladen sein und einen ausgezeichneten Wein trinken, zu dem der Hausvorstand seinen Gästen freudig erklärt: »Das da ist meine letzte Blase.«

Keiner dieser Ausdrücke ist völlig harmlos, keiner ist wirklich befriedigend. »Kunde«: das klingt, als wäre die Medizin ein Geschäft, und auf ihre Weise ist sie das auch, aber man muß es nicht sagen. Die Krankheit oder das Organ zu nennen, kann unklug sein, wenn der Betroffene nicht Bescheid wissen soll; und warum soll man ihn unentwegt an sein Leiden erinnern? Er weiß ja selber nur allzu gut, was ihn schmerzt. Im Krankenhaus einfach von »Nummer 23« oder vom »Schenkelhals auf 32« zu sprechen, ist demoralisierend. Also mußte man etwas anderes finden, einen Ausdruck, der weit genug ist, um alle Stufen und Formen von Gebrechen zu decken, und zugleich harmlos genug, um annehmbar zu sein und dabei optimistisch, tröstlich, emutigend zu klingen. So erfand man das Wort »Patient«.

Ein herrliches Wort, das alles sagt! Es kommt von lateinisch *patiens*, »geduldig erleidend«, und in der Tat haben wir sehr geduldig zu sein, unser Leiden dauert ja nur begrenzte Zeit, dann sind wir geheilt. Oder tot, aber jedenfalls ist es dann vorbei. Daß man uns »Patienten« nennt, heißt implizit auch, daß man mit unserer Geduld, mit unserer Ausdauer, mit unserer Anspruchslosigkeit rechnet – und sie zuweilen mißbraucht. Sich gedulden, sich mit Geduld wappnen, klaglos leiden – das alles steckt darin. Abwarten, sich zusammenreißen, sich gewöhnen, aushalten, hinnehmen – die Assoziationen sind endlos.

Und wir gedulden uns, manchmal schon lange bevor wir zu einem Arzt gehen. Weil wir Angst haben. Der Schmerz, den wir schon so lange erleiden, der dumme Knoten, die schlechte Verdauung oder die Schlaflosigkeit hindern uns ja schließlich nicht daran, zu leben; vielleicht leben wir nicht gut, aber immerhin, wir leben. Wozu Bescheid wissen, wozu sich ins Umfeld der Krankheit begeben und bald jede Autonomie, jede Freiheit verlieren? Auch wenn es noch so schlimm ist, es ist nicht tödlich, es wird sich schon von selbst geben. Einige Pillen, ein paar Tabletten, zufällig eingenommen, weil einem jemand davon erzählt oder weil man es irgendwo gelesen hat. In der Medizin, wie bei der Polizei, hat jeder seine kleinen Erfahrungen, hat jeder seine Meinung, jeder kann eine Geschichte erzählen; man weiß ja, was zu tun ist. Also warten wir ab.

Wir hätten uns aber doch lieber einem Arzt anvertrauen sollen, denn der Schmerz, die Müdigkeit und das Fieber wollen nicht abnehmen. Nun kommt die Stunde der Wahrheit. Wenn man es Stunde nennen kann. Denn zunächst heißt es warten auf den erbetenen Termin, im besten Fall ein paar Tage, oft sind es Wochen. Zutiefst deprimierte Kranke, am Rande des Selbstmords, bitten um einen Termin bei einem Arzt, oder die Angehörigen tun es für sie, und – das kommt tatsächlich vor – erhalten zur Antwort: in zwei Monaten! Das sei zu spät, der Fall sei dringend? Tut mir leid, nichts zu machen, Sie hätten ja früher kommen können. Versuchen Sie sich zu gedulden. Wenn Sie wirklich nicht warten können, gehen Sie halt in ein Krankenhaus.

Im Krankenhaus bekommen Sie erst einmal eine Ordnungsnummer, und man sagt Ihnen, Sie möchten sich bitte gedulden. Es gibt hier schließlich noch andere Patienten... Sie sehen doch, daß niemand Zeit hat. Jetzt sind Sie gerade erst drei Stunden da und beklagen sich schon! Nein, Sie kommen heute nicht mehr dran, kommen Sie morgen wieder. Nein, nicht morgen, da ist keine Sprechstunde. Übermorgen um 8 Uhr morgens, aber ich rate Ihnen, seien Sie mindestens eine Stunde vorher da, dann haben Sie eine Chance, unter den Ersten zu sein. Ja, die Sprechstunde ist um 8, aber der Doktor kommt nie vor 10, halb 11 Uhr. Er hat so viel zu tun. Nun haben Sie doch Geduld, Herrgottnochmal!

Schließlich ist es soweit. Sie fühlen sich unsicher im Behandlungsraum. Da stehen fünf oder zehn Gestalten im weißen Kittel um den Chef herum, und Sie gegenüber, allein, nackt, ausgeliefert. Der Chef erklärt, zeigt, berührt Sie, tastet Sie ab, spricht von Ihnen als von einem »Fall«. Hier sind Sie nicht einmal mehr ein Patient!

Dann kommen die Studenten vor, tätscheln, beschnüffeln, befühlen Sie. Nein, nicht so, die Hand hierhin, und vor allem schön flach. Schon besser, jetzt Sie. Gut. Schließlich dürfen Sie sich wieder anziehen. Was Sie haben? Also Sie gehen jetzt mit dem Zettel, den ich Ihnen ausfülle, runter zum Röntgenarzt, dem geben Sie ihn. Dann gehen Sie ins Labor, dort wird man Ihnen allerdings sagen, daß Sie morgen früh nüchtern wiederkommen müssen. In zwei Wochen kommen Sie wieder zu mir, dann erfahren Sie, was Sie haben. In der Zwischenzeit nehmen Sie die Medikamente ein, die ich Ihnen hier auf das Rezept geschrieben habe...

So gehe es heute nicht mehr zu? Gewiß nicht überall, aber es gibt durchaus Krankenhäuser, große Kliniken in Paris und anderswo, in denen es auf manchen Stationen leider noch immer so zugeht.

Beim Röntgenarzt: Warten Sie bis Sie dran sind, gedulden Sie sich. Im Labor: Der Nächste bitte, Sie gedulden sich noch ein wenig. Beim Vertreter der Krankenkasse: Sie wollen die Rückzahlung gleich haben? Nein, da müssen Sie sich noch ein wenig gedulden. Und so weiter. Sie sind ja schließlich Patient, vergessen Sie das nie. Sie sind im Krankenhaus, Sie werden operiert und behandelt, und schon fragen Sie, wann Sie wieder rauskommen!

Seien Sie doch nicht so ungeduldig! Sie haben doch das Leben noch vor sich. Oder den Tod, aber was macht das schon für einen Unterschied...

Nochmals: So sei es längst nicht mehr überall, wird gesagt, und das stimmt auch. Aber jedesmal, wenn eine Zeitung ein Krankenhaus attackiert, lange Wartezeiten kritisiert oder auch nur einen Leserbrief veröffentlicht, der sich über die schlechte Aufnahme beklagt, über Unordnung und Fahrlässigkeit oder über das Pflegepersonal, erhält sie alsbald eine Flut von Zuschriften, die sich zumeist in drei Kategorien einteilen lassen.

Einige Leserbriefschreiber beteuern, sie hätten genau dasselbe erlebt, und fügen womöglich hinzu: Bei mir war es sogar noch schlimmer, man wird behandelt wie ein Geisteskranker, es ist ein Skandal...

Die zweite Kategorie sind die Zufriedenen, bei denen man sich manchmal fragt, vor allem wenn man die gleichen Worte und Formulierungen in mehreren Briefen aus derselben Stadt oder demselben Viertel wiederfindet, ob man ihnen nicht ein wenig die Hand geführt, ihnen ein wenig diktiert hat. Sie sind entrüstet: Wie kann man nur solche Sachen behaupten? Ich weiß es doch – entweder bleibe ich in einem Krankenhaus, oder ich gehe sofort wieder weg. Ich bin großartig verpflegt und verwöhnt worden, es waren nette und bewundernswert zuverlässige Ärzte da, über jeden Zweifel erhabene, fürsorgliche und freundliche Schwestern, ganz ausgezeichnetes Personal, traumhafte Räume, und die Organisation – Hut ab!

Drittens kommen dann meistens noch ein paar Briefe von Ärzten: Das ist nicht wahr. Nicht bei mir. Die Patienten beschweren sich, weil sie unsere Probleme nicht verstehen. Wenn wir weniger herumgehetzt würden, wenn uns vor allem die Mittel nicht so knapp bemessen wären, wenn wir weniger streng und dumm kontrolliert würden, wäre alles ganz anders... Oder auch: »Sie haben eben Pech gehabt.« Als ob man noch besonderes Glück haben müßte, wenn man schon das Unglück hat, krank zu sein...

Nein, man kann es und muß es besser machen. Das Krankenhaus, die Medizin insgesamt steht vor Gericht, es gibt eine Anklage und eine Verteidigung, die erste ist oft ungerechtfertigt streng, die zweite oft übertrieben nachsichtig. Von Patienten ist die Rede, von den Unannehmlichkeiten und Schwierigkeiten, die ihnen gemacht werden, und als Antwort kommt immer nur: die Medizin, die Ärzte, die

Krankenhausordnung, die freie Berufsausübung, die Erfordernisse der Verwaltung usw. Bei Ärztekongressen sind die Kranken nicht Menschen, sondern »Fälle«. Am erstaunlichsten sind Kolloquien über das Verhältnis von Arzt und Patient, in denen nach wie vor nur die Ärzte reden, die meisten als Vertreter ihres Berufsstandes, einige höchstens als Sprecher der Patienten... Am Ende wird daraus immer ein medizinisches Fachgespräch zwischen Medizinern.

Ein anderes Beispiel: Die Wochenzeitschrift »Le Nouvel Observateur« widmete im Januar 1977 drei übrigens sehr interessante Sonderbeilagen einer umfassenden Untersuchung über das Gesundheitswesen in Frankreich. Zum Abschluß wurde eine Umfrage bei 25 Ärzten vorgenommen. Mehr als zwanzig davon waren Koryphäen – berühmte Spezialisten, Universitätsprofessoren, Chefärzte von großen Krankenhäusern usw. Von den sechzehn Fragen, die ihnen gestellt wurden, bezogen sich elf ausschließlich auf Organisation, Ausübung und Zukunft des Arztberufs, drei davon auf finanzielle Aspekte, Kassensätze, Gehälter usw. Die fünf übrigen Fragen zielten aber mehr oder weniger direkt auf die Behandlung und Pflege, auf das Los der Patienten, aber auch sie wurden ausschließlich aus der Sicht des Arztberufes beantwortet.

Im Grunde ist das nicht weiter erstaunlich. Ein Offizier spricht vom Krieg und von Generälen, ein Lehrer von Lehrplänen und Unterrichtseinheiten, ein Polizist von Ganoven. Was hätten sie auch mit schlichten Soldaten, mit Schülern beziehungsweise mit ehrlichen Leuten zu schaffen? Zu viele Ärzte reden unermüdlich über sich selbst. Was hätten sie auch mit Kranken zu schaffen? Man solle die Kranken nicht lieben, haben wir gelesen. Ein schlimmer Satz, den man besser nicht wörtlich nimmt; doch er wird durch den Kontext deutlich: Krankheit ist scheußlich, hassenswert, und man ist Arzt, damit es keine Kranken mehr gibt. Hier liegt in der Tat der Kern des Problems.

Einen Kranken lieben, das heißt ein Wesen lieben, weil es schwach und wehrlos ist und weil es direkt oder indirekt darum bittet, beschützt, verwöhnt, beruhigt und damit getäuscht zu werden. Es heißt im Grunde den Zustand seiner Abhängigkeit lieben. Es heißt ihn zum kleinen Kind machen, dem erzählt wird, daß die Jungen aus Kohlköpfen und die Mädchen aus Rosen wachsen, daß der Weihnachtsmann mit seinem Sack durch den Kamin kommt und daß die Zwerge nicht genug Suppe gegessen haben. Es heißt ihm verbergen – oder glauben, man könne es ihm verbergen – welcher Art seine Krankheit ist und wie sie heißt, was ja meistens das Wichtigste für ihn ist, außer wenn er es nicht wissen will. Es heißt auch glauben, man könne ihn fortwährend über den Gang der Behandlung und über seinen Zustand belügen, indem man die sozialen oder persönlichen Gründe für seinen Zusammenbruch verschleiert. Manchmal, glücklicherweise sehr selten, heißt es sogar sich die Hände reiben bei seinem Anblick und denken: Das wird ja eine herrliche Operation, davon kann ich mir ein neues Auto kaufen... Oft ist es das Vergnügen an der billigen Befriedigung eines Machtgefühls, eines Herrscherinstinkts: Ich allein entscheide über ihn, ich bin der Spielleiter, er wird gehorchen. Bisweilen heißt es, bewußt und in aller Seelenruhe, den Kranken verachten: Unnötig, mich mit Erklärungen aufzuhalten und seine Fragen zu beantworten, er versteht ja doch nichts davon. Und schließlich heißt es, diesmal unbewußt, in den eigenen Augen an Größe gewinnen: Ich opfere ihm meine Zeit, meine Kraft, mein Wissen – wie bin ich doch selbstlos, geschickt und groß!

So ist es denn wahr, mag es zunächst auch erschreckend klingen: Man soll die Kranken nicht lieben. Man soll sie behandeln, und zwar den ganzen Menschen, nicht bloß ein Organ, ein Gebrechen. Man soll alles tun, um sie zu heilen, man soll solange wie möglich und auf die erträglichste Art ihr Leben verlängern. Nichts darf versäumt werden im Kampf gegen das Leiden. Alles muß getan werden, um ein paar Tage, ein paar Stunden, einige Augenblicke mehr zu gewinnen. Und schließlich muß der Arzt unbedingt – koste es, was es wolle, denn der Tod besiegelt sein Scheitern – dem Patienten beistehen und ihm helfen, wenn er stirbt. Arzt sein heißt nichts anderes als Arzt sein, aber Arzt bis zuletzt.

Dies ist die Art, in der wir »Patienten«, das heißt wir Gesunde, die wir morgen vielleicht schon Kranke sind, die Dinge sehen. Und dies ist es, was die Ärzte, die uns allzu gern nur durch ihre Brille betrachten, allzu oft nicht mehr sehen.

Die Ärzte sind nicht dazu da, um die Wissenschaft voranzutreiben, auch wenn es die medizinische ist. Sie sind auch nicht dazu da, um Titel zu sammeln, Geld zu verdienen und sich mit Orden zu schmücken. Sie sollen, wenn das zu ihrer Rolle gehört, den Fortschritt der Wissenschaft fördern. Sie sollen sich ihrer Erfolge erfreuen, ein materiell sorgloses Leben führen und, wenn es ihnen gelingt, auch zu Ansehen kommen – warum nicht, das alles ist völlig normal. Aber sie sollen aufhören, von der absoluten Priorität ihres Berufes zu reden, wenn es um die Wahl zwischen Patient und Wissenschaft geht.

Die Kranken seien einander nützlich, wurde gesagt. Da man im Kampf vor allem gegen den Krebs noch in der experimentellen Phase steckt, noch herumprobieren und Erfahrungen sammeln muß, wird ein neues Mittel, das einmal mit Erfolg angewandt worden ist, selbstverständlich sofort auch bei anderen eingesetzt, in der Hoffnung, daß sie ebenfalls dadurch genesen, und wenn sie gesund werden oder ihr Zustand sich bessert, ist alles in schönster Ordnung. Wenn umgekehrt ein noch unerforschtes Mittel bei dem einen menschlichen »Versuchstier« – man muß es wohl so nennen – gute Wirkung gezeitigt hat, bei dem anderen aber nicht, so ist das ebenfalls nützlich, hat es doch immerhin dazu beigetragen, daß man klarer sieht.

Man kann den Arzt verstehen, er hat keine andere Möglichkeit. Er führt einen totalen Krieg gegen die Krankheit, er muß aus allen Geschützen feuern, er darf keine Gelegenheit verpassen. Er ist in der Lage eines Generals, der genau erkennt, daß die für Sieg oder Niederlage entscheidende Schlacht bevorsteht, der aber fast nichts über den Gefechtsplan des Gegners weiß. Er weiß nicht, wo der Feind die Artillerie aufgestellt hat, wieviele Flugzeuge und Panzer er aufbringen kann, wo sich der Hauptteil seiner Truppen befindet. Also schickt er Patrouillen aus, um den Gegner auszukundschaften. Stoßen sie nur auf kleine Einheiten, haben sie eine Chance, sich wieder zurückzuziehen und ein paar nützliche Informationen zu überbringen. Geraten sie aber mitten in die feindliche Armee, so werden sie vernichtet. Die Kundschafter werden posthum geehrt, und damit ist alles erledigt, es war eben ein Himmelfahrtskommando.

Wir können den Arzt verstehen, aber er soll auch uns verstehen! Es kann sich einer freiwillig als Kundschafter melden, das ist heroisch oder selbstmörderisch und manchmal beides. Freiwillige sind selten. Das wenigste, was man für sie tun kann, ist, ihnen ihre Mission zu erklären, ohne die bevorstehenden Gefahren zu verschweigen. Sind sie einverstanden und wollen das Risiko auf sich nehmen, so dienen sie dem Fortschritt. Aber sie haben unbedingt das Recht, sich zu weigern; auch wenn ihr Zustand besorgniserregend ist, wenn alle Behandlungsmethoden versagt haben und es kaum mehr eine Chance gibt, ihr Leben zu verlängern; auch wenn man weiß und ihnen sagt, daß es beim Stand der Dinge vielleicht ihre letzte Chance ist.

Werden bisweilen etwa Freiwillige abkommandiert, die gar keine sind, Freiwillige gegen ihren Willen? Gerade im exponiertesten Truppenteil und für Sonderkommandos dürfen nur echte Freiwillige eingesetzt werden. Warum sollte ein Kranker nicht frei über die eigene Krankheit, das eigene Schicksal, den eigenen Tod verfügen dürfen? Jedenfalls gehören die Kranken nicht dem Arzt, er kann und darf nicht nach eigenem Gutdünken über sie verfügen.

Auch die Kranken und sie vor allem haben das Recht, in letzter Instanz frei zu entscheiden. Sie zu täuschen, sie zu belügen, wenn auch nur durch Unterlassung, heißt sie wie Kinder zu behandeln, die unfähig sind, Verantwortung zu übernehmen, die Wahrheit zu ertragen und zu begreifen. Sie zu zwingen oder, wenn ihre Widerstandsfähigkeit am geringsten ist, Druck auf sie auszuüben, selbst wenn es zu ihrem Besten sein sollte, ist unwürdig. Der Arzt muß ihnen aufrichtig sagen, wie es um sie steht und was bei der neuen Behandlungsmethode eventuell herauskommen kann, er muß ihnen seine Ansicht mitteilen und ihnen helfen, sich zu entscheiden, aber die letzte Entscheidung müssen sie selber treffen, das ist der einzige Weg.

Ausgenommen sind natürlich die, die nicht wissen *wollen*, was sie haben, welche Behandlung sie erfahren und welche Prognose vorliegt. Sind es viele? Vielleicht wären es weniger, vielleicht würden sie sich weniger darauf versteifen, nichts wissen zu wollen, wenn man sie von Anfang an wie selbstverantwortliche Erwachsene behandelt hätte, wenn man sich Zeit und Mühe genommen hätte, mit ihnen zu sprechen. Außerdem besteht kein Zweifel, daß der Arzt, wenn er auch nur ein wenig psychologisch denkt, wenn er aufmerksam ist und sich Zeit nimmt, seine Argumente geltend machen und vielleicht auch durchsetzen kann.

Aber Zufall, Auslosung, »Hasardieren«, das sind schlimme Dinge. Ein General, der die Männer für die Patrouille nach dem Zufallsprinzip, der seine »Freiwilligen« nach dem Ausloseverfahren auswählt und unter dem Vorwand, andere retten und vielleicht die Schlacht gewinnen zu können, ohne zu zögern bereit ist, etliche Menschenleben zu opfern, ist ein schlechter General. Ein guter General schont das Leben seiner Leute, ein guter Arzt achtet seine Patienten, auch ihren Tod.

Es gibt Leute, die lassen draufgehen, was nicht mehr zu retten ist, und beschwören die höheren Interessen der Gesellschaft, die Staatsräson. Doch es gibt keine gesellschaftlichen Interessen und keine Staatsräson, die es wert sind, das Leben eines anderen aufs Spiel zu setzen oder unnötigerweise sein Leiden zu vergrößern, die es wert sind, ihm eine Hoffnung vorzugaukeln, von der man sehr genau weiß, daß sie kaum zu verwirklichen sein wird. Ist im übrigen auf jenen Gipfeln, wo der eisige Wind solcher Begründungen weht, die Auswahl der eventuellen Opfer wirklich frei von allem Eigennutz des Auswählenden? Ist es wirklich sicher, daß den General oder den Arzt, auch wenn sie noch so ehrbar sind, nicht die Hoffnung blendet, am Ende als strahlender Sieger dazustehen? Menschliche Versuchstiere? Ja, wenn es denn sein muß, aber nur solche, die genau wissen, worum es geht, und die echte Freiwillige sind. Keinesfalls aber, was immer man vorbringen mag, der blinde und stets mehr oder minder gelenkte Zufall!

Nützlich füreinander und für die Wissenschaft stellten die Kranken, die als Versuchstiere dienen, die ideale und womöglich einzige wirklich kommunistische Gemeinschaft dar. Wahrlich ein erhebendes Bild! Aber der Gemeinschaftsgeist, der Kommunismus im wahren Sinne des Wortes und nicht im oberflächlich politischen, beruht auf Verzichtleistungen und Opfern, auf der freien Entscheidung jedes einzelnen für die Regeln der Gemeinschaft. Er ist nur sinnvoll in Freiheit und durch die Freiheit, wenn er das Reich der Freiheit errichten will.

Eine idealistische, eine utopische Sicht? Zweifellos. Dynamitgeladene Worte, die mit unendlicher Vorsicht zu genießen sind. Sie meinen den Kommunismus als Ideal und als Absolutum, der die Gemeinschaft, das Kollektiv, über alles stellt. Nun ist aber nichts individueller als die Krankheit, nichts persönlicher als der Tod, der eigene Tod. Die Medizin bildet folglich den Gipfel des Individualismus.

Bevor wir darauf hoffen, daß der Mensch sich ändert und nicht mehr des Menschen Wolf ist, daß er sich den Erfordernissen des Gemeinwohls beugt und zum Glück aller wie zu seinem eigenen beiträgt, sollten wir vielleicht etwas bescheidener anfangen und versuchen, mehr Gemeinschaftsgeist zu entwickeln, wenn schon nicht auf dem Gebiet von Krankheit und Tod, wo jeder mit seinem Schicksal allein fertigwerden muß, so doch zumindest auf dem der Medizin. Verlangen wir nicht das Unmögliche, sondern versuchen wir lieber, ausgehend von der heutigen Lage den richtigen Weg einzuschlagen.

Ein erster Schritt, der leicht zu vollziehen scheint, aber auf viele Widerstände stößt, bestünde darin, zur Behandlung des Patienten und zu den Entscheidungen, die über ihn getroffen werden, alle hinzuzuziehen, die an seiner Pflege beteiligt sind; jeden an seinem Platz natürlich: Es kann nicht die Rede davon sein, einer Krankenschwester die Entscheidung über einen chirurgischen Eingriff zu überlassen, die Nachtschwester kann nicht über die Dosierung von Beruhigungs- oder Schlafmitteln entscheiden, das wäre lächerlich, diese Dinge sind Aufgabe des Arztes und gehen auf seine Verantwortung. Aber hätte nicht die Krankenschwester, die die moralische und psychische Verfassung des Patienten oft besser kennt und wahrnehmen kann, oder die Nachtschwester, vor der der Patient keine Angst hat und der er sich leichter anvertraut, auch ein Wörtchen zu sagen, wenn es darum geht, ob eine Bestrahlung vorgenommen werden soll oder eine Operation, die den Patienten verstümmelt? Können der Assistenzarzt oder die Nachtschwester, die ja Erfahrung hat, nicht auch Aussagen machen, die auf das Urteil über den Patienten eventuell Einfluß haben? Warum hat ein diensterfahrener Assistenzarzt nicht das Recht, dem Chefarzt Vorschläge und nützliche Anregungen zu unterbreiten (oder ihm gar zu sagen, daß er sich irrt)? So etwas kommt zwar vor, aber leider zu selten.

In dem schon erwähnten amerikanischen Krankenhaus nimmt die gesamte Belegschaft an den Konferenzen teil, auf denen die Entscheidungen gefällt werden. In Frankreich ist die ärztliche Macht nicht so leicht teilbar. Das Dogma von der Unfehlbarkeit des »Wissenden« und die sakrosankte Hierarchie lassen sich nicht so leicht in Frage stellen. Der Assistenzarzt, die Krankenschwester, die Nachtschwester sind Vollzugsbeamte auf den unteren Stufen des Wissens. Sie dürfen nur schweigend gehorchen und ungefragt ausführen, was ihnen befohlen wird. Ihre Meinung? Lächerlich. Holt sich der General beim Unteroffizier oder beim gemeinen Soldaten strategische Ratschläge? Die medizinische Armee ist ebenso hierarchisch aufgebaut wie die militärische, wenn nicht noch starrer. Der kleinste Riß in der Pyramide, und alles stürzt zusammen.

Ein zweiter Schritt, der ebenfalls noch bescheiden wäre, gemessen am Ziel einer echten Gemeinschaftlichkeit, bestünde darin, die Patienten selbst an den ärztlichen Entscheidungen zu beteiligen. Doch wer heutzutage bei uns einen solchen Vorschlag macht, erntet gewöhnlich schallendes Gelächter. Nein, was man sich doch nicht alles anhören muß! Erst den Vorschlag, die Schwestern zu fragen, die kaum etwas wissen, oder gar die Putzfrauen, die überhaupt nichts wissen, und nun auch noch die Zumutung, man solle sich die armseligen Einfälle der Patienten anhören! Das ist doch der Gipfel! Warum nicht gleich auch die Meinung der Angehörigen? Da hat man nun zehn Jahre lang studiert, fünfzehn Jahre lang beharrlich gearbeitet, bis man endlich Professor geworden ist, mit 50 hat man endlich diese Station übernommen, nach fünfundzwanzig Jahren Erfahrung. Und da kommt einer daher und verlangt, daß man einem blutjungen Ding zuhört, das nicht einmal drei Jahre Ausbildung hat und erst sechs Monate hier arbeitet! Und wagt es auch noch, einem nahezulegen, daß man seine Zeit vergeudet und einem Idioten zuhört, der nur kriegt, was er verdient hat, und der einem noch Lektionen erteilen will! Nein, das ist doch zu komisch! Wirklich, erlauben Sie, daß ich lache!

Dabei ist das durchaus nicht zum Lachen. Wir brauchen gar nicht noch einmal auf jenes amerikanische Krankenhaus zu verweisen, obwohl es uns immerhin als eindeutig positiv dargestellt wurde. Es genügt ein Verweis auf die reine Menschlichkeit, auf die Priorität des kranken Menschen vor allen Erfordernissen der Medizin. Das spricht eine klare und deutliche Sprache. Wir sagen es noch einmal: der Patient kann nicht seine Behandlung festsetzen und dem Arzt seine Entscheidungen diktieren, das versteht sich von selbst. Auch wenn er seine Krankheit genau kennt oder zu kennen glaubt, ist er niemals imstande, aus Mangel an Kenntnis oder Erfahrung, eine Therapie zu beurteilen. Der Arzt jedoch, man kann es nicht oft genug sagen, darf nicht alles entscheiden, ohne den Patienten zu hören. Und er darf nicht allein entscheiden, darf nicht so tun, als hätte er die ebenso einsame wie absolute Macht der Unfehlbarkeit.

Ein paar konkrete Beispiele, absichtlich ganz banale. Im Krankenhaus werden die Ergebnisse einfacher Untersuchungen fast nie dem Patienten mitgeteilt, an dem sie vorgenommen wurden, der also als erster daran interessiert sein müßte. Die Anzahl der Blutkörperchen, der Blutspiegel, die Sedimente, alle diese Werte werden nicht herausgerückt, sie gehören ins Krankenblatt, sie sind nur für den Arzt von Interesse und werden ihm direkt mitgeteilt. Und sie verbleiben im Krankenhaus. Der behandelnde Arzt kann kommen und Einsicht in sie nehmen, eine Kopie wird nicht geschickt. Dagegen bekommt man in jedem Privatlabor den Zettel mit den Normalwerten und den Untersuchungsergebnissen in zwei Ausfertigungen, eine davon für den Arzt.

Die Auswertung der Untersuchungsergebnisse wird den Patienten, die als geheilt entlassen wurden und nun in regelmäßigen Abständen zur Untersuchung kommen, nicht automatisch mitgeteilt. Man sagt ihnen lediglich: »Wenn die Ergebnisse nicht gut sind, rufen wir Sie an. Wenn Sie nichts von uns bekommen, ist alles in Ordnung.« So wird es in zahlreichen Krankenhäusern gemacht und nicht in den kleinsten.

Es kommt vor, daß die Berichte von zwei Patienten aufgrund einer Namensähnlichkeit verwechselt und vertauscht werden, so daß bei dem einen monatelang Röntgenaufnahmen und manchmal schmerzhafte Untersuchungen gemacht werden, die völlig unnütz, grundlos besorgniserregend und auf die Dauer schädlich sind, wobei jedoch keiner auf seine Proteste hört und seine Fragen beantwortet, während der Zustand des anderen sich durch diese Fahrlässigkeit und Schlamperei ständig verschlechtert. So gesehen in einem großen Pariser Krankenhaus, in dem nicht etwa Angina, sondern Krebs behandelt wird.

Manche Krankenhäuser verweigern die Aufnahme eines Verunglückten unter dem Vorwand, er gehöre nicht hierher, es gäbe hier keinen Notdienst. Das kommt öfter vor, als man erfährt, gesprochen wird darüber nur, wenn die Angelegenheit tragisch endet und einer der Betroffenen genug Mut und Initiative hat, sich zu beschweren.

Bisweilen bleibt ein Schwerkranker in Agonie auf einer Bahre in der Eingangshalle liegen, weil erst einmal Aufnahmeformalitäten erledigt werden müssen wie die Feststellung seiner Identität oder seiner Versicherungsnummer, oder weil es nicht möglich ist, die geforderten 500 oder 1000 Francs Garantieanzahlung aufzutreiben. Das sind gewiß Ausnahmen, aber sie kommen vor. Der Patient hat noch Glück, wenn er von Angehörigen gebracht wird, die so gut es halt geht die Formulare ausfüllen können. Wird er von Fremden gebracht, so müssen diese am Ende auch noch ein Polizeiverhör über sich ergehen lassen: »Wo haben Sie ihn gefunden?« »Um wieviel Uhr?« »Was haben Sie da gemacht?« »Warum haben Sie ihn hierhergebracht?« usw.

Schlimm ist es auch, wenn zum Beispiel ein Assistenzarzt, ein eitler Gockel, der seinen Chef nachäfft, mit der Nase gen Himmel und durchdrungen von seiner Wichtigkeit an einer verängstigten Familie vorbeispaziert und so tut, als hörte er ihre Fragen nicht und ihre sehr schüchtern vorgebrachten und keineswegs aufsässigen Bitten um Auskunft über den Zustand des Patienten, der wenige Meter daneben vielleicht schon im Sterben liegt. Gewiß, eine seltene Ausnahme. Sie kommt übrigens auf denselben Stationen vor, wo dem Arzt die zuvor ignorierte Familie dann sehr gelegen kommt, wenn er ihr schriftliches Einverständnis mit einer Operation oder einer gefährlichen Behandlung haben will, um abgesichert zu sein, wenn sich die Dinge zum Schlechten wenden: »Unterschreiben Sie das, vorher gebe ich keine Auskunft.« – »Aber worum geht es denn, ist das denn wirklich unbedingt nötig, besteht damit eine Chance...?« – »Unterschreiben Sie, dann sagen wir Ihnen Bescheid. Wenn Sie nicht unterschreiben, sind Sie schuld, wenn er stirbt!«

Ganz zu schweigen von jener technischen Faszination (der wir im Zusammenhang mit dem Problem der Euthanasie im letzten Kapitel dieses Buches wiederbegegnen werden), jener »Behandlungswut«, die manche Ärzte ergreift, wenn sie vor einem armen menschlichen Wrack stehen, dessen Leiden sie um jeden Preis verlängern zu müssen meinen.

All das ist haarsträubend, skandalös, schändlich. Es dürfte eigentlich gar nicht vorkommen. Aber es kommt vor. Man verspricht uns die Humanisierung der Krankenhäuser, und es wurden unbestreitbar Fortschritte gemacht. Aber leider sind sie ungleich verteilt, immer noch ist sehr Schlimmes neben sehr Gutem zu finden. Und dabei ist das Beste noch weit davon entfernt, immer akzeptabel zu sein. Es geht also nicht nur um einfache Korrekturen, es geht vielmehr darum, eine Geisteshaltung zu ändern.

Am Ende ist man versucht zu sagen: Mein Gott, es ist letztlich nicht so schlimm, wenn das Essen bestenfalls mittelmäßig, schlimmstenfalls und im allgemeinen ungenießbar ist. Man braucht keine Blumensträuße, schönen Möbel, dicken Teppiche, leise Musik und parfümierten Empfangsdamen. Es genügt ja schon, wenn man sich um eine bessere Aufnahme bemüht, wenn die Formalitäten verringert oder auf später verschoben werden, wenn man sich der Kritik der Beteiligten stellt, wenn die Besuche erleichtert werden, wenn wenigstens ab und zu die Wartezeiten kürzer sind; aber das ist im Grunde selbstverständlich und müßte längst überall so sein. Leider ist es sogar bis dahin noch weit.

Was wirklich und einzig zählt, ist der Patient, wir sagen es noch einmal. Und hier geht es nicht um Grünpflanzen, um liebliche

Stimmen aus Lautsprechern, um Beschwerdeschreiben und das Verständnis der Verwaltung, auch nicht nur um ein freundliches Lächeln und guten Willen. Was es von Grund auf zu ändern gilt, ist die Einstellung mancher Ärzte, ihr Bild vom Patienten, ihre Vorstellung von ihrer Aufgabe, ihre Meinung über sich selbst – und letztlich über die Zielsetzung ihres Berufes. Wenn sie schon die Spitze der Pyramide sind, dann sollen sie auch ihr Gewissen erforschen und danach handeln! Das ist es, was wir – die Patienten, die Kranken, die Kunden, die Versuchstiere, die Betroffenen – ihnen gegebenenfalls laut und deutlich sagen müssen, wenn sie uns nicht anhören wollen.

Denn wir haben Rechte, so sagt man uns, und wir kennen und nutzen sie nicht. Wir haben das Recht, eine Operation oder eine Untersuchung zu verweigern, wir haben das Recht, unseren frei gewählten Arzt ins Krankenhaus kommen zu lassen, jawohl! Gewiß, er wird meistens auf Zehenspitzen kommen und ohne Widerrede der Meinung des »erfahrenen« Kollegen beipflichten, so stark ist die furchtbare Macht der Hierarchie. Wir haben, wenn es unser Zustand erlaubt, das Recht auf freien Ausgang, um einen Festtag oder ein Wochenende mit unserer Familie zu verbringen. Wir haben das Recht, ein Formular zu unterschreiben, mit dem wir die Verantwortung auf uns nehmen, und auf eigene Gefahr zu gehen, wann es uns beliebt, ohne daß uns irgendjemand zurückhalten könnte. Wir haben noch viele andere Rechte, die wir nicht wahrnehmen. Aus Angst.

Auch gegenüber dem Arzt, der nicht im Krankenhaus praktiziert, haben wir Rechte. Das Recht, einen seiner Kollegen aufzusuchen. Das Recht, den Arzt zu wechseln, wenn es uns angezeigt erscheint – wir haben die Freiheit, ihn auszusuchen, wir haben auch die Freiheit, ihn wieder zu verlassen. Wir können ihn zwingen, unsere Unterlagen dem Nachfolger zu übergeben. Wir können von ihm verlangen, daß er in einem wirklich ernsten Fall auch nachts, auch am Sonntag und auch in den Ferien kommt. Wir haben das Recht auf Erklärungen zu seinen Maßnahmen. Da wir für ihn aber zu seiner »Kundschaft« gehören, wird der Dialog im allgemeinen erheblich vereinfacht.

Lassen wir es damit genug sein. Zitieren wir nur noch zum Abschluß die beiden berühmten Sätze des englischen Arztes Archibald L. Cochrane, Leitlinien eines Kampfes, den er viele Jahre lang geführt hat. Sie stehen in seinem Buch »Effectiveness and efficiency. Random reflections on health and services« (3. Auflage, London 1973); jeder Arzt sollte es lesen. 1930, noch bevor er sein Studium beendet hatte, stellte er die Regel auf: »Jede richtige Behandlung müßte unentgeltlich sein.« 1948, als Großbritannien als erstes und bisher einziges Land der Welt eine unentgeltliche ärztliche Versorgung der Gesamtbevölkerung einführte, drehte er das Postulat um: »Jede unentgeltliche Behandlung müßte eine richtige sein.« Zwei Sätze, die zu denken geben.

Über die Rechte des Patienten und die Ziele der Medizin hinaus bringt das Problem ihrer Organisation und ihrer Ausübung in der Gesellschaft, bringt die Ausübung aller Berufe im Gesundheitswesen die Frage der Konzeption, der Organisation und der Ziele dieser Gesellschaft selbst ins Spiel. Es ist klar, daß sich kein Arzt aus der Gesellschaft ausnehmen kann, in der er seinen Beruf ausübt, und daß die Medizin nur in einem Umfeld wirksam ist, das sie nicht nach Belieben umformen und verändern kann; wir alle bewegen uns darin, gleich welchen Beruf wir ausüben. »Gesundheit ist ein Zustand absoluten physischen, geistigen und sozialen Wohlbefindens, sie besteht nicht nur in der Abwesenheit von Gebrechlichkeit und Krankheit«, sagt die Weltgesundheitsorganisation. Physisches und geistiges Wohlbefinden gehören in das Aktionsfeld des Arztes. Soziales Wohlbefinden ist eine andere Sache; glücklicherweise oder leider, wie man es nimmt, ist das nicht sein Problem, es sei denn in seiner Eigenschaft als Staatsbürger. Arzt sein heißt jedoch, nichts anderes zu sein als Arzt.

Die meisten tun wie gesagt, was sie können, und tun es gut. Die Fehler, die Verweigerungen und Versäumnisse, die wir ihnen vorwerfen, sind jedoch allzu häufig und werden allzu leicht hingenommen, besonders von den sozial benachteiligten Schichten, als daß wir sie übersehen könnten. Und genau diese Fehler und Fehlhaltungen sind die beste Erklärung für den Erfolg jener Wunderdoktoren, Scharlatane und Magier, die in unserem Jahrhundert der Wissenschaften buchstäblich überall aus dem Boden sprießen.

Die Ärzte beklagen sich darüber, doch ihr Protest erweckt allzu oft den fatalen Eindruck, als wollten sie nur eine Konkurrenz ausschalten. Würden sie ihren Beruf entdramatisieren, auf ihr klerikales Gehabe verzichten und ihrer eigenen Magie abschwören, so könnten sie mit offenem Visier gegen die Wunderheilmittelverkäufer vorgehen – nicht aber, indem sie sie noch überbieten und den mysteriösen Zug ihrer Wissenschaft noch hervorheben.

Kein Zweifel, mit Recht haben sich die Ärzte – und diesmal fast alle – gegen die Thesen von Ivan Illich in seinem Buch »Die Nemesis der Medizin« (Rowohlt, 1977) erhoben. Das Buch ist hingepfuscht, voller Fehler, zieht voreilige Schlüsse und geht von falschen Prämissen aus. Aber was für wütende Attacken hat es hervorgerufen, was für einen Sturm!

Wenn Illich behauptet, das Überhandnehmen der Medizin in unserer Konsum- und Profitgesellschaft habe einen enormen Grad erreicht und berge ernste Gefahren in sich, hat er damit so unrecht? Wenn er feststellt, daß die »morbide« Entwicklung der Institution Medizin letztlich einen schlechten Einfluß auf die Gesundheit der einzelnen Menschen ausübt, irrt er sich da so ganz? Wenn er freilich das Kind mit dem Bade ausschüttet und gegen den Fortschritt der Medizin wettert, wenn er gar die Zeiten des Obskurantismus zu loben beginnt und die Medizin der »guten Wilden«, macht er es seinen Gegnern leicht. Aber die von ihm aufgezählten »iatrogenen« Krankheiten, also solche, die durch die Medizin selbst hervorgerufen werden, sind nicht alle nur eingebildet. Gewiß ist seine These, nach der die Abschaffung des Schmerzes und aller körperlichen Mängel sowie die permanente Hinauszögerung des Todes keine wünschenswerten und dank der unbegrenzten Weiterentwicklung unseres Gesundheitswesens realisierbaren Ziele sein können, sondern ein Mythos sind, zu abstrakt und systematisch. Denn wenn diese Ziele zweifellos wünschenswert sind, ist es schon zweifelhafter, ob sie sich je realisieren lassen, und hier stoßen wir wieder auf die Fragen, die der Krebs aufwirft, der möglicherweise nicht vom Leben zu trennen ist.

Aber hat Ivan Illich so wütende Angriffe, eine so einhellige Ablehnung verdient? Angesichts solcher Reaktionen möchte man meinen, daß er trotz allem ein paar gute Gedanken vorgebracht hat, mag er sie auch überspitzt und bewußt provozierend formuliert haben, um die Mauer des Schweigens zu durchbrechen, mögen sie auch vermischt sein mit Absurditäten. Offensichtlich hat Illich, während ihm vieles unterlaufen ist, was man zu Recht ablehnen muß, an einige wunde Punkte gerührt – und die hat er empfindlich getroffen.

Jedenfalls hätte das heißumstrittene Buch des »Debilen von Cuernavaca«, wie ihn ein bedeutender französischer Chefarzt rüde genannt hat, des »verrückten Propheten«, des »glücklichen Irren, der ein neues Goldenes Zeitalter verkündet« oder wie die Liebenswürdigkeiten, mit denen man ihn überhäuft, sonst noch lauten mögen, ohne diese heftigen Angriffe nicht so viele Leser gefunden und vor allem nicht so viele Jugendliche davon überzeugt, daß die Welt, wie sie ist, die Gesellschaft, wie wir sie organisiert haben, und die Medizin, wie sie sich darstellt, unbefriedigend sind. Zumindest teilweise waren es Illichs Gegner, die seinen Erfolg bewirkt haben. Schon das ist recht aufschluß- und lehrreich.

Zudem sind Illichs Thesen in Frankreich wunderbar illustriert worden durch die kürzlich erfolgte Schaffung von »Sonderschulkommissionen« (*Commissions d'éducation spéciale*) nach dem Schul- und Erziehungsgesetz vom 30. Juni 1975. Diese neue Errungenschaft hat sofort einen Konflikt zwischen den Verbänden der Psychiater und der Lehrer ausgelöst: Beide behaupten, nur sie allein seien befähigt, in letzter Instanz und im Streitfalle über den Zustand und die Zukunft eines behinderten Kindes oder Jugendlichen zu befinden. Jeder Minderjährige, der »Schwierigkeiten macht« und mit dem sich seine Lehrer nicht länger »belasten« wollen, kann seither aus der Schule entlassen und per Staatsgewalt an sogenannte Sonderschulen geschickt werden, wo er meistens derart vernachlässigt wird, daß er, falls er es nicht schon vorher war, spätestens dort zu einem »Geschädigten« wird.

Ivan Illich hat vielleicht Unsinn zusammengeschrieben. Sein Buch basiert aber nicht auf »Intuitionen«, wie gern behauptet wird, sondern auf zwei Jahren Studium an internationalen Seminaren (die Namen mancher Teilnehmer würden hier viele überraschen) sowie auf einer Fülle von Tatsachen, die jeder sehen kann, der sie sehen will. Unleugbar ist zum Beispiel, daß die Anzahl der Kranken in unserer Gesellschaft ständig wächst, daß die allgemeine Lebenserwartung stagniert, ja sinkt, daß die Abwesenheit vom Arbeitsplatz aus Gesundheitsgründen überall zunimmt und daß der oft blinde Konsum von Produkten der pharmazeutischen Industrie, angefangen bei Beruhigungs- und Schlafmitteln, die manchmal sogar schon »unruhigen« Kindern verabreicht werden, jedes Maß übersteigt. Weiß man andererseits, daß höchstens ein Drittel der Kranken, die gegenwärtig nach der klassischen Diagnose auf Diabetes behandelt werden, wirklich an Diabetes leiden? Wie viele Ärzte sind so selbstkritisch, daß sie einen eventuellen Irrtum vor einem Patienten zugeben und sich nicht auf den eingeschlagenen Irrweg versteifen? Illich und seine Anhänger gehen vielleicht zu weit, versteigen sich zu Behauptungen, die man leicht ablehnen kann, aber wenn sie sagen, daß es Zwölf geschlagen hat, während die Uhrzeiger tatsächlich auf Zwölf stehen, muß man dann stur behaupten, es sei nicht Zwölf?

Die schlimmsten Gegner der Ärzte sind oft die Ärzte selbst. Wir Patienten bitten nicht darum, geliebt zu werden, wir erwarten nicht, daß man die schönen Krankheiten schätzt, mit denen wir zu ihnen kommen, wir wollen nicht, daß man das Los unter uns wirft, damit die Wissenschaft vorwärtskommt. Wir dulden nicht, daß man uns unserer Selbständigkeit beraubt. Wir verlangen nur, daß wir so gut wie möglich behandelt werden. Wir sind nicht gegen den Fortschritt der Wissenschaft, natürlich nicht; doch wenn wir in annehmbarer Weise dazu beitragen können, dann nur in voller Kenntnis der Sachlage. Wir fordern lediglich, daß die Ärzte in erster Linie etwas für uns und nicht für sich selbst tun, daß sie uns behandeln, wie sie selbst behandelt sein möchten, wenn sie an unserer Stelle wären, daß sie uns Schmerzen ersparen, wo immer sie können, daß sie uns nicht unserer Persönlichkeit berauben, unseres Körpers, unseres Lebens – und auch nicht unserer Todesstunde, in der sie uns beistehen sollen.

V Die Wahrheit

Léon Schwartzenberg
Das Spiel mit der Wahrheit

Da liegt ein Patient, dem nicht mehr zu helfen ist. Trotzdem hat man ihm noch etwas Hoffnung gemacht. Wie wird er reagieren, wenn man nun nichts mehr mit ihm unternimmt und ihm sagt, daß es zu spät ist? Er wird den letzten kurzen Rest seines Lebens damit verbringen, auf den Tod zu warten. Was braucht ein solcher Patient? Was verlangt er? Wie soll man mit ihm sprechen? Man kann sich ein paar Gedanken darüber machen oder auch eine ganze Philosophie aufstellen. Aber das ist gewiß nicht genug.

Man kann und muß ehrlich sein, aber nur bis zu einem bestimmten Punkt. Mit Ehrlichkeit gewinnt man das Vertrauen des Kranken. Doch es kommt ein Augenblick, da er sich hintergangen fühlt, und der Arzt fühlt es mit ihm. Der Arzt legt sich Rechenschaft darüber ab und versucht, wenn er einfallsreich, sensibel und intelligent genug ist, sich in die Lage des Kranken zu versetzen, seine Schmerzen nachzuempfinden, denn der Kranke braucht irgendeine Hoffnung, gleich was für eine, auch eine trügerische, eine Lüge.

Man hat es hundertmal erlebt: Selbst die realistischsten Patienten, die sich nichts vormachen, die dem nahen Ende mutig entgegenblicken, hegen im tiefsten Innern noch eine Hoffnung, verzichten nie ganz auf die Illusion, es könne vielleicht ein Wunderheilmittel im letzten Moment noch den Lauf ihres Schicksals ändern. Manche wenden sich schließlich an einen anderen Arzt, der ihnen womöglich helfen kann, wie sie meinen, der ihnen vielleicht, ohne selber so recht dran zu glauben, eine neue Behandlungsmethode vorschlägt. Sie holen sich Rat bei anderen, wechseln das Krankenhaus, reisen in ferne Länder, um ihre Suche dort fortzusetzen.

Manche Patienten stellen dem Arzt keine Fragen, weil sie fürchten, seine Gefühle zu verletzen, ihn zu verärgern oder von seinen beruflichen Sorgen abzulenken. Zweifellos gibt es Ärzte, deren scheinbar kühles und distanziertes Verhalten auf die Patienten einschüchternd wirkt. Aber die meisten sind durchaus bereit, Fragen anzuhören und so gut wie möglich zu beantworten. Und warum soll man zum Beispiel dem alten Bauern, der sich nicht zu fragen traut und der glaubt, er werde das Krankenhaus sicher nur tot verlassen, nicht sagen, daß die Pharmakotherapie, die er seit zwei Tagen erhält, nur noch weitere fünf Tage dauern wird – und sei es nur, um zu vermeiden, daß er unruhig wird? Warum soll man ihm nicht ein wenig Hoffnung machen und ihm versprechen, daß er, falls der Tumor nur langsam fortschreitet, sich noch ein wenig um seinen Hof kümmern, noch ein Weilchen leben kann? Das würde ihn nur beruhigen, er hätte noch eine Zukunft vor sich.

Es kommt nur selten vor, daß Patienten ihrem Arzt voll vertrauen. Viele sind der Ansicht, die Ärzte seien die schlimmsten Lügner auf Erden, ja ihr Beruf zwinge sie geradezu zum Lügen. Und das ist nicht immer ganz falsch. Aber Zweifel und Mißtrauen können sogar noch viel weiter um sich greifen. Manche Patienten argwöhnen ein Komplott ihrer Angehörigen und Freunde. Auch das ist nicht immer ganz falsch, etwa wenn der Ehepartner oder manchmal auch der älteste Sohn in der Rolle des Familienoberhauptes beschließen: »Wir dürfen es ihm nicht sagen. Es würde ihn umbringen.« Dann beugt sich der Arzt dem Familienwillen und läßt es dabei bewenden.

Nur: die meisten von uns sind schlechte Lügner und miserable Schauspieler. Der Kranke spürt es sehr wohl, wenn keiner ehrlich zu ihm ist, er liest es aus den Gesichtern, er hört es, mehr noch aus dem Schweigen als aus dem Reden, er schließt es aus den Versprechern, er merkt es, wenn ein Thema umgangen wird. Sie spielen schlecht, sie lügen erbärmlich. Der Kranke weiß längst Bescheid, und der Arzt ahnt es. So entsteht ein sehr förmliches Verhältnis zwischen Arzt und Patient; beide bemühen sich um äußerste Höflichkeit: Der Patient weiß, daß der Arzt weiß, daß der Patient weiß, was los ist, und keiner spricht mehr darüber.

Die Argumente gegen die Wahrheit

Muß der Arzt die Wahrheit sagen oder muß er es nicht? Muß er dem Patienten seine Krankheit nennen? Muß er das Wort »Krebs« aussprechen? Eine alte Streitfrage, die immer wieder aufgeworfen wird. Beginnen wir mit den zahlreichen Argumenten gegen die Wahrheit.

1. Krebs ist tödlich, jeder Krebskranke hat den Tod in sich. Soll man ihn in die Verzweiflung stürzen? Der Mensch ist bekanntlich das einzige Lebewesen, das weiß, daß es sterben wird. Aber es weiß nicht, wann. Warum soll eine bestimmte Kategorie von Menschen auch das noch erfahren, eben die Krebskranken, die damit gewissermaßen, wenn man so sagen kann, privilegiert wären? Warum sollte man ihnen den Tod zum täglichen Begleiter machen? Das Qualvolle an der Todesstrafe ist nicht der Tod selbst, sondern das tägliche Warten auf den Tod, ohne genau zu wissen, wann er tatsächlich kommt.

2. Wenn ein Krebskranker wieder gesund wird, was hätte ihm dann die Wahrheit über sein Leiden genutzt? Man hätte ihm ganz unnötigerweise Angst gemacht, und er würde sein ganzes weiteres Leben lang die Sorge vor einem Rückfall nicht mehr los.

3. Wenn ein Krebskranker nicht mehr gesund wird, einen Rückfall erleidet oder sein Zustand sich verschlechtert, falls er die Wahrheit erfährt, wie soll man sich dann verhalten? Sagt man ihm alles, nimmt man ihm jede Hoffnung und macht sich zum Sprachrohr seines brutalen Schicksals. Gibt man ihm aber zu verstehen, daß die Lage zwar nicht sehr gut, doch unter Umständen auch wieder nicht allzu schlecht sei, versucht man, seine Stimmung zu bessern, indem man etwas erfindet – kurzum, lügt man ihn an –, so tut man das eben als Arzt, das heißt als einer, der sich bemüht, es ihm leichter zu machen.

4. Wenn sich die Dinge zum Schlechten wenden und einem die Lüge dann doch nicht erspart bleibt, warum dann so lange warten? Lügen wir lieber von Anfang an, im schlimmsten Falle kommen wir doch nicht darum herum!

5. Wenn der Kranke die Wahrheit über seinen Zustand kennt,

fällt es den Menschen in seiner Umgebung nicht etwa leichter, sich ihm gegenüber richtig zu verhalten, im Gegenteil. Mit der Lüge zu leben mag verwerflich sein, aber gehört die Lüge nicht ohnehin gewissermaßen zum üblichen sozialen Verhalten? Wenn der Kranke Bescheid weiß, verhalten sich die Menschen in seiner Umgebung gezwungenermaßen in einer Weise, die ihn noch mehr isoliert. Sie wechseln das Thema, wenn er auftaucht, und das merkt er natürlich, er spürt, daß sie anders mit ihm reden, ihn anders ansehen, ihm etwas verbergen wollen. Dabei weiß er besser als jeder andere, wie begrenzt seine Zukunft ist. Hat man das Recht, freundschaftliche und liebevolle Beziehungen auf diese Weise in bloße Mitleids- und Höflichkeitsformen zu verwandeln?

Einem Krebskranken die Wahrheit zu sagen heißt letztlich, ihm seinen Tod anzukündigen. Es ist schlicht gesagt barbarisch. Wird er wieder gesund, so lebt er fortan in der Angst vor einem Rückfall, und man hat ihm unnötigerweise Angst gemacht. Ist er unheilbar, so stürzt man ihn mit der Wahrheit nur in Verzweiflung. Am besten sagt man überhaupt nie die Wahrheit. In einer Welt, in der fast alle lügen, ist es unmöglich, die Wahrheit für eine bestimmte Kategorie von Menschen zu reservieren, nämlich ausgerechnet für die, die am meisten leiden.

Die Argumente gegen die Lüge

Sollen wir also lügen? Ist das gar eine Pflicht, ja die absolute Pflicht der Menschlichkeit? Es gibt auch etliche Argumente dagegen.

1. Es geht um die Sache des Kranken, um »seine« Krankheit. Der schlichte Respekt vor seiner Würde verlangt, daß man einem Menschen sagt, woran er ist. Warum sollte der Krebskranke als einziger nicht das Recht haben, etwas zu wissen, was ihn so wesentlich betrifft: daß die Krankheit sein ganzes Leben (sein berufliches, privates, sexuelles usw.) zumindest verkürzen, wenn nicht gar beenden wird?

2. Der Kranke hat möglicherweise Entscheidungen zu treffen, die nach seinem Tod für das Leben anderer Menschen bedeutsam sind.

Gewiß sollte eigentlich jedermann seine Angelegenheiten stets in Ordnung halten. Wer mit seinem Testament erst wartet, bis der Tod nahe ist, darf sich nicht beim Arzt beschweren, wenn ihm dann keine Zeit mehr verbleibt. Jeden Morgen kann jeder von uns den Tod bei einem Verkehrsunfall finden, wir sind von zahllosen Gefahren bedroht.

Gewiß, aber all diese Gefahren unterliegen dem Zufall. Die meisten Menschen leben, als ob sie nie sterben müßten. Hat indessen einer Krebs, so weicht der Zufall dem so gut wie sicheren Schicksal. Das Ende ist nahe, es läßt sich vorausbestimmen, es gilt, die letzten Anordnungen zu treffen. Dazu muß einer wissen, woran er ist.

3. Auch wenn der Arzt dem Krebskranken nichts sagt und ihn anlügt, wissen gleichwohl die Angehörigen, die Freunde und Nachbarn, daß er wahrscheinlich bald sterben wird. Nur er selbst weiß es nicht, nur die anderen kennen sein Schicksal. So erging es zum Beispiel einer jungen Frau, die in einem Dorf lebte und sich wunderte, ja manchmal sogar beunruhigt war, als ihr plötzlich von allen Seiten eine ganz außerordentliche Freundlichkeit entgegengebracht wurde: Alle wußten, daß ihre Tage gezählt waren, nur sie selber nicht. Das Schlimme ist also nicht, einem Patienten die Wahrheit zu verheimlichen, sondern ihm zu verbergen, was die anderen längst wissen. Solch eine Situation verfälscht alle Beziehungen, Mitleid und Heuchelei schleichen sich ein. Dem Kranken muß begreiflich gemacht werden, was er begreifen kann und will. Wenn er die Wahrheit nicht hören *will*, ist das seine Sache. Dann ist er selbst verantwortlich für die Lüge, nicht mehr der Arzt oder die Familie.

4. Die ärztliche Standesordnung fordert in Frankreich das Berufsgeheimnis, sie verbietet also, daß die Diagnose jemand anderem als dem Kranken selbst mitgeteilt wird. Bei Krebs wird dieses Verbot jeden Tag übertreten, und wie jede andere Gesetzesübertretung ist das illegitim. Kann oder will man die Diagnose dem Kranken nicht sagen, so darf man sie also auch sonst niemandem enthüllen. Oft beschließt aber der Arzt aus verschiedenen sozialen oder persönlichen Gründen, sie einem Angehörigen oder Freund des Patienten mitzuteilen.

Handelt es sich bei dem Kranken um ein Kind, so ist die Lage noch relativ einfach: Die Eltern haben das volle Recht auf die Wahrheit, und es kann ohnehin nicht davon die Rede sein, einem Kind die Wahrheit zu sagen. In Memphis, USA, werden allerdings Kinder mit Leukämie aufgeklärt, wenn sie über acht Jahre alt sind. Die Amerikaner nehmen an, daß der Mensch in diesem Alter beginnt, die Frage nach Tod und Leben zu verstehen. Aber offenbar ist es eine Frage, die manche wohl niemals verstehen werden...

Fast ebenso einfach liegt die Sache bei alten und kranken Eltern. Hier sind die Kinder berechtigt, die volle Wahrheit zu erfahren, auch wenn sie in einer besonders intensiven Beziehung zu ihrem erkrankten Elternteil stehen und ihre Reaktionen folglich nicht immer die glücklichsten sind. Manche hätten wahrscheinlich lieber nichts gewußt. Auch der Kranke bedauert es manchmal, wenn seine Kinder benachrichtigt worden sind.

Schwieriger wird der Fall bei Eheleuten. Es scheint sich zwar anzubieten, den jeweiligen Ehepartner zu unterrichten, doch wie oft ist es falsch, die Diagnose einfach demjenigen Menschen mitzuteilen, der aufgrund einer Eheschließung denselben Namen trägt wie der Kranke. Man sollte sie besser demjenigen eröffnen, der tatsächlich mit ihm sein Leben teilt. Also müßte man den Patienten fragen, mit wem man sprechen soll – und das geht nicht, wenn man sich durch eine Lüge gebunden hat.

Freunde und Angehörige sind über die Krebsdiagnose zutiefst bestürzt, oft tiefer als der Patient selbst. Doch immerhin sind es nicht sie, die leiden. Sie beginnen zwangsläufig sich zu verstellen, und legen sich schließlich ein ganz bestimmtes Verhalten zu.

Am ehrlichsten wäre es also noch, der Familie nichts zu sagen, was man nicht auch dem Patienten sagt. Kann man das Geheimnis nicht mit dem Patienten teilen, so auch mit keinem anderen.

5. Manche sagen, der Patient wolle gar nicht Bescheid wissen. Was daraus zu schließen sei, daß er keine Fragen stelle, aus Unwissenheit oder Scheu, aber auch aus Angst vor der Wahrheit. Dem Arzt, der sich damit rechtfertigen will, antwortet dann aber der Patient, der seine Krankheit selbst herausgefunden hat: »Aber es lag bei Ihnen, Herr Doktor, mich aufzuklären, auch ohne daß ich Ihnen

Fragen stellte. Sie sind es doch, der Bescheid weiß, also hätten Sie es mir sagen müssen!«

6. Das Verhältnis Arzt-Patient wird viel besser, wenn der Patient die Wahrheit kennt. Er versteht die Erfordernisse seiner Behandlung besser, er erträgt die Nebenwirkungen geduldiger, die Verdauungsstörungen und die Übelkeit, die Müdigkeit und den Haarausfall usw. Er nimmt Anteil an seiner Behandlung und verfolgt sie mit mehr Aufmerksamkeit, und am Ende kennt er seine Krankheit fast besser als der Arzt. Das erfordert vom Arzt natürlich mehr Zeit, er muß ängstliche Fragen beantworten, und er muß mit dem Patienten auf gleicher Stufe reden, anstatt vom Katheder seiner Gelehrtheit herab zu dozieren, von den Patienten getrennt durch einen Abgrund von Lüge und Verstellung.

7. Auch den schwer Herzkranken, deren Leben auf dem Spiel steht, wird die Wahrheit nicht vorenthalten. Im Gegenteil, der Herzspezialist malt das Bild oft noch schwärzer, als es in Wirklichkeit ist, damit der Patient seine Lebensweise ändert, sich schont und gewissenhaft auf sich achtet. Kaum ein Herzkranker, der nicht sofort seine Lebensweise ändert und etwa zu rauchen aufhört, wenn er entsprechend ins Bild gesetzt wird. Wer also den Einwand vorbringt, daß einem Krebskranken Angst gemacht wird, wenn man ihm die Wahrheit sagt, möge doch auch an den Herzkranken denken, der sich an die Brust greift und jeden Augenblick fragt, ob sein Herz nicht gleich aufhören wird zu schlagen... Warum gilt für Krebskranke nicht, was für Herzkranke gilt?

8. Hierzulande gibt es keine juristischen Gründe wie in den USA, wo das Prozeßrisiko die Ärzte zwingt, ihren Patienten gegenüber »Farbe zu bekennen«, auch wenn sie düster ist. Ein Rezidivum für einen »ulcus« nach einer Magenoperation genügt dort als Beweis, daß der Chirurg bei der Operation einen technischen Fehler gemacht hat oder der Arzt bei der Diagnose, und schon steht das Urteil fest. Bei uns ist man noch nicht so weit, aber einige Prozesse aus der letzten Zeit lassen vermuten, daß wir bald auch dahin kommen werden und es auch hier zur Gewohnheit wird, die Prognose eher schwärzer zu malen.

9. Wenn der Patient die Wahrheit dann schließlich doch erfährt,

wird seine Angst um so größer sein – man hat es ihm verheimlichen wollen, sein Zustand muß also sehr ernst sein. Wer einmal zur Politik der Lüge entschlossen ist, muß dann auch dafür sorgen, daß der Patient nicht zufällig, aus Versehen oder aus Unachtsamkeit erfährt, woran er ist. Es genügt ein laut gesprochenes Wort im Gang vor seinem Zimmer, ein Krankenbericht, der herumliegt, ein zu auffälliges Vorgehen beim Röntgen – und vor allem gibt es in vollen Wartezimmern immer Leute, die es ganz genau wissen und sich ein böses Vergnügen daraus machen, die anderen aufzuklären.

Die Sprache bei der »großen Visite« auf der Station, die der Chefarzt anführt mit Assistenten, Schwestern und Pflegern im Gefolge, gibt sich mit Vorliebe unverständlich. Es werden Abkürzungen gebraucht, für die Krankheit wie für die Untersuchungen und Medikamente. Dem Kranken kommt zu Recht der Verdacht, daß die hochgelehrten Herren aus der Zeit Molières noch immer nicht ganz verschwunden sind, auch wenn sie keinen Spitzhut und keinen schwarzen Mantel mehr tragen. Die Sprache der Medizin hat das Latein, das keiner verstand, durch einen Geheimcode ersetzt, der wieder nur Eingeweihten vertraut ist. Der Kranke aber verfolgt gespannt den knappen Dialog der Ärzte, die sich über seinen Kopf hinweg unverständliche Stichworte zuwerfen, und versucht krampfhaft, alles zu behalten. Danach läuft er zur Schwester und fragt sie fieberhaft: »Was ist HK? Was heißt Stadium 2? Was ist Angio?« – und wenn er hartnäckig genug bohrt, wird er schließlich erfahren, was mit ihm los ist.

Gesellschaftliche Heuchelei ist es sodann, wenn in einem Land, in dem bei Krebs den Patienten die Wahrheit gewöhnlich verschwiegen wird, die Krebskranken in eigens für diese Krankheit bestimmten Kliniken behandelt werden: Man steckt sie, ohne ihnen zu sagen, daß sie Krebs haben, in Krankenhäuser, in denen ausschließlich Krebs behandelt wird! Wie kann man ihnen dann noch die Wahrheit verheimlichen? Gewiß, über den Eingangsportalen dieser Kliniken stehen nirgends die Worte »Krebs« oder »Krebsbehandlung«, sondern die Namen berühmter Ärzte wie Gustave Roussy, Antoine Lacassagne, Pierre und Marie Curie oder René Huguenin. Aber all diese Ärzte waren Krebsforscher. Man braucht also, wenn man noch Zweifel hat, nur ein Konversationslexikon aufzuschlagen. Oder besser noch einfach ein Taxi zu nehmen:

»Bitte zum Institut Gustave Roussy in Villejuif. Sie wissen doch, wo das ist?«

»Klar, da werden die Krebskranken behandelt.«

10. Heutzutage ist oft die Rede von »Entdramatisierung« oder »Entmystifizierung« dieser schrecklichen Krankheit und vor allem des Wortes Krebs. Die Angst soll verschwinden zugunsten der Vorstellung, daß Krebs zwar nicht eine Krankheit »wie jede andere« ist, was manche zu behaupten die Stirn haben, wohl aber eine Krankheit, die man immer besser zu heilen versteht. Freilich wäre das glaubwürdiger, wenn man tatsächlich ehemaligen und nun geheilten Krebskranken begegnen könnte. Aber wie soll man das, wenn die Geheilten selbst nicht wissen, wovon sie genesen sind? Die einzigen ehemaligen Krebskranken, von denen man hört, sind die »nach langer und schwerer Krankheit verstorbenen«, von denen in Todesanzeigen die Rede ist.

Vollends grotesk ist es schließlich, wenn während einer Fernsehsendung mit Krebsärzten, die über ihr Fachgebiet sprechen, auf allen Pariser Krebsstationen das Licht ausgeschaltet und die Fernsehgeräte abgestellt werden. Die Sendung ist für die Gesunden bestimmt, für die potentiell Krebskranken, *ihnen* wird alles gesagt und erklärt. Wenn sie dann aber wirklich krank werden, verheimlicht man ihnen die Wahrheit, die sie am Tag zuvor noch bereitwilligst serviert bekamen. Mit anderen Worten, der Kranke wird aus der Welt der Lebenden ausgeschlossen.

Kann man sich eindeutig entscheiden?

Was geschieht nun im Spannungsfeld zwischen der furchtbaren Wahrheit und der schonenden Lüge? In den USA sagen die Ärzte bekanntlich oft alles ganz offen, und Spezialisten haben die Reaktionen der Betroffenen studiert. In England wird die Wahrheit nur halb gesagt und das nicht immer. In allen übrigen Ländern wird in der Regel gelogen: in Deutschland, in Italien, in Spanien, in der Sowjetunion, in Japan usw.

Wie reagieren die Kranken in den USA, wenn man ihnen sagt, daß sie Krebs haben? Aus einschlägigen Untersuchungen geht hervor, daß sie sechs Stadien durchmachen:

1. Sie wollen es nicht glauben: Unmöglich, daß ich wirklich so krank bin! Der Arzt muß sich getäuscht haben. Ich werde zu einem anderen gehen und neue Untersuchungen machen lassen. Meine zehn Kilo weniger kommen sicher bloß von der schlechten Ernährung, von der Übermüdung, von den vielen Sorgen. Auf jeden Fall kann *mir* sowas nicht passieren...

2. Sie revoltieren, lehnen sich auf: Warum gerade ich und nicht der Schweinehund von gegenüber, der seine Frau malträtiert? Oder der korrupte Politiker X., der munter seine Mitbürger ausnimmt? Oder der Kriminelle Y. und überhaupt die vielen widerlichen Typen, die bei bester Gesundheit sind?

3. Sie lassen sich auf einen Handel ein, den man vielleicht auch Kampf nennen könnte (da muß man durch, es hilft eben nichts): Wenn ich mit dem Arzt zusammenarbeite, wenn ich die Medikamente brav einnehme, die Operation oder die Bestrahlungen widerspruchslos über mich ergehen lasse, kann ich es schaffen. Ich muß es schaffen! – Der Handel kann allerdings auch summarischer sein: Wenn ich zu allen lieb bin, hilft mir vielleicht der liebe Gott...

4. Der Kranke verfällt in Trübsinn und Trauer, ja fast in Verzweiflung: Er denkt nur noch an seine Lieben und an alles, was er zurücklassen wird. Er ist deprimiert, er sondert sich ab, er klagt und jammert. Dieses Stadium kann bruchlos ins nächste übergehen.

5. Der Kranke wird aggressiv, besonders gegenüber Freunden und Angehörigen, die versuchen, mit dumm gespielter guter Laune gegen die Depression anzugehen: »Na mein Lieber, so schlecht geht es uns doch gar nicht!« – »Wem? Dir vielleicht nicht, aber mir...« Wahrscheinlich braucht er spätestens in diesem Stadium die Möglichkeit, sich vom Leben absondern zu können.

6. und letztes Stadium: Der Kranke akzeptiert seinen Tod. Einige wenige sagen sogar: »Ich nehme ihn dankbar an. Ich bin bereit, bald bin ich erlöst...«

In Frankreich konnten noch keine vergleichbaren Untersuchungen durchgeführt werden, denn wir haben – glücklicherweise – noch keine Experten für den Tod, keine »Thanatologen«. Aber die vorherrschende Haltung der Kranken entspricht fast immer einem dieser sechs Stadien:

Zum Beispiel die Abwehrhaltung eines Intellektuellen, der sich nach gründlicher Lektüre medizinischer Handbücher seine eigene Diagnose stellt und eine sehr raffinierte, aber falsche Erklärung seines Zustands austüftelt, indem er die Symptome, die er bei sich selbst beobachtet, einfach anders interpretiert.

Oder das stille Leiden eines hervorragenden Journalisten, der mehrmals in den USA behandelt, operiert und bestrahlt worden ist und von Anfang an wußte, daß er Krebs hatte. In Frankreich wurden bald Lungenmetastasen bei ihm festgestellt, ein Anzeichen für das nahende Ende. Man riet ihm, noch eine Zeitlang zu arbeiten, sich dann zu erholen und seine Lungen behandeln zu lassen, sagte ihm aber nicht ausdrücklich, daß er immer noch Krebs hatte. Die Behandlung verbesserte seinen Zustand vorübergehend, dann starb er. Eine seiner Kolleginnen schrieb einen schönen Nachruf auf ihn, lobte seinen Mut und betonte, wie recht die amerikanischen Ärzte daran getan hätten, ihm die Wahrheit zu sagen, er habe daraus bis zuletzt die Kraft für seine berufliche Aktivität geschöpft. Einige Monate später begegnet sein bester Freund, der drei Jahre lang mit ihm in den USA zusammengelebt hat, dem französischen Arzt und sagt ihm: »Sie können sich nicht vorstellen, was es für ihn hieß, es zu wissen. Es war schrecklich. Er hat drei Jahre lang furchtbar darunter gelitten...«

Oder die Verzweiflung eines bedeutenden Physikers, der nach drei Jahren zufällig entdeckte, um welche Krankheit es sich bei ihm handelte, und sich noch in derselben Nacht umbrachte. Oder die Depression eines Psychoanalytikers, der erst wieder Vertrauen faßte, als ihm eine bessere Diagnose gestellt wurde – die allerdings nicht der Wahrheit entsprach.

Oder die Verdrängungsversuche eines Psychologen, der wußte, daß er seit fünf Jahren Leukämie hatte. Als das Ende kam, dachte er nur noch daran, eine Gelbsucht zu kurieren, der er alle seine Beschwerden zuschrieb.

Oder schließlich die Selbsttäuschung bei zwei jungen Amerikanern, die in den USA über ihre Krankheit informiert worden waren und daraufhin nach Frankreich kamen, um eine erfreulichere Erklärung ihres Zustands zu bekommen, obwohl er sich ständig verschlechterte.

Alle diese Haltungen lassen sich letztlich auf eine zurückführen: auf die verzweifelte Suche nach einem Hoffnungsschimmer, der mit einem Zusammenbruch endet, wenn alle Hoffnung verloren ist.

Die Verschiedenheit in der Praxis der amerikanischen und der europäischen Ärzte beruht letztlich darauf, daß die Amerikaner glauben, der Mensch werde eines Tages lernen, seinen Tod zu akzeptieren, etwa entsprechend der Denkweise mancher sogenannter primitiver Völker (»Wenn ich tot bin, erhältst du meinen Fuß, du meine Hand und du meinen Kopf...«), während die Europäer das kaum für möglich halten. Für die Amerikaner gibt es kein Problem, das nicht eines Tages gelöst sein wird. Der Mensch hat es geschafft, auf dem Mond zu landen, er erforscht den Weltraum, warum soll er es nicht eines Tages auch schaffen, den Tod zu akzeptieren? Wenn also das Problem ohnehin ansteht, warum sollte man nicht die Etappen überspringen und heute bereits mit seiner Lösung beginnen?

In Europa dagegen hält man bestimmte Probleme für so komplex und schwierig, daß mit einer Lösung kaum zu rechnen ist und man daher besser fährt, wenn man sie einfach leugnet.

Manche behaupten, es gebe Kranke, denen die Wahrheit gesagt werden könne, und andere, die sie nicht erfahren dürften, weil sie ihnen unerträglich sein würde. Wer soll das im Einzelfall entscheiden? Wer kann beurteilen, zu welcher Kategorie ein Kranker gehört, wenn nicht er selbst?

In keinem Falle ist die Entscheidung leicht. Und obwohl ich persönlich inzwischen beschlossen habe, die Wahrheit all denen zu sagen, die sie hören wollen, kann ich Kollegen, die das kategorisch ablehnen (wie ich selbst es fünfzehn Jahre lang getan habe), nicht verurteilen.

Vergegenwärtigen wir uns die möglichen Haltungen des Arztes durch ein paar Sätze, wie sie tatsächlich gefallen sind.

Die nackte, blutige Wahrheit: »Mein Lieber, Sie haben Krebs. Wenn Sie gesund werden wollen, brauchen Sie eine Behandlung.«

Die blanke Lüge: »Es ist nichts Schlimmes; eine kleine Operation, und Sie sind wieder gesund.« Der Patient wacht mit einem künstlichen Darmausgang auf. »Nur eine vorübergehende Öffnung, nach einem Jahr machen wir sie wieder zu.«

Beide Haltungen sind verwerflich, denn beide sind zu schematisch. So sprechen Roboter und nicht Menschen. In beiden Fällen schafft sich der Arzt den Patienten vom Halse, entweder indem er ihn seiner Angst überläßt oder indem er ihn vorerst beschwichtigt, um dann nach ein paar Monaten, wenn neue Schmerzen und neue Beschwerden einsetzen, irgendeine andere Erklärung zu erfinden.

Nichts ist ganz weiß oder ganz schwarz, und so gibt es auch hier nuancierte Antworten knapp an der Lüge und knapp an der Wahrheit vorbei, doch getragen von der Achtung vor der Würde des kranken Menschen: »Ihr Knochenmark funktioniert nicht so recht, da stimmt was nicht, es fabriziert nur noch bösartige Zellen, die vernichtet werden müssen – mit wirksamen, aber gefährlichen Mitteln.« Die Lüge ist durchschaubar.

»Ist es Leukämie?«

»Ja, gewissermaßen.«

»Was soll das heißen? Was wird geschehen...?«

Oder einfach: »Gut, Doktor. Danke.« Mehr will der Patient nicht wissen.

Ein anderer Arzt würde vielleicht sagen:

»Sie haben einen Brusttumor. Bevor man ihn operiert, kann man natürlich nicht wissen, ob es ein gutartiger Tumor, ein Fibrom, ein Adönom oder ein bösartiger Tumor, also Krebs ist. Wenn es so ist, möchten Sie es dann wissen?«

Es kommt vor, daß der Patient dann antwortet: »Nein. Behandeln Sie mich, aber sagen Sie mir nichts dazu.« In diesem Falle ist das Verhalten des Arztes klar.

Will der Kranke jedoch die Wahrheit wissen und fragt nach ihr, so sollte man lieber nicht antworten: »Das hängt davon ab, es gibt

Wahrheit und Wahrheit.« Das wäre Schwindel, es wäre stets eine Lüge. Es gibt immer nur *eine* Wahrheit, die man sagen oder verschweigen kann. Der Patient fragt nicht: »Was ist die Wahrheit?«, sondern: »Was verschweigen Sie mir?«

In *Wahrheit* – das Wort in seiner tiefsten Bedeutung genommen, als Enthüllung der Wirklichkeit –, in Wahrheit meint der Patient, wenn er »die Wahrheit« hören will, stets nur *die positive*. Er will sie wissen, die Wahrheit, aber sie soll erträglich sein. In der Auskunft: »Sie haben Krebs« steckt immer der Satz: »Sie können daran sterben.« Und hier ist die Pflicht des Arztes klar: Er kann nichts mit Sicherheit behaupten, denn weder er noch ein anderer wissen etwas Genaues. Er kennt niemals die Zukunft, es gibt – außer in der allerletzten Phase – immer noch die Möglichkeit einer unvorhergesehenen Besserung. Der Satz: »Sie haben noch sechs Monate, noch ein Jahr, noch drei Wochen« ist immer eine Lüge. Auch der Rückgriff auf die Statistik hilft da nicht weiter. Was soll der Patient mit der Auskunft: »Sie haben zehn Prozent Chancen?« Woher soll er wissen, ob er nicht gerade zu den neunzig von hundert Kranken gehört, die keine Chance mehr haben? Es geht um ihn, um sein Leben, also um hundert Prozent. Sein Leben läßt sich nicht in Prozente zerlegen wie Börsenaktien oder wie die Chancen für ein Pferd im dritten Durchlauf.

Ärzte, die meinen, sie hätten einen Computer im Kopf und bräuchten dafür kein Herz, täuschen sich auf der ganzen Linie: in ihren Prognosen, denn dieser Computer des Lebens und Todes ist niemals unfehlbar, und in ihrer Berufsauffassung, denn sie liefern nur eine eiskalte Rechnung, wo Leben und Wärme erwartet werden.

Pierre Viansson-Ponté
Die Wahrheit ist kein Spiel

Auf Prousts Fragebogen schrieb der Schriftsteller Robert Merle neben die Frage: »Wie möchte ich sterben« als Antwort: »Ich möchte gar nicht.« So denken wir doch alle, nicht wahr? Der Philosoph Jankelevitch sagte einmal: »Wir wissen, daß wir alle sterben werden, aber wir glauben es nicht.«

Was geschieht, wenn man uns den baldigen Tod ankündigt? Das ist die große Frage beim »Spiel der Wahrheit«. Für die Krebskranken wiegt sie schwerer als für alle anderen. Für die anderen Kranken kann der verhängnisvolle Zeitpunkt kaum festgelegt werden. Es ist fast immer unmöglich, etwa einem Herzkranken oder einem Rheumatiker noch drei Monate, sechs Monate, ein Jahr zu »geben«, ohne sich dabei zu irren. Bei bestimmten Krebskranken läßt sich jedoch, wie uns gesagt worden ist, eine genauere Prognose, eine äußerste Frist angeben, jedenfalls in der Endphase.

Die Wahrheit ist kein Spiel, und diese Frage ist entscheidend. Denn mag der Tod auch vom Schicksal abhängen, so ist die Wahrheit Sache des Menschen: des »wissenden« Arztes und des Patienten, der Bescheid wissen will oder nicht. Und der Teufel behält hier sein Recht, denn man kann, ja man muß in jedem Fall eine Wahl treffen: zu reden, zu schweigen oder zu lügen.

Die Verantwortung für diese Wahl ist eine der beiden grausamsten und dramatischsten, die auf den Schultern des Arztes lasten; die andere ist die der Euthanasie, wie wir im nächsten Kapitel noch sehen werden. Angesichts der Krankheit ist sein Weg klar: Er kämpft mit allem, was in seiner Macht steht, um den Kranken zu heilen, seinen Zustand zu verbessern, die Stunde seines Todes hinauszuzögern. In der Mehrzahl der Fälle gibt es hier glücklicherweise keine Fragen. Außer eben nur diese: »Was sage ich meinem Patienten?« Und es ist klar, daß dieser Moment der Wahrheit für den Krebsarzt viel häufiger eintritt als für jeden anderen Arzt, nämlich bei zwei von drei Patienten, da ja bisher nur jeder dritte geheilt werden kann.

Doch am Bett des zum Tode Verurteilten steht der Arzt nicht ganz ohne Entscheidungshilfen. Zunächst wird er bei bestimmten Patienten gar nicht mehr vor die Wahl gestellt. Sodann wird ihm bei anderen die Entscheidung durch den Patienten selbst erleichtert, wenigstens bis zu einem gewissen Grade. Und schließlich gibt es trotz allem immerhin ein Kriterium, ein einziges, das seine Entscheidung bestimmen kann und muß.

Die Wahl stellt sich nicht, zumindest scheinbar nicht, bei einem Patienten, der schon Bescheid weiß, sei es, weil man ihn von Anfang an über Natur und Verlauf seiner Krankheit informiert hat, sei es, weil er irgendwann selber darauf gekommen ist, wie es mit ihm steht. Gleichwohl muß die Aussage noch nuanciert werden: Die Wahrheit über die Diagnose ist nicht gleichbedeutend mit der Wahrheit über den Ausgang, und in der Praxis ist es durchaus ein Unterschied, ob man sagt: »Sie haben Krebs« oder: »Sie werden sterben« – auch wenn das erste nicht selten das zweite bedeuten kann.

Oft kommt es auch vor, daß ein Patient zwar genau informiert worden ist, aber sich plötzlich weigert, das Unvermeidliche anzuerkennen. Es hat Ärzte gegeben, die sich selbst die Diagnose gestellt und ihre Behandlung festgelegt, die im voraus alle Stadien beschrieben hatten, die sie durchlaufen würden – und plötzlich verwarfen sie ihre eigenen wohlfundierten Erklärungen, bezichtigten sich selbst und ihre Helfer des Irrtums, stellten eine ganz andere, weniger alarmierende These mit einem Minimum an Wahrscheinlichkeit für den Verlauf ihrer Krankheit auf und wehrten sich bis zum letzten Atemzug gegen ein Schicksal, das sie gleichwohl präzise vorausgesagt hatten. So wird es zum Beispiel berichtet von einem Leibarzt de Gaulles, der einige Jahre vor seinem berühmten Patienten starb. Diese extreme Abwehrreaktion ist jedoch nicht das Problem des behandelnden Arztes, denn sie bezeugt unzweideutig den wenn auch späten Willen, nichts zu wissen.

Das bringt uns zur zweiten Möglichkeit: Der Kranke will ausdrücklich nicht Bescheid wissen. Er sagt es laut bei jeder Gelegenheit: Es rede keiner mit ihm über seine Krankheit, er will ihren Namen nicht hören, er will nichts erfahren über seine Behandlung und schon gar nicht über seine Aussichten, man tue sein Bestes zu seiner Heilung und lasse ihn ansonsten gefälligst in Ruhe. Selten wird das so klar zum Ausdruck gebracht, aber wenn, dann gibt es keine Fragen mehr, dann herrscht nur noch Schweigen. Auch hierzu gibt es Beispiele, die einen nachdenklich stimmen: Georges Mathé, Direktor des Krebsinstituts von Villejuif, erklärte im Dezember 1976 gegenüber dem Wochenmagazin »Paris-Match«, er wolle keinesfalls unterrichtet werden, wenn er eine tödliche Krankheit hätte – und natürlich sollten auch die unheilbar Kranken keinesfalls unterrichtet werden.

Bei der dritten Möglichkeit, der genau entgegengesetzten Reaktion des Kranken, ist man bereits auf unsicherem Gelände. Der Patient fordert die Wahrheit: Man mache endlich Schluß mit den frommen Lügen, dem peinlichen Schweigen, den halben Eingeständnissen, und sage ein für allemal, was los ist, wieviel Zeit ihm noch zu leben bleibt. Hier gibt es zwei Meinungen unter den Ärzten. Die einen behaupten, er wolle in Wirklichkeit gar nicht die Wahrheit hören, sondern ganz einfach, daß er gar keinen Krebs habe. Die anderen sagen, der Patient hätte als erster und einziger ein Recht auf Information, und wenn er eine ehrliche Antwort verlange, müsse man sie ihm auch geben; im übrigen wisse er ohnehin schon Bescheid, wenn er so fragt, vielleicht ohne es sich eingestehen zu wollen... Notieren wir nebenbei, daß die ärztliche Standesordnung in Frankreich nicht nur das Berufsgeheimnis gegenüber Dritten verlangt, das keiner respektiert, sondern auch verbietet, einen unheilbar Kranken über seinen Zustand zu informieren.

Und nun der Grenzfall, der für den Arzt zweifellos der schwierigste ist: Der Patient hat keine Ahnung, er verlangt auch weder Erklärungen noch Stillschweigen, aber er wird sterben. Sicher ist das der häufigste Fall, und hier wird der Arzt tatsächlich vor eine Entscheidung gestellt, die nur er allein treffen kann.

Er kann das Geheimnis verraten, aber nicht dem Patienten, sondern einem Freund oder Angehörigen, und sich die Hände in Unschuld waschen; die Sorge um das richtige Verhalten wird damit auf den Ehepartner des Kranken, auf die Eltern oder die Kinder abgeschoben. Muß das als Zeichen von Schwäche beurteilt werden? Nichts ist normaler, als diejenigen, die sich auskennen, um ihre Meinung zu fragen; die Entscheidung zu treffen und zu handeln, kommt jedoch nur dem Arzt zu.

Ein anderes Vorgehen, das leider häufig ist, besteht darin, sich zurückzuziehen, Schweigen zu wahren, im Unbestimmten zu verharren, rasch weiterzugehen und den Blick abzuwenden. Der Arzt verläßt sich auf den Zufall, auf eine Krankenschwester, auf ein unvorhergesehenes Ereignis, er verschafft sich billig ein gutes Gewissen, indem er sich sagt: »Ach was! Wenn er es eh schon weiß, wozu es ihm dann noch ausdrücklich bestätigen, solche Gespräche sind immer peinlich. Und wenn er es nicht weiß, wozu das Risiko auf sich nehmen, es ihm zu sagen, das ist nie leicht und immer unangenehm...« Bequemes Alibi, Rückzug in die Unverbindlichkeit.

Bei alledem gibt es jedoch ein Kriterium, das der Entscheidung des Arztes zumindest die Richtung weisen müßte. Es ist immer dasselbe, und es wird viel zu leicht vergessen: *das Interesse des Kranken*. Denkt der Arzt nur an sich selbst, will er nur sich selber Schwierigkeiten ersparen, wenn er sich auf diese Weise vor dem Augenblick der Entscheidung drückt? Ist es nur für ihn »nie leicht und immer unangenehm« und schließlich auch unnötig oder gar gefährlich? Nicht auch für den Patienten?

Es ist bequem zu behaupten, wie manche Psychologen es tun, daß der Arzt, wenn er ausweicht und Fragen umgeht, wenn er nicht entscheiden und handeln will, im Grunde Angst hat vor einer Wahrheit, durch die er sich auf seine eigene menschliche Lage zurückgeworfen fühlt, die ihn an seinen eigenen Tod erinnert. Diese sehr feinsinnige Erklärung ist von vielen Ärzten geradezu mit Begeisterung übernommen worden. Leider deutet so gut wie alles darauf hin, daß sie falsch ist.

Falsch, aber so praktisch und, wie es scheint, sogar ehrenwert: Wir alle sind sterblich, auch ich, der Arzt, werde eines Tages sterben, wie Sie, der Patient, sterben werden. Daher habe ich Angst, genauso wie Sie, und diese Angst lähmt mich. Sie sehen also, ich bin ein Mensch wie jeder andere, ein Mensch wie Sie... Mehr noch:

Manche Ärzte, so wird behauptet, fühlten sich ihrem Patienten so stark verbunden, daß sie den Gedanken an seinen Tod nicht ertrügen... Und noch einen Schritt weiter: Der Tod bedeutet stets ein Versagen des Arztes, der Arztberuf impliziert eine Mystik des Lebens – wieso also sollte gerade der Arzt sich zum Boten des schlimmen Verhängnisses machen?

Hier geht es entschieden zu weit: Es fehlt nicht mehr viel, und es ist der Arzt, dem unser Mitleid gebührt!

Sehen wir uns nun die oben gegebene Liste der Argumente für und gegen die Wahrheit genauer an. Sie wären gewiß auch anders zu formulieren, die Liste ließe sich fortsetzen. Daß zehn Überlegungen auf der einen Waagschale und nur fünf auf der anderen zu finden sind, so daß die Gründe für die Wahrheit zu überwiegen scheinen, besagt nicht viel: Es geht um eine qualitative, nicht um eine quantitative Argumentation. Aber eins gibt bei dieser Gewissenserforschung – denn darum handelt es sich offensichtlich – doch zu denken: Bei dem, was *gegen* die Wahrheit spricht, geht es in drei bis vier von fünf Punkten mehr um den Arzt als um den Patienten. Bei dem, was *für* sie spricht, geht es in sieben bis acht von zehn Punkten hauptsächlich um den Patienten.

Man wird zu recht einwenden, daß dies alles noch nicht genügt, daß eine solche Analyse in vielem anfechtbar ist, daß Instinkt, Temperament und Persönlichkeit, daß die jeweiligen Umstände und das Nichtgesagte, Nichtausgesprochene, aber Spürbare letztlich wichtiger sind als eine Beweisführung, die streng sein will, doch bei einer solchen Frage eben nicht streng sein kann. Man wird auf den alten Konflikt zwischen Mitleid und Wahrheit verweisen und sogar auf die alte Volksweisheit, daß nicht jede Wahrheit sagbar ist. Aber soll man deswegen die Lüge vorziehen?

Ein entschiedener Gegner der Wahrheit unter den Krebsärzten, Professor Lucien Israël, erhielt von zwei Patienten ganz verschiedene Antworten, als er eine Operation vorschlug und ihnen eine Gnadenfrist gab, falls sie zustimmten.

»Operieren Sie mich, noch etwas weiterleben ist auf jeden Fall besser«, sagte der eine.

Und der andere: »Operieren Sie mich nur, wenn Sie sicher sind, daß ich mindestens noch ein Jahr leben werde. Wenn es nur darum geht, mein Leben um drei oder vier Monate zu verlängern, dann nicht. Ich habe alles geregelt, ich habe meinen Frieden mit der Welt gemacht, ich sterbe lieber.« Und während derselbe Krebsarzt fest auf seinem Standpunkt beharrt, beschuldigt er in zweifacher Hinsicht das »lateinische Temperament«: Einerseits gebe es den Patienten eine größere Sensibilität für den Tod als das angelsächsische, andererseits hätten die Ärzte in den romanischen Ländern eine natürliche Neigung, die Lüge zu übertreiben...

Man könnte hier unzählige Anekdoten und authentische Erfahrungsberichte anfügen, auch solche, die Ärzte selbst erzählt oder in ihre Bücher geschrieben haben, und man würde feststellen, daß man kaum weitergekommen ist, daß die Argumente und Beispiele für die eine Richtung stets von denen für die entgegengesetzte wettgemacht und widerlegt werden.

Das ist bereits eine erste Lehre: Aus den Präzedenzfällen läßt sich keine unter allen Umständen und ein für allemal gültige Verhaltensregel ableiten, sie sind völlig widersprüchlich und lassen keinerlei Schluß zu.

Gehen wir also weiter. Man hat in Anlehnung an ein berühmtes Wort gesagt, die Gesundheit sei eine viel zu ernste Sache, als daß man sie allein den Ärzten überlassen dürfte. Gilt nicht dasselbe auch für die Wahrheit? Schließlich ist sie ja nicht Eigentum des Arztes, er ist nur ihr Verwalter, wie er der Garant für die richtige Pflege des Kranken ist. Sie gehört in erster Linie dem Kranken, und man kann nicht ohne sein Einverständnis über sie verfügen. Ihm zuerst steht die Entscheidung zu, ob er sie hören will oder nicht.

Dem Arzt kann der Vorwurf gemacht werden, daß er seine Verantwortung auf andere abzuwälzen versucht – auf die Familie, das Pflegepersonal, den Zufall. Doch er braucht sie auch nicht ganz und ungeteilt zu tragen, damit würden wir ihn überfordern. Versuchen wir lieber, uns in seine Lage zu versetzen, wie er sich soweit wie möglich in die Lage des Kranken versetzen muß, dann werden wir klarer sehen.

Der schwierigste Weg, der den größten Mut erfordert, ist immer der, den man allein gehen muß. Schwindeln, lügen, sich aus dem Staub machen – das heißt um jeden Preis die Rolle des Hohenpriesters der Wissenschaft, des großen Magiers der Gesundheit aufrechterhalten wollen, es heißt verhehlen, daß man nicht alles weiß, nicht alles kann, nicht allem gewachsen ist, es heißt der magischen Seite der Medizin den Vorzug geben. Der einzig aufrechte und mutige Weg ist der Weg der Ehrlichkeit. Er ist zugleich auch der unbequemste.

Wir sind weit davon entfernt, diejenigen Ärzte hier anzuklagen, die sich dazu entschlossen haben, nie die Wahrheit zu sagen. Wenn sie diese Haltung bewußt gewählt haben und ihren Beruf – pflegen und heilen so gut es geht, Leiden ersparen und wenn es sein muß, sterben helfen – nach besten Kräften ausüben, hat niemand das Recht, sie zu verurteilen. Desgleichen sind natürlich auch jene Patienten hier auszunehmen, die ausdrücklich nichts wissen wollen. Doch die anderen? Müssen sie nicht vorbereitet und ins Bild gesetzt werden, etwa indem man versucht, aus dem Herzen mit ihnen zu sprechen, ohne durch brutale Enthüllungen, durch Bemerkungen, die jeder Menschlichkeit, jeden Taktgefühls entbehren, ihre Angst zu vergrößern? Es komme hier keiner mit der ärztlichen Standesordnung, eine allzu leichte Ausrede in einem Land, in dem die gesetzliche Regelung aller Fragen fast ein nationales Laster ist! Gerade in dieser so schwierigen Frage muß jede Zwangsregel abgeschafft werden, welcher Natur sie auch sei. Jeder Arzt muß sich frei entscheiden können, er darf weder – im Namen wessen auch? – zum Schweigen noch zum Reden verpflichtet werden.

Nur so wird es allein vom Gewissen und von der Fähigkeit, vom Mut und von der Größe jedes einzelnen abhängen, wie er sich verhält. Nur so werden wir Patienten unseren Tod, den man uns genommen hat, wiederbekommen.

Denn der Tod hat sich gewandelt mitsamt dem Bild, das wir uns von ihm machen, und der Art, wie wir ihn erwarten. Philippe Ariès datiert diesen Wandel in seinen hervorragenden »Studien zur Geschichte des Todes im Abendland« (München 1976) auf ungefähr 1930.

Bis dahin war der Tod eine Art öffentliche Zeremonie, die letzte und feierlichste des Lebens. Der Mensch, der vor dem Ende stand, hatte seine Angelegenheiten geregelt, er hatte sein Testament gemacht und die Sterbesakramente empfangen. Er wußte, daß die Stunde nahe war, er hoffte, das Warten werde nicht allzulange dauern, und im allgemeinen dauerte es dann auch nicht mehr lange. Die Seinen, die Familie und die Freunde, versammelten sich und traten der Reihe nach an sein Bett, um ihm »Beistand zu leisten«.

War der letzte Atemzug getan, so wurden die Spiegel verhängt, die Uhren angehalten und schwarze Tücher über der Haustür befestigt. Der Tote wurde gewaschen und hergerichtet (von Frauen, deren Beruf das war), und die Totenwache begann. Die Todesnachricht wurde an die Tür geschlagen und in der Presse bekanntgegeben. Verwandte, Bekannte und Nachbarn machten ihre Runde durch das halbdunkle Zimmer, in dem der Leichnam aufgebahrt lag, sprengten mit Weihwasser das Kreuzzeichen über ihn und tauschten mit den nächsten Angehörigen ein paar tröstende Worte aus. Aufbahrung, Sarglegung, Totenmesse und die Beerdigung, die bis zum Friedhof mitzumachen man als eine Pflicht empfand, wurden begleitet von weiteren Segnungen und Kondolenzbezeugungen. Man trug sich ins Totenbuch ein, hinterlegte seine Karte und schickte der Familie Beileidsbriefe, dann kamen die Danksagungen für alle, die an der Trauer teilgenommen hatten. Man trug schwarze Kleider und enthielt sich aller Vergnügungen. Die Halbtrauer und die Messe am Ende des Trauerjahres verlängerten die Erinnerung an den Dahingeschiedenen.

Seit ungefähr einem halben Jahrhundert sind all diese Rituale zunehmend vereinfacht worden und schließlich fast ganz verschwunden, zumindest in den Städten, mögen sie auch auf dem Lande zum Teil noch weiter bestehen. Wer heutzutage im Sterben liegt, weiß es oft gar nicht. Er ist seiner Rechte verlustig gegangen und wird wie ein Kleinkind oder ein Schwachsinniger behandelt: Man verheimlicht ihm die Wahrheit. Außerdem kann es sehr lange dauern, bis er endlich stirbt, und dann wird man es bald müde, einen bewußtlosen

Körper aufzusuchen, der an Schläuchen hängt und nicht mehr der Mensch ist, den man gekannt und geliebt hat, sondern nur noch eine Art monströse Maschine. Man kehrt ihm den Rücken zu, um so mehr, je länger es dauert. Und irgendwann in der Nacht, wenn niemand dabei ist, geht er hinüber. Aus.

Ein solcher Tod erwartet heute jeden zweiten von uns. In einer bemerkenswerten Artikelserie unter dem Titel »Der Arzt vor dem Tod« las man im Mai 1975 in »Le Monde«, daß jeder zweite heutzutage im Krankenhaus oder im Altersheim stirbt, die anderen größtenteils auf der Straße, meistens durch Unfall, und nur die wenigsten, weniger als jeder vierte, zu Hause im Bett. Was früher die Regel war, der oben beschriebene friedliche Tod, ist heute zur Ausnahme geworden. Kein Wunder schließlich, wenn man bedenkt, daß zwei von drei Sterbenden heute Greise in einem mehr oder weniger fortgeschrittenen Stadium physischen und geistigen Verfalls sind, die sieben von zehn Krankenhausbetten belegen. In Frankreich gibt es mehr als sieben Millionen Menschen, die über 65 Jahre alt sind, mehr als zwei Millionen Achtzig- bis Neunzigjährige, und drei Viertel der über Sechzigjährigen haben noch ältere Verwandte, die sie womöglich pflegen müssen.

Doch ist dieser »neue« Tod wirklich so grauenvoll, so erschrekkend, daß man nicht über ihn sprechen und ihn erst recht nicht denen ankündigen darf, die ihn erleiden werden? Daß sie also um keinen Preis die Wahrheit erfahren dürfen? Worauf beruht diese Überzeugung, die so unentwegt wiederholt wird, wieso ist diese Auffassung vom Tod so fest in unseren Köpfen verankert?

Sie beruht in erster Linie auf der Aussage der Ärzte, die sie am nachhaltigsten vertreten, die ihre Hauptanwälte sind – viele von ihnen jedenfalls, wenn nicht alle.

Ein Verdacht erhebt sich: Ist der »Krankenhaustod« etwa nur eine Verschleierung der Realität? Ist das Tabu etwa nur ein Vorwand, um dem Problem, wie es sich den Gesunden stellt, nicht ins Auge sehen zu müssen? Die Ärzte, die den Blick abwenden, die Familie, die sich auf Zehenspitzen entfernt, das Pflegepersonal, das sich über einen Patienten ärgert, der einfach nicht sterben will –

bringen sie damit nicht ihre eigenen Gefühle und Reaktionen, ihre eigenen Phantastereien über den Tod zum Ausdruck?

Also fragt man sich, ob da nicht ein schrecklicher Irrtum vorliegt, ein gewaltiger Betrug, ein unfreiwilliger natürlich. Daß die Angst vor dem Tod den denkenden Menschen sein Leben lang verfolgt, ist das natürlichste von der Welt, es ist nichts Neues. Daß er beim Nahen des Todes Bedauern empfindet, aus dem Leben scheiden zu müssen (was übrigens durchaus nicht immer der Fall ist), gesteht man ihm gern zu. Aber gilt nicht für die meisten, wenn nicht gar für alle das Gegenteil dessen, was ständig behauptet wird? Sehen die Menschen heutzutage dem Tod, ihrem Tod, nicht eher fester und bestimmter ins Auge als früher?

Die einstigen Rituale und Zeremonien hatten einen gesellschaftlichen Zweck, der für die Zurückbleibenden, die Familie, die Umwelt letztlich das wesentliche war. Für den Sterbenden selbst stellten sie aber wohl nur eine Art Theatervorstellung dar, die ihn ablenken sollte, eine Aufforderung, das Untragbare zu ertragen und bis zuletzt die Traditionen, Gewohnheiten und Höflichkeitsregeln – im Grunde die reine Heuchelei – zu bestätigen, mit denen er gelebt hatte, indem er, wie man sich ausdrückte, einen »schönen Tod« starb. Als er bis zuletzt seine Rolle zu spielen hatte, während alle um ihn herum es sich angelegen sein ließen, der ihren zu entsprechen, wie der Brauch es forderte – war er da nicht auf andere Weise ebenfalls anästhesiert, ein Gefangener seiner Rolle als Sterbender, also dem Tod abgewandt? War das nicht nur eine andere Art, ihm seinen Tod zu nehmen, ihn daran zu hindern, seine Wahrheit zu erkennen, indem man seinen Tod verbrämte?

Niemals, so versichert eine fast einsame Stimme, die des Pfarrers André Dumas, ist der Todesgedanke den Menschen so vertraut gewesen wie heute, nie haben so viele im voraus gewußt, daß sie sterben werden, wie sehr man es ihnen auch verheimlichen mag, niemals haben so viele so fest dem Tod ins Auge gesehen. Hat er am Ende recht?

Dann würde sich die große Frage der Wahrheit allerdings nicht in Begriffen stellen, wie sie die ärztliche Standesordnung benutzt. Es würde sich nicht mehr die Frage der schrecklichen Todesangst des

Patienten stellen, eines Patienten, der in drei von vier Fällen genau weiß, daß er dem Ende seines Lebens nahe ist, und der außerdem oft schon seit Jahren über seinen Tod spricht, ohne sich dabei viel zu denken, oder der ihn in einigen Fällen sogar herbeiwünscht. Natürlich ist es eine andere Sache, so abstrakt darüber zu sprechen, als zu wissen, daß die Stunde gekommen ist, handelt es sich doch dann um eine tatsächlich bevorstehende, unausweichliche Realität und nicht mehr bloß um eine Annahme für die ferne Zukunft.

Gewiß sträuben sich einige, wehren sich mit allen verbliebenen Kräften gegen eine Wahrheit, die sie nicht ertragen. Ihnen, wiederholen wir es, kann und darf nicht gesagt werden, wie es um sie steht. Doch all die anderen, die unruhig fragen, auch wenn sie nur beruhigt sein wollen, die schweigend Bescheid wissen, die Bescheid wissen möchten und es schon ahnen – sie alle haben doch wohl ein Recht darauf, bis zuletzt wie Menschen behandelt, nicht getäuscht und belogen zu werden!

In Wirklichkeit stellt sich das Problem schon vorher. Wenn der Arzt dem Patienten nicht längst gesagt hat, an welcher Krankheit er leidet, wird er die Frage nach der »Wahrheit der letzten Momente« kaum noch beantworten können.

»Wir müssen den Tod akzeptieren«, schreibt Jean Lhermitte, der große französische Spezialist für multiple Sklerose, und er weiß, wovon er spricht. »Jeder Mensch hat das Recht, zu seiner Stunde in Frieden zu sterben. Die Achtung vor dem Leben setzt die Achtung vor dem Tode voraus.« Man denkt an eine der Wandkritzeleien vom Mai 1968 in Paris: »Gott ist tot – Nietzsche« hatte da ein Philosoph des Absoluten mit revolutionärem Schwung an eine Mauer geschrieben. Einige Tage später las man darunter, von anderer Hand hingekritzelt: »Nietzsche ist tot – Gott«...

Dr. Elisabeth Kübler-Rose, eine Schweizer Ärztin, die in den Vereinigten Staaten lebt, hat dort an verschiedenen Krankenhäusern ausführlich untersucht, wie sich Patienten verhalten, die wissen, daß ihnen der Tod bevorsteht, da ihnen – wie in den USA üblich – die Wahrheit gesagt worden ist. Ihr verdanken wir die Beschreibung jener sechs Stadien, die uns oben vorgestellt worden sind.

Wie werden nun diese sechs Stadien von Patienten durchlebt, denen die Wahrheit *nicht* gesagt worden ist? Das erste Stadium, das Nichtglaubenwollen, tritt meistens trotzdem ein. Wieso, wenn doch der Patient im Prinzip nichts weiß? Einfach deswegen, weil er spürt, was los ist, auch wenn man ihn anlügt, weil er die Wahrheit ahnt, selbst wenn er den Gedanken an den Tod von sich weist. Auch das zweite Stadium, die Revolte, verläuft ganz ähnlich wie in den USA, nur daß die Angst noch grausamer ist, da der Kranke nur ahnt, woran er ist, ohne es sicher zu wissen, da man seinen bohrenden Fragen ausweicht.

Das dritte Stadium, den »Handel«, gibt es nicht, jedenfalls nicht im Prinzip. In der Praxis wissen die Ärzte sehr wohl, daß die peinliche Sorgfalt, mit der manche Patienten ihre Verordnungen befolgen, und die Fügsamkeit, mit der sie sich immer wieder neuen Behandlungen und Operationen unterziehen, ein Ausdruck des Willens sind, nur ja keine Chance zu verpassen und alles zu tun, um die Krankheit zu überwinden. Es gibt also doch einen »Handel«, nur bleibt er unausgesprochen, verdeckt unter dem Mantel der Geheimhaltung. Statt offen und in voller Kenntnis der Lage mit dem Arzt verhandeln zu können, ist der Patient zu einem Handel mit sich selbst verurteilt. Meint man wirklich, er leide und quäle sich dabei weniger, als wenn er offen reden könnte, nachdem man ihm die Wahrheit eröffnet hat?

Auch das Stadium der Trauer und der Verzweiflung stellt sich unweigerlich ein. Und auch hier wieder mit dem einzigen Unterschied, daß die Mauer des Schweigens und der Lüge den Unglücklichen mit seiner Verzweiflung allein läßt. Soll er sie überwinden, wenn er kann, aber nur ja kein Wort darüber, es ist schließlich seine Sache.

Desgleichen das Stadium der Aggressivität, wobei die Gereiztheit und Wut gegen alle – gegen den Arzt, der einem nicht helfen kann und überhaupt ein Versager ist, gegen die Schwestern, die einem vorheucheln, es sei alles gar nicht so schlimm, obwohl man doch ganz genau weiß, daß längst alles verloren ist, gegen die Angehörigen, die in der erzwungenen Lüge befangen sind –, wobei diese Aggressivität nur um so heftiger und selbstzerstörerischer wird. »Er ist vor Wut gestorben«, heißt es manchmal. Gerade dann, wenn es nötig wäre, den Kranken auf seinen Tod vorzubereiten, ihm die Trennung vom Leben zu erleichtern, macht man ihm falsche Hoffnungen und läßt ihm schließlich keinen anderen Ausweg, als seine Richter zu verfluchen, die sich stur weigern, ihm Gerechtigkeit widerfahren zu lassen.

Infolgedessen kommt es nur äußerst selten zu jener heiteren, klaren, fast wunderbaren Hinnahme des Todes, die ihn, dem man bisher nicht ins Gesicht sehen wollte, plötzlich geradezu wünschenswert macht. Man wird um sein Leben gebracht, das ist alles. Wer wollte hier noch bestreiten, daß die Verweigerung der Wahrheit für den Kranken unendlich viel schlimmere Folgen hat als die Offenheit?

Natürlich braucht es Zeit und Einfühlungsgabe, um mit einem Kranken offen zu reden. Die Psychologie hilft da nicht viel, und all die theoretischen Kenntnisse, die man Medizinstudenten und jungen Ärzten in dieser Hinsicht vermitteln könnte, sind zweifellos nur von sehr relativem Wert. Der eine weiß sehr genau, wie er reden und handeln muß, auch wenn er es nie gelernt hat, und dem anderen kann man noch so viel kluge Ratschläge einpauken, er wird sie nie begreifen, geschweige denn in die Praxis umsetzen können. Denn der eine hat die Klugheit des Herzens, und der andere, mag er ein noch so perfekter Techniker sein, ist ein Holzklotz oder ein Rohling.

Bleibt die Frage der Zeit. Die des Arztes ist knapp bemessen, kein Zweifel. Und als Hauptverantwortlicher mag er stärker als jeder andere das Scheitern empfinden, das der Tod eines Patienten für ihn bedeutet, also zunehmend mutlos und verbittert das Verhängnis hinnehmen, ohne bis zuletzt und mit allen Mitteln dagegen zu kämpfen, wie er es eigentlich müßte. Das Pflegepersonal ist oft überlastet und kümmert sich daher vielleicht mehr um einen Patienten, der möglicherweise durchkommt, als um einen, für den ohnehin nicht mehr viel getan werden kann. Allerdings wird uns versichert, daß Schwestern und Pflegerinnen, ja sogar Putzfrauen, die dem ärztlichen Tun doch so fernstehen, den Tod eines Patienten immer als schmerzlich und oft als ein echtes Drama empfinden.

Manche Ärzte schlagen daher vor, man solle das Pflegepersonal ermutigen, sich nicht nur um das körperliche, sondern auch um das seelische Wohl eines Sterbenden zu kümmern. Schwestern und Pfleger würden dadurch mehr Erfahrungen sammeln und ihr berufliches Können auf das psychologische Feld ausdehnen, also besser imstande sein, dem Sterbenden sein Los zu erleichtern. Jeder Patient, der so stirbt, bedeute dann nicht mehr ein Scheitern, sondern einen Fortschritt auf dem Wege zu besserer Kenntnis, zu besserem Umgang mit den entscheidenden Augenblicken, also eine Bereicherung und nicht einen Verlust.

Auf den ersten Blick eine bestechende Vorstellung, doch wie sähe die Praxis aus? Können Verhaltensweisen und Reaktionen des einen Patienten lehren, einen anderen besser zu verstehen? Hilft die Erfahrung des Unglücks, einem weiteren Unglück zu begegnen? Manche verhalten sich dank der Erfahrungen ihres gesamten bisherigen Lebens angesichts des Todes ganz spontan vollkommen richtig. Was würden die Erfahrungen anderer da noch hinzufügen? Andere brechen zusammen oder wenden sich instinktiv ab. Genügt es, sie zehn- bis zwanzigmal mit dem Tod zu konfrontieren, um ihre Reaktionen zu ändern?

Vorerst liegt das alles noch in den Händen des Arztes, der glaubt, nur er allein könne dank seiner Autorität und seines Wissens entscheiden, wie mit einem Sterbenden umzugehen sei. So zum Beispiel Professor Jean Bernard, der im September 1974 auf einem Kolloquium an der Sorbonne erklärte: »Beim Arzt allein liegt die Entscheidung, er muß also bestens Bescheid wissen über diese Probleme, muß tiefe Achtung vor dem Leben und große Nächstenliebe haben.« Nun liegt es ja wohl auf der Hand, daß bei weitem nicht alle »bestens Bescheid wissen« über das Problem des Todes. Die Achtung vor dem Leben wird dann zum Nebelschleier, der genau diesen Mangel an Wissen und diese Unfähigkeit verhüllt. Und Nächstenliebe bedeutet Barmherzigkeit, vom Arzt werden aber nicht christliche Tugenden und gute Werke verlangt, sondern daß er seinen Beruf ausübt. Wie wird einer, der nachts nicht bereit ist, einen angstvollen Anruf entgegenzunehmen, sich ans Bett eines Sterbenden setzen und ihm beistehen können?

Nein, die Entscheidung kann nicht allein beim Arzt liegen. Und in der Praxis ist es ja wohl auch so, daß der Arzt, wenn er sich zum Reden entschließt, es fast nie allein am Ende einer einsamen Überlegung tut. Fast immer hat er zuvor die Meinung aller Beteiligten eingeholt. Nur wenn er sich für das Schweigen entschieden hat, also dafür, sich nicht zu entscheiden, hat er vorher niemanden gefragt.

Noch einmal ist hier zu unterscheiden zwischen der Wahrheit über die Diagnose und der Wahrheit über den Ausgang der Krankheit. Die Diagnose mag noch so grausam sein, sie erlaubt in den meisten Fällen wohl Vorbehalte und Nuancierungen in der Prognose. Die Wahrheit über den Ausgang ist die Ankündigung des nahen Todes. Wie kann der Arzt, mag auch die Verantwortung für die erste dieser Enthüllungen tatsächlich bei ihm liegen, die zweite allein beschließen? Nicht nur das ganze übrige Personal auf der Station, auch die Angehörigen des Patienten, die ihn geliebt haben und beweinen werden, müssen nach ihrer Meinung befragt werden. Die einsame Macht des alleinigen und unfehlbaren Inhabers der Wahrheit, der sich für befugt hält, mit ihr unwiderruflich zu tun, was immer er will, ist eine Illusion, ein Mißbrauch der Macht. Selbst dem zum Tode verurteilten Kriminellen wird, wenn auch erst im letzten Moment, eröffnet, daß seine letzte Stunde geschlagen hat. Warum soll dieses elementare Recht, das absoluteste von allen, dem unheilbar Kranken verweigert werden?

Nein, die Wahrheit ist in der Tat kein Spiel.

VI Der Tod

Léon Schwartzenberg
Sterben

Die Definition des Todes hat sich im Lauf der Jahrhunderte gewandelt. Man hat ihn biologisch definiert (wenn die vitalen Funktionen aussetzen), man hat ihn theologisch definiert (wenn die Seele den Körper verläßt), man hat ihn sogar bürokratisch definiert (wenn ein Totenschein vorliegt). Aus der Sicht eines Totengräbers ist einer tot, wenn er begraben ist. Daneben gab es seit jeher die allgemein menschliche Auffassung, daß der Tod dann eintritt, wenn einer aus dem Gedächtnis derer verschwindet, die ihn geliebt haben. Wahre Unsterblichkeit ist das Fortleben im Gedächtnis und Herzen anderer Menschen.

Heute gibt es auch eine medizinische Definition: Der Tod tritt ein, wenn das verlorene Bewußtsein nicht wiederkehrt. Wenn die Nadeln des Elektroenzephalogramms nur noch gerade Linien zeichnen. Wenn die elektrischen Impulse, die das Leben des Geistes bezeugen, erlöschen.

Den Angehörigen eines Patienten, dessen Gehirn tot ist, der aber noch atmet, den der Arzt und das Gesetz für tot erklärt haben, dessen Herz aber noch schlägt und dessen Blut noch zirkuliert, kann man nur schwer begreiflich machen, daß dieses noch wahrnehmbare Leben nicht mehr sein Leben ist, nicht mehr das Leben eines Menschen, sondern höchstens noch das einer Pflanze. Die Familie würde sie gern noch behalten, diese schöne, achtzehnjährige Pflanze, die vor wenigen Augenblicken von einem Auto überfahren worden ist. Aber Achtzehn ist auch das beste Alter für eine Organspende...

Wie kann man den Opfermut von Eltern debiler Kinder preisen, von Eltern, die ein hilfloses, sabberndes und für alle Zeit infantiles Tierchen am Leben erhalten, wenn man andererseits kein Verständnis für jene Eltern aufbringt, die eine menschliche Pflanze nicht verlieren wollen? Und wo bleibt die sogenannte Achtung vor dem menschlichen Körper, wenn man einem, dessen Gehirn zerstört ist, einfach das Herz, die Nieren, die Leber herausnehmen kann? Wozu dann noch die Friedhöfe? Wozu ein paar Knochen und Muskeln begraben? Wozu die vielen vergeudeten Grünflächen, ein Säckchen Asche würde genügen! Nur wer noch nie einen geliebten Menschen begraben hat, kann den Stein auf jene Unglücklichen werfen, die den Körper ihres Kindes behalten wollen.

Fast möchte man meinen, der Tod sei zu achten. Der Tod in geistiger Umnachtung, der Tod als Kulisse für Leichenfeiern, der gesuchte Tod im Selbstmord? Nein, der Tod ist nicht gut, bloß weil er das Leben definiert. Er ist ganz einfach eine Tatsache, weder gut noch schlecht, und unvermeidlich wie jedes Ende. Nach jedem Satz folgt ein Punkt, das ist weder schön noch häßlich. Doch es ist besser, wenn der Punkt erst am Ende kommt. Wer sich selber tötet, bereitet stets denen Schmerzen, die er verläßt. Sich töten kann eine Mutprobe sein, aber bestünde der wahre Mut nicht eher in der Überwindung der Schwäche? Wer sich umbringt, weil er blind oder impotent oder einsam geworden ist, tut es nicht aus Liebe zum Tod, sondern (wie Montherlant, Hemingway oder Pavese), weil er das Leben so liebt, daß er es in reduzierter Form nicht erträgt. Wer sich umgebracht hat, so heißt es, müsse des Lebens überdrüssig gewesen sein. Depression oder nicht, was heißt überdrüssig? Daß einer keine Freude mehr an dieser Welt hat, weder an anderen noch an sich selbst, an seinem eigenen Körper, daß er nichts mehr fühlt und denkt, nur noch dahin vegetiert.

Selbstmord wird heutzutage respektiert und manchmal sogar verherrlicht. Die halbe Niederlage (denn darum handelt es sich im Grunde immer) wird zum halben Sieg erklärt, da die Entscheidung ja frei gefällt worden sei. Leider hat man nur selten von Menschen gehört, die sich lächelnd umgebracht haben.

Keine Zukunft mehr

Der Mensch ist das einzige Lebewesen, das weiß, daß es sterben muß, die einzige Kreatur, die ihr eigenes Verschwinden bewußt zu erfahren vermag. Man nimmt an, daß die geistige Entwicklung bei

Kindern etwa im Alter von acht Jahren soweit fortgeschritten ist, daß sie den abstrakten Gedanken des Todes und ihres eigenen Verschwindens erfassen können. Für manche ist diese Erfahrung zerstörerisch: Verwirrt, voller Angst und Depressionen denken sie nur noch an ihren Tod und den der Menschen, die sie lieben. Religiös erzogene Kinder wenden sich in diesem Alter an Gott und bitten ihn, sie zu beschützen. Die meisten fangen sich jedoch bald wieder. Die psychischen Schutzmechanismen, mit denen wir schlimme Erfahrungen zu bewältigen pflegen, treten in Kraft. Der Todesgedanke wird ins Unterbewußtsein verdrängt, wo er für den Rest des Lebens verborgen bleibt. Nur beim Tod eines Menschen, der einem nahesteht, bei einer schweren Erkrankung oder einem tragischen Ereignis taucht er womöglich wieder auf. Oder ein Traum bringt ihn wieder zum Vorschein; Todesträume sind bei Kindern nicht selten.

Die Psychologen glauben, daß solche Träume dem Kind helfen, sich unbewußt von Konflikten und Ängsten zu befreien und Krisen zu überwinden – was Freud »Traumarbeit« nannte. Sie haben noch andere Begriffe für die verschiedenen Mechanismen, dank derer wir uns mit unerträglichen Gedanken abfinden: Unterdrückung, Abwehr, Sublimierung, Verdrängung usw., alles Phänomene unserer emotionalen Anpassung. Bei den meisten Menschen funktioniert das System ziemlich gut. Sie würden sonst in ständiger Todesangst leben und vermutlich bald Selbstmord begehen. »Der Weise denkt nie an den Tod, denn jede Weisheit ist eine Weisheit des Lebens und nicht des Todes«, sagte Spinoza.

Über diese Mechanismen hinaus hat der Mensch verschiedene Möglichkeiten erfunden, um mit seinem Tod fertig zu werden: Opfer an die Götter, Zaubertränke, Rituale, und in höher entwickelten Religionen den Trost eines Lebens nach dem Tode, Reinkarnation, Seelenwanderung, Aufstieg in den Himmel. All dies mit dem einzigen Ziel, den Tod nicht als ein Ende, sondern als einen Übergang zu sehen. Einigen hilft es, sie empfinden die Todesangst weniger bewußt und qualvoll, andere geben sich nicht damit zufrieden. Im 20. Jahrhundert, in unseren sogenannten hochzivilisierten Ländern, sind die emotionalen Reaktionen auf eine tödliche Krankheit wie

Krebs immer noch sehr verschieden: Die einen sehen ihm mutig ins Auge, die anderen erstarren vor Angst.

Der Tod ist abscheulich. Besonders der Tod eines jungen Menschen, der unter so großen Qualen stirbt, daß ihm dieser Tod fast wie eine Erlösung erscheint. Der Tod ist niemals an sich bewundernswert, auch wenn man versucht, ihn zu vergeistigen und erträglich zu machen.

Vorbereiten und helfen

Daß der Tod am Ende des Weges steht, ist kein Grund, sich demütig vor ihm zu beugen. Verbeugt man sich vor einem Grenzpfosten oder vor einem Abgrund? Warum nicht auch gleich die sechs Bretter verehren, die einem am Ende des Weges aufnehmen? Manche tun es, dann sind die sechs Bretter aus Mahagoni und goldbeschlagen, und die Bestattungsunternehmer haben ihre Freude daran.

Bigeard hat leider dementiert, einmal gesagt zu haben: »Ein Toter ist ein Idiot.« Leider, denn dieser Satz, der mir zuerst unglaublich dumm und brutal vorkam und dann äußerst klarsichtig, war an einen Soldaten gerichtet, der sich einmal zu oft freiwillig gemeldet hatte. »Wenn du meinst... Aber ich verbiete dir, dich töten zu lassen«, hatte der General gesagt. Wer stirbt, ist im Unrecht. Jeder Kranke, der stirbt, ist eine Niederlage der Medizin; entweder durch einen ärztlichen oder technischen Fehler oder durch einen Mangel an Wissen.

Daß man die Zukunft nicht kennt, hat durchaus sein Gutes. In 65 Prozent aller Fälle ist das Schlimmste am Krebs gerade, daß er keine Zukunft mehr läßt. Kann man jemandem seine Zukunft nehmen?

Manche sagen: »Ich möchte es erfahren, wenn ich nur noch sechs Monate, nur noch ein Jahr zu leben habe.« Doch diese sechs Monate, dieses eine Jahr, das noch bleibt, das ist keine Zukunft mehr, das ist bloß eine leicht ausgeweitete Gegenwart – es ist bereits der Tod. Leben ist nicht Abwesenheit von Tod, das ist eine dumme Behauptung. Leben ist Verdrängung des Todes, Verbannung in weite Ferne und in Vergessenheit. Nicht einfach Negation des Todes.

Es gibt Leute, die Leid und Unglück lieben und meinen, es mache sie größer. Vor diesen Leuten muß man sich hüten. Leid ist nichts Großes, Kummer nichts Edles, Tod nichts Schönes. Leid und Tod sind zersetzend, Kummer ist Gift. Die den Tod lieben, lieben den Unrat. »*Mort à Dieu = merde à Dieu*«, sagte Rimbaud... Seit einiger Zeit scheint der Tod in Mode gekommen zu sein. Das hängt wohl mit dem Verschwinden Gottes zusammen. In unserer Epoche konnten die größten Massaker der Geschichte begangen werden, ohne daß jemand es nötig gefunden hätte, etwas dagegen zu tun. Kommt diese Teilnahmslosigkeit gegenüber der Vernichtung möglicherweise aus dem Wunsch, den Tod zu »entdramatisieren«? Die traditionellen Zeremonien, die Leichenbegängnisse, die Tränen und die bezahlten Klageweiber waren ein Drama, eine dramatische Repräsentation des Todes. Nur die Vorstellung des Dramas, in dem der Tod erlebt wird, macht ihn erträglich. Doch einer Sache Gestalt geben, die in Wirklichkeit keine Gestalt hat, heißt sich darüber im klaren sein, daß wir das Nichts nicht sehen können, wie es ist: Man kann »dem Tod ins Auge sehen«, und man kann es um so besser, als es da gar nichts zu sehen gibt.

Mit dem Tod leben? Gewiß, da wir ihn ja in uns haben. Ihn annehmen und ihn verleugnen, ihn kennen und ihn nicht wahrhaben wollen – in diesen Widersprüchen liegt die ganze Größe, die ganze Spannweite des menschlichen Lebens.

Sterben helfen, was heißt das? Es heißt den Menschen helfen, das Leben zu verstehen und zu lieben, *ihr* Leben, das sie gelebt haben. Man spricht mit ihnen über den Tod, doch über *ihren* Tod müßte man mit ihnen sprechen, das heißt über die Menschen und Dinge, die sie zurücklassen. Und im letzten Moment – gewiß, denn er ist der schwerste – läßt man ihre Hand los. Den letzten Schritt muß jeder allein tun, niemand kann ihn dabei begleiten. – Nur einmal, im KZ Ravensbrück, haben französische Schwestern jüdische Frauen in den Tod begleitet, um ihnen auch noch im letzten Augenblick beizustehen...

Manche verlangen, man müßte einem Todkranken sagen können: »Nimm deinen Tod auf dich, wir helfen dir dabei.« Aber wie denn helfen? Hier auf einmal, im Moment ihres Todes, sollen die

Menschen ehrlich sein, wo die meisten ihr Leben in Lüge und Heuchelei verbracht haben? Hier sollen sie plötzlich heiter und ruhig werden, nach einem Leben in Angst und Sorge, in Furcht vor Kälte, Hunger und Einsamkeit und vor dem nächsten Morgen? Nein, das ginge nur in einer ganz anderen Welt: in einer Welt, in der man seiner Frau offen sagt, daß man sie betrügt, seinen Kindern, daß man ein Nichtsnutz ist, seinem Mann, daß man ihn nicht liebt, seinen Untergebenen, daß man sie ausnutzt, seinen Arbeitern, daß man sie ausbeutet, seinem Chef, daß man ihn verabscheut... Das ganze Leben lang hat man die Wahrheit nie ernstgenommen. Nun soll man plötzlich mit ihr umgehen können?

Eines Tages vielleicht, wenn die Menschheit erwachsen sein wird und die Gesellschaft aus ihrem Zustand der Unterdrückung herausgefunden hat... Doch an diesem fernen Tag wird der Krebs hoffentlich schon besiegt sein. Was können wir unterdessen tun? Nur so gut wie möglich handeln – oder genauer: so wenig schlecht wie möglich.

Die Abtreibung

Am besten handelt man in dieser Welt, in der nichts vollkommen ist, wenn man das Schlimmste verhütet.

Euthanasie ist eine schlimme Sache. Aber sie zu verbieten und einen Sterbenden, der hoffnungslos leidet, um jeden Preis am Leben erhalten zu wollen, ist noch viel schlimmer. Mit der Abtreibung steht es ebenso. Die Ärzte, die gegen die Legalisierung des Schwangerschaftsabbruchs sind, also gegen die ärztliche Kontrolle eines Aktes, der ohnehin vollzogen wird, führen sich auf wie Moralisten, und das steht einem Arzt nicht zu. Moralphilosophen oder Priester mögen Predigten halten, nicht aber die Ärzte. Ihnen obliegt allein die Behandlung des Körpers, und die Psychiater oder Ärzte des Geistes, die meinen, sie behandelten etwas anderes als den Körper, irren sich, denn der Geist ist ein Teil des Körpers.

Warum aus »moralischen« Gründen den therapeutischen Akt der Schwangerschaftsunterbrechung verweigern, tut man doch auch mit

Recht alles Nötige etwa bei einer Alkoholiker-Zirrhose? Warum hat das Mädchen, das eines abends die Pille vergessen hat, nicht dasselbe Recht auf ärztliche Hilfe wie der rückfällige Trinker?

Was für eine ungeheure gesellschaftliche Obszönität sind jene Gegner der Abtreibung, deren Töchter heimlich zu illegal operierenden Spezialisten laufen, die ihnen helfen sollen, ihr Leben ohne die unerwünschte Schwangerschaft fortzusetzen! Diese Verteidiger des »Lebens«, die ununterbrochen dieselbe Leier drehen, haben das Wort fast aller Bedeutung beraubt. Schon bei der Berufung auf das Wort »Leben« hätten sich Legionen erheben müssen, statt dessen sah man nur einige wild gestikulierende Agitator(inn)en. Ein ganzes Volk hätte sich in Bewegung setzen müssen, doch nur ein paar Honoratioren haben sich breitgemacht. Die da Lektionen erteilen, wissen sehr wohl, wieviel sie zu verbergen haben unter dem Mantel ihrer Würde. Sie grüßen die Fahne und schicken die Jugend ins Feuer, um sich's dann selber zu Hause wohl sein zu lassen. Sie verteidigen die absolute Unverletzlichkeit des Lebens, wenden sich gegen die Euthanasie, finden aber kein Wort für die Napalmopfer und rühren keinen Finger gegen den Hunger in der Welt. Befreit uns endlich von diesen Moralaposteln und Schulmeistern, die in der Öffentlichkeit dem Eid des Hippokrates huldigen und privat ihrem Bankkonto, die scheinbar so hochherzig und in Wahrheit so engherzig sind, die sich hinter schönen Reden verbergen, hinter wohltönenden Prinzipienerklärungen und feurigen Protesten, von denen sie genau wissen, wie hohl und verlogen sie sind!

Die Herztransplantation

Auch die problematische Frage der Herztransplantation gehört hierher. Denn meistens wird übersehen, daß sie außer technischen Fragen und Prinzipienkontroversen auch Probleme affektiver Art aufwirft. Gerade nach einer Herztransplantation kann die Beziehung zwischen Patient und Chirurg sehr intensiv, ja fast sentimental sein. So wurde ein französischer Geistlicher, bei dem eine solche Operation vorgenommen worden war, von allen, die mit ihm in Berührung kamen, geliebt und bewundert, und als er dann starb, hat sein Tod viel zur Einstellung der Herztransplantationen des besten französischen Teams beigetragen.

Gleichwohl kann man sagen, daß dieser Mann viel von seiner zusätzlichen Lebensspanne gehabt hat. Gewiß war er manchmal entmutigt und depremiert, aber kaum mehr als ein Krebskranker, dem man gesagt hat, daß seine Krankheit tödlich ist. Häufiger war er jedoch guter Dinge, scherzte, freute sich, daß er lesen und sogar Reisen unternehmen konnte... Er hat gut und gern ein zusätzliches Stück Leben gehabt, wenn man bedenkt, daß die Kranken, die nach ihm für eine Herztransplantation in dieser Klinik vorgesehen waren und sie dann nicht mehr bekamen, alle innerhalb von drei Monaten starben. Es hatte sich also für ihn gelohnt.

Bei einem Herzpatienten, der unheilbar ist, lohnt sich die Mühe einer Transplantation. Auch wenn es stets ein Lotteriespiel ist: Niemand kann im voraus sagen, wie lange der Kranke danach noch leben wird, niemand weiß, wieso zum Beispiel Emmanuel Vitria aus Marseille, einer der ersten Herztransplantierten der Welt, noch eine so große Lebensspanne genießen konnte, während andere kurz nach der Operation starben. Man muß daher den Chirurgen verstehen, der sagt: »Ich kann nicht weiter Patienten operieren, die danach Tote auf Abruf sind. Sie müssen unter ständiger Kontrolle leben und brauchen täglich komplizierte Medikamente. Man lauert ständig auf das geringste Anzeichen einer Abstoßungsreaktion, um ihnen Cortison zu geben... Ich höre auf, bis man etwas Besseres gefunden hat.«

Eins der schwierigsten Probleme bei Herztransplantationen ist natürlich, einen Organspender zu finden. Denn das Herz, das man transplantieren will, muß ja noch funktionieren. In England darf man keinem Menschen ein Organ entnehmen, solange er nach der alten medizinischen Definition noch lebt, das heißt solange sein Herz noch schlägt. Daher hat es dort noch nie Herztransplantationen gegeben.

In Frankreich hat man sich sehr korrekt verhalten: Man hat sich nicht mit einem Elektroenzephalogramm begnügt, sondern sicherheitshalber mehrere gemacht, und man hat darüber hinaus als Organspender nur Personen akzeptiert, bei denen man zusätzlich einen mechanischen Beweis für die Zerstörung des Gehirns hatte. Die elektronische Prüfung mag fragwürdig sein, doch wenn sich einer bei einem Verkehrsunfall den Schädel zerschlagen hat, ist kein Zweifel mehr möglich.

Einer der letzten Fälle in Frankreich war der einer jungen Frau von achtzehn Jahren. Sie war schwanger und hatte Ohnmachtsanfälle, und eines Tages brach sie auf der Straße zusammen und zerschlug sich den Kopf am Rande des Gehsteigs. Die Chirurgen am Pariser Hôpital de la Salpêtrière hatten achtzehn Stunden lang alles versucht, um sie zu retten. Es war unmöglich. Sie hatte genau feststellbare irreversible Gehirnschäden und war wirklich tot.

Die Euthanasie

Was läßt sich bei alledem über die Arbeit des Arztes sagen? Wie der Bauer seinen Acker bestellt, der Winzer seine Reben beschneidet, der Lehrer seine Kinder unterrichtet, behandelt der Arzt seinen Patienten. Er muß alles tun, um sein Leben ein wenig zu verlängern und die Tage, die ihm noch bleiben, so erträglich wie irgend möglich zu machen, auch wenn es sich um einen unheilbar Kranken handelt. Der Arzt hat wie jeder andere das Recht, gläubig oder ungläubig zu sein; seinem Patienten gegenüber hat er jedoch kein Recht, etwas anderes zu sein als ein Arzt, also ein Mensch, der Kranke behandelt. Er ist nicht dazu da, Lektionen zu erteilen, Moralprogramme aufzustellen, über das Jenseits zu philosophieren, von künftigen Zeiten zu träumen. Der beste Arzt ist derjenige, der zu allererst Arzt ist.

Angesichts des Todes ist man immer allein. Angesichts des Todes eines Kranken ist man zu zweit allein. Eine Entscheidung muß gefällt werden. Der Arzt muß eine Wahl treffen – und zwar bewußt.

Der eine wartet ab. Aus Angst vor Gewissensbissen (ein Produkt der Religionen). Aus Furcht vor der Strafe (das Opfer an den Staat). Oder auch bloß aus Mangel an Engagement (schließlich geht's mich ja nichts an). Angst, Feigheit, Heuchelei.

Der andere handelt. Ich weiß nicht, ob es getan werden muß oder nicht, aber ich tue es – nicht weil es gut wäre (es kann niemals gut sein, den Tod zu geben), sondern weil ich ein Schuft wäre, wenn ich es nicht täte. Also tue ich es zuweilen am Ende, am Ende der schweigenden Rechnung zu zweit. Meine Gründe sind, was immer man darüber sagen mag, jedenfalls dieselben wie bei etlichen anderen menschlichen Handlungen: Wer sich freiwillig für ein Kommando meldet, tut es oft weniger der Bravour wegen, als um seine Kameraden nicht im Stich zu lassen.

Doch das Gesetz verbietet es. Jetzt ist es heraus, das große Wort: das Gesetz! Es gibt ein Gesetz, das vorschreibt, wie man über die Straße zu gehen hat. Ein Gesetz, das verbietet, über den weißen Streifen zu fahren. Ein Gesetz, das gebietet, abends nach zehn die Musik leise zu stellen. Ein Gesetz, das einen mit 21 Jahren in die Uniform zwingt. Ein Gesetz, das ihm befiehlt, auf einen Trompetenstoß hin zu marschieren. Ein Gesetz, das uns befiehlt, unseren Nächsten zu töten...

Was man gewöhnlich Euthanasie nennt – und man muß es wohl bei diesem seinem schrecklichen Namen nennen – ist nicht die aktive, befreiende Tat, die darin besteht, den Tod zu geben. Es ist im Gegenteil etwas schrecklich Passives, nämlich den Rest von Leben in einem armen kaputten menschlichen Ding zum Stillstand zu bringen. Es ist nur die Antwort auf das verzweifelte: »Machen Sie Schluß mit mir, Doktor, ich kann nicht mehr!« Leben ist mehr als die Quadratmeter dieses Krankenzimmers, viel mehr als dieses ständige Gefesseltsein ans Bett, nur noch ernährt durch Kanülen und Schläuche. Leben, das ist die große Weite, nicht dieser aseptische, mit Apparaten, Flaschen und Medikamenten vollgestopfte Raum, nicht diese sogenannte vollklimatisierte Luft. »Nein, Doktor, ich mache lieber Schluß, es ist alles geregelt. Es reicht.« Halten wir die Fensterläden nicht auf, die sich schließen wollen, lassen wir die Jalousien herunter. Und wenn es chemische Mittel gibt, die der menschliche Geist erfunden hat und die wie Jalousien wirken, Jalousien, die man langsam herunterläßt, die das Einschlafen erleichtern, warum soll man sie nicht benutzen?

In diesem Niemandsland zwischen Leben und Tod, wo jeder

Recht und Unrecht hat wie im Niemandsland zwischen zwei feindlichen Ländern, das keiner bewohnt aber jeder für sich beansprucht, hängt alles vom Willen beider ab.

Wer kann die Entscheidung fällen? Sicher nicht ein Jurist, denn wenn wir es zulassen, daß sich die Richter der letzten Momente bemächtigen, werden wir bald die Ära der großen Richter und dann der großen Säuberer heraufziehen sehen. Die Richter haben ihr Augenmerk schon auf sämtliche anderen Momente unseres Lebens gerichtet, wenigstens die letzten sollen ihnen entkommen. Sonst wird es heißen: »Ist sein Leben die Mühe wert, gelebt zu werden?« – als wäre nicht jedes Leben nicht nur die Mühe, sondern auch die Freude wert, gelebt zu werden. Und dann: »Wozu dieses unnütze, künstlich erhaltene, ja lästige Leben verlängern, das nur ein Krankenhausbett wegnimmt?« Am Ende wird man gar sagen: »Ist sein Leben überhaupt das Recht wert, gelebt zu werden?« – Das Wort vom Unwert des Lebens anderer führt direkt in die Gaskammern, wobei man mit den Siechen und Geisteskranken beginnt, nicht ohne die dissidenten Intellektuellen zu vergessen. Wäre es nicht an der Zeit, ein für allemal zu beschließen, daß der Tod nicht mehr in den Bereich dessen gehört, was sich rechtlich regeln läßt, und kein Gericht irgendwelcher Art über ihn zu verfügen hat?

Der wahre Skandal ist, daß man Kranke leiden läßt. Noch viel zu oft fühlen sich gewisse Ärzte und Krankenschwestern zuständig für die Bemessung der schmerzstillenden Mittel, die der Kranke einnehmen darf – als wären sie zuständig für die Bemessung seines Leidens. Sie behaupten oft, das Verabreichen von starken Dosen mache den Kranken drogenabhängig, er werde dann immer mehr schmerzstillende Mittel verlangen, wenn er wieder leidet, und man erzeuge damit eine Gewöhnung, die ihn, wenn er die Krise überwunden hat und wieder gesund wird, zu einem Süchtigen machen. Aber das ist falsch. Man hat es oft beobachtet: Kranke vertragen beträchtliche Mengen an Beruhigungsmitteln und können, wenn das Leiden dann überwunden ist, sehr wohl darauf verzichten. Alles sieht danach aus, als ob der Schmerz das Mittel aufzehrt, sogar bei Kranken, denen man fünf, sechs oder acht Ampullen Morphium täglich injiziert.

Die positive Bewertung des Leidens hat weit zurückreichende Wurzeln; ihre Ursprünge sind religiöser Art. Lange wurde behauptet, das Weib müsse unter Schmerzen gebären. Das Leiden galt – nach dem Hl. Thomas, wenn ich nicht irre – als eine göttliche Gnade, die den Menschen an seine Vergänglichkeit erinnert. Es galt als erlösend, heilbringend, adelnd. Inzwischen weiß man jedoch, daß die schlimmste aller Krankheiten, der Krebs, sich oft lange Zeit ganz ohne Schmerzen entwickelt, was dieses Argument zunichte macht. Und die schmerzlose Geburt, lange der Gegenstand von Sarkasmus und blinder Gegnerschaft, wird heute fast überall praktiziert, mit Medikamenten oder psycho-prophylaktischen Methoden.

Aber immer noch hört man Ärzte sagen: »Die Leute können heutzutage gar nicht mehr richtig leiden.« Und manche Anhänger der Antimedizin versichern: »Die Anästhetika reduzieren die nervliche Widerstandskraft, indem sie das Leiden vermindern.« Das ist absurd. Die Behauptung, nichts mache uns so groß wie ein großer Schmerz, ist Unsinn. Es genügt ein Zahnschmerz, um zu erkennen, wie unnütz, unerträglich und destruktiv das Leiden sein kann. Ich weiß von keiner einzigen Krankheit, bei der das Leiden auch nur den geringsten Nutzen hätte. Gar nicht davon zu reden, daß man vor Schmerzen sterben kann. Der Schmerz bei einem Infarkt, den man mit Morphium beruhigt, weil man weiß, daß er unerträglich ist, kann den Kranken töten.

Es versteht sich von selbst, daß das gesellschaftliche Leben eines Patienten, der starke Dosen von Beruhigungsmitteln und Analgetika bekommt, kontrolliert werden muß. Man sollte zum Beispiel nicht zulassen, daß er weiterhin große Verantwortung zu tragen hat. Gleichwohl gab es vor gar nicht so langer Zeit einen Fall, in dem man einer sehr bedeutenden Persönlichkeit der französischen Politik ohne zu zögern starke Dosen von Cortison verabreicht hat – ein Medikament, das schwere psychische Störungen zur Folge haben kann, das bald Euphorie, bald Aggressivität und Reizbarkeit auslöst. Man hätte den Mut aufbringen müssen, einer Persönlichkeit von so hohem Rang – ich spreche von Staatspräsident Georges Pompidou – nahezulegen, auf die Ausübung ihrer Ämter zu verzichten. Auch das ist eine Folge der bei uns üblichen Scheu, dem Kranken die Wahrheit zu sagen. Man hätte vermeiden können, daß der Unglückliche seine Tage in einer Art Nebel beendete.

Das Leiden ist grausam und sinnlos. Die Euthanasie ist die Schwester des Selbstmords. Wer durch Euthanasie stirbt, ist ein Selbstmörder von der Hand eines anderen. Seien wir logisch: Wer den Selbstmord entschuldigt, akzeptiert oder zuläßt, muß auch die Euthanasie verteidigen, die nichts anderes ist als Selbstmord durch eine Mittelsperson. Denn niemand wird ja wohl annehmen wollen, daß ein Arzt seinem Patienten *gegen* dessen Willen das Leben nimmt – das wäre sonst therapeutischer Mord!

Man kann vieles tun, um einem sterbenden Kranken zu helfen, das soll hier nicht verschwiegen werden. Der Arzt kann den Unglücklichen, den er nicht mehr zu heilen vermag, mit verbotenen Drogen betäuben. Eine der besten Mischungen besteht aus Kokain, Alkohol und Heroin in unterschiedlichen, manchmal recht großen Mengen, vier- bis fünfmal täglich. Heroin hat etliche Vorteile vor anderen Beruhigungsmitteln. Es lindert den Schmerz und wirkt dabei euphorisierend, ohne die gefürchteten Nebenwirkungen des Morphiums wie Übelkeit, Appetit- und Schlaflosigkeit. Leider ist es weder in Europa noch in den USA leicht erhältlich. In sehr seltenen Fällen wird es in Großbritannien angewandt. In den USA greift man bisweilen zu LSD wegen seiner halluzinatorischen Wirkungen: Der Schmerz verschwindet fast ganz, und die Stimmung des Patienten hebt sich. Während er »reist«, steht er natürlich unter ständiger Aufsicht eines Arztes oder einer Krankenschwester.

Wer den Rückgriff auf verbotene Drogen ablehnt oder gar verächtlich findet, wer diese chemischen Methoden zur Veränderung der Persönlichkeit als unmoralisch verurteilt, sollte einmal versuchen, sich in die Lage eines Sterbenden zu versetzen: Keinerlei moralische Rechtfertigung ist vonnöten, um die Schmerzen eines Menschen zu stillen, der nichts mehr ausrichten kann auf dieser Welt und sie im nächsten Moment für immer verlassen wird.

In den Vereinigten Staaten gibt es ein Krankenhaus, wo in solchen Fällen der Arzt ein Röhrchen mit schmerzstillenden und einschläfernden Tabletten in Reichweite des Patienten legt und ihm erklärt: »Nehmen Sie alle drei Stunden zwei. Das stillt Ihre Schmerzen, und Sie schlafen drei Stunden. Ich lasse Ihnen zwölf da. Aber ich mache Sie darauf aufmerksam: Wenn Sie alle zwölf auf einmal nehmen, wachen Sie nicht wieder auf.« Es kommt vor, daß der Patient alle zwölf auf einmal nimmt.

Der Tod durch Ersticken bei Patienten mit Lungenkrebs oder Lungenmetastasen, die keine »Chance« haben, an etwas anderem zu sterben, ist furchtbar. Sie ringen nach Atem und bleiben bis zuletzt bei Bewußtsein. Man kann alles mögliche versuchen, Sauerstoff, Diuretika, es gibt im ganzen Medikamentenarsenal kein einziges Mittel, das ihnen helfen könnte. Es bleibt nichts anderes übrig, als auf ihren Tod zu warten. Hat man als Arzt die Pflicht, ihnen Ruhe zu schenken, oder hat man sie nicht? Angesichts ihrer verzweifelten Anstrengungen, etwas Luft zu schnappen wie Ertrinkende, jeder Atemzug tönt einem in den Ohren wie eine Totenglocke, angesichts ihrer flehenden Blicke: »Ein bißchen mehr Luft, Doktor, helfen Sie mir doch, quälen Sie mich nicht länger« – was tun?

Es gibt für jeden Arzt nur drei mögliche Verhaltensweisen: aus dem Zimmer gehen und sich die Hände waschen wie Pontius Pilatus, das Schauspiel verfolgen wie ein sadistischer Voyeur – oder versuchen zu helfen, mit dem Risiko, nachher als Mörder dazustehen.

Warum für das menschliche Leiden nicht ebensoviel Empfindung haben wie für das eines Tieres? Der Kranke ist hier im Recht, wenn er seinen Arzt auffordert: »Bist du kein Mörder, so töte mich.«

Wie sich verhalten?

Man darf nicht vergessen, daß viele Ärzte von den in der Gesellschaft herrschenden Ansichten über Krebs beeinflußt waren, lange bevor sie ihr Studium begannen. Und während des Studiums, der Assistentenzeit und ihrer beruflichen Tätigkeit ist dieses Bild noch verstärkt worden durch die älteren Ärzte, die die modernen therapeutischen Versuche und aggressiven Behandlungsmethoden für ungerechtfertigt halten, da trotz allem noch immer zwei Drittel der

Kranken sterben: ein ärztlicher Generalstab, der den Krieg gegen den Krebs bereits als verloren betrachtet...

Ihr Ärzte, die ihr Grippe, Verdauungsstörungen oder Migräne behandelt, also Krankheiten, die fast von selber heilen, die ihr Siege gewohnt seid, verübelt es nicht den armen »Spezialisten« für Krebs. In einer medizinischen Welt, in der es unmöglich ist, alles zu wissen, heißt Spezialist sein wohl eher, Bescheidenheit zu bezeugen. Am Ende sind es vielleicht nur die fast schon verlorenen Kriege wert, durchgekämpft zu werden. Die Größe des Menschen besteht darin, daß er *nein* sagen kann: nein zur Sklaverei seines Schicksals, nein zur Sklaverei seiner Krankheit. Frei ist ein Mensch, der sich auflehnen kann – gegen die vorgegebene Natur, wie der Physiker, gegen die Herrschenden, wie der Revolutionär, gegen die abgenutzten Worte, wie der Dichter, gegen das eingefahrene Denken, wie der Philosoph, gegen das Gesetz der größeren Zahl, wenn es die der Dummheit ist...

Soll man den Krebs und den Tod pessimistisch oder optimistisch betrachten? Der Pessimist klagt das Leben an, weil es grausam ist, weil es die Liebe mit dem Tod verknüpft, weil es dem Menschen unentwegt Krankheit und Unglück beschert. Der Optimist bejubelt das Leben, findet es um so schöner, als er seine Häßlichkeiten und Schattenseiten gar nicht erst wahrnimmt, bis er am Ende zu allem ja sagt, weil er alles hinnimmt, ohne daran etwas ändern zu wollen. Aber es gibt auch den Menschen, der weiß, wie schlecht diese Welt ist und daß sie noch schlechter werden kann, und der dennoch den Mut hat, ihrem Elend entgegenzutreten. Er sagt nicht zu allem nein wie der Pessimist, er sagt nicht zu allem ja wie der Optimist: Er sagt zur Welt, zum Leben, zum Los des Menschen *ja trotz allem*. Er ist kein Schwächling wie der Pessimist, er ist kein Blinder wie der Optimist: Er ist illusionslos, aber nicht ohne Kraft.

Pierre Viansson-Ponté
Aus Liebe töten

Über den Tod spricht man nur mit verhaltener Stimme, wie über etwas Unanständiges, Anrüchiges. Sich über den Tod lustig zu machen, auch über den eigenen Tod, wie es vor ein paar Jahrhunderten, etwa zur Zeit des Barock, noch durchaus möglich war – wie schamlos erscheint uns das! Mit dem Tod steht es heute wie gestern noch mit der Sexualität, auch sie galt als etwas Ungebührliches, für das man sich schämen mußte, und wurde daher geleugnet, verschwiegen oder nur mit Umschreibungen angedeutet. Über den Tod wird heutzutage viel geredet, sehr viel sogar, doch die Scheu ist noch längst nicht verflogen. Und man spricht ausschließlich ernst und feierlich über ihn.

Manche meinen, wir seien dabei, die Sexualität allzusehr zu entmythologisieren. Für den Tod steht das nicht zu befürchten, ihm gegenüber ist Scham noch immer die Regel, und mag man die Sexologen auch manchmal belächeln, vor den Thanatologen schaudert es uns. *Todesexperten*: ist das nicht der Gipfel der Spezialisierung, die heute allenthalben grassiert? Für alles und jedes gibt es Experten. Im Bestreben, sich ein eigenes Teilgebiet zu sichern, schneidet sich jeder ein winziges Stück aus der Realität heraus, um von da aus das Ganze zu analysieren und zu erklären, sich über alles zu verbreiten. Wer befreit uns von der Armee der Sozio-Psycho-Anthropo-Sexo-Polito-Öko-Thanatologen?

Daß der Arzt, für den der Tod in zweifacher Hinsicht ein Feind ist, zunächst in seinem beruflichen Alltag und dann zu seiner eigenen Stunde, diesen Tod abscheulich findet, ist nur natürlich. Wir aber denken bei dem Wort Tod, auch wenn es um den Tod eines geliebten Wesens geht, letztlich immer nur an unseren eigenen Tod, und wir müssen uns daran gewöhnen, ihm ins Auge zu sehen. Vielleicht geschah das tatsächlich noch nie so bewußt wie zu unserer Zeit.

Doch wenn wir normalen Sterblichen an den Tod denken, meinen wir ausschließlich das Ende des Lebens, den Tod als solchen, nicht das Vorspiel, die Umstände, auch nicht den erbetenen, erleichterten, herbeigeführten und akzeptierten Tod. Wird dieses Thema angeschnitten, also die Frage der Euthanasie, so ist unser Unbehagen groß, die Verlegenheit macht der Bestürzung Platz, die Zurückhaltung verwandelt sich in Lähmung. Man spricht nicht davon, die Frage stellt sich ohnehin früh genug – für einen anderen selbstverständlich. Klar, die seit langem bettlägrige, bewußtlose alte Frau, der arme Mensch, der seit Wochen in Agonie liegt, das junge Mädchen in Amerika, das nicht sterben kann und dessen eigene Eltern bitten, man möge es endlich in Ruhe lassen, der geistige Krüppel, den man besser nicht am Leben hält... Aber ich, bei guter Gesundheit und voll in Form? Kommt mir nur ja nicht damit, das geht mich nichts an, *noch* nicht jedenfalls. Euthanasie, ein guter und sanfter Tod? Das ist doch gar kein echtes Problem, das ist doch nur ein Thema für die erlesenen Debatten von Philosophen, Moralisten und Gläubigen, ein Prüfungsthema für Rechtsreferendare, ein wohlfeiles Thema mit endlosen Variationsmöglichkeiten für den Papst, die Bischöfe und all die anderen religiösen »Oberhirten«, eine gute Gelegenheit für Politiker oder für eloquente Partygäste, mühelos mit tiefsinnigen Attitüden aufzuwarten. Daneben ist es vielleicht noch eine Frage, die Ärzte sich manchmal stellen, zum Glück nur wenige und recht selten. Das ist alles. Wie gesagt, *mich* geht das nichts an...

Man macht es sich wahrlich zu leicht und verrät damit, wie mit so vielen Vogel-Strauß-Reaktionen, im Grunde Verdrängung und Angst. Denn die künstliche Verlängerung des Lebens durch den Fortschritt der Medizin birgt ja in sich die Gefahr, daß dieses verdrängte Problem für einen Großteil von uns vielleicht schon morgen relevant wird. Und wenn, dann im entscheidensten Augenblick unseres Lebens, im letzten, und wahrscheinlich unter den schlimmsten Umständen.

Das große und einzige Problem, für das ein leidenschaftlicher Einsatz sich lohnt, ist zweifellos das des Lebens, des Lebens der Menschen hier und jetzt. Daß der Arzt, der so viele Menschen sterben sieht, ein Loblied auf dieses Leben anstimmt und es über alles stellt, ist nicht nur natürlich, sondern auch tröstlich. Aber wir, sollen wir den Gedanken an unseren Tod verdrängen? Wäre es nicht besser, sich mit ihm auseinanderzusetzen, solange es noch Zeit ist und wir noch im Vollbesitz unserer Urteilskraft sind?

Der ewige Einwand, die Gesunden seien ja in der Lage, ihren Tod zu wählen, sie könnten das Recht wahrnehmen, ihre Todesstunde selbst zu bestimmen, stellt sich bei näherem Hinsehen als recht problematisch und anfechtbar heraus. Man muß einen Unfall bedenken, ehe man sich ans Steuer setzt, und nicht erst, wenn er geschehen ist. Ein Sportler sammelt seine Käfte und legt seine Taktik fest, bevor er läuft, springt oder taucht, am Ziel ist es zu spät. Wir müssen uns heute entscheiden, solange wir nicht nur den Wunsch, sondern auch die Kraft dazu haben, nicht erst kurz vor dem Eintreffen des Ereignisses.

Aus diesen Gründen wurde in den letzten Jahren den Gesunden mehrfach nahegelegt, im vorhinein festzulegen, daß sie nicht um jeden Preis mit allen Mitteln am Leben erhalten werden wollen, wenn alles verloren ist. Der berühmteste Appell, der den stärksten Widerhall fand, wurde 1974 von einigen Wissenschaftlern verschiedener Fachrichtungen veröffentlicht, darunter von drei Nobelpreisträgern, z.B. dem inzwischen verstorbenen Biologen Jacques Monod. Dieses Euthanasie-Manifest wurde eingeleitet und gefolgt von zahlreichen Gutachten, von Stellungnahmen moralischer, religiöser und wissenschaftlicher Autoritäten sowie von Bürgerinitiativen in vielen Ländern. Prozesse, Kontroversen und Polemiken aller Art jagten einander – ein Beweis dafür, daß die Menschen heutzutage viel geneigter sind, als man gemeinhin annimmt, dem Tod ins Auge zu sehen, auch ihrem eigenen Tod.

Nicht zu vergessen die Haltung von Jean Barois: »Was ich heute schreibe, nachdem ich die Vierzig überschritten habe, schreibe ich bei voller geistiger Kraft und Gesundheit. Es soll unbedingte Gültigkeit haben über alles hinaus, was ich am Ende meines Lebens, physisch und moralisch geschwächt durch Alter oder Krankheit, vielleicht denken oder schreiben werde... Ich glaube nicht an die Substantialität und Unsterblichkeit der menschlichen Seele... Gut und Böse sind völlig willkürliche Unterscheidungen«, schrieb er vor einem halben Jahrhundert. Welchem von beiden ist nun Gehör zu schenken: dem Verfechter des Unglaubens in der Mitte seines Lebens oder dem resigniert Gläubigen am Ende? Auf der einen Seite werden Schwäche, Alter und Tod respektiert, auf der anderen darf es nur eine einzige Philosophie geben, die der Kraft und desLebens.

Mittlerweile haben Hunderttausende und bald Millionen von Männern und Frauen jene »Verfügung« unterschrieben, mit der sie – natürlich nur unter bestimmten Umständen – die Euthanasie verlangen. Hier und da haben sich Politiker und Regierungen, namentlich in einigen Bundesstaaten der USA, zu einer entsprechenden Änderung der Gesetze entschlossen.

Wir werden hier nicht auf die großenteils bekannten Beispiele zu sprechen kommen. Zahlreiche Autoren haben sie in ihren Büchern beschrieben, zahlreiche Mediziner, Klinikchefs und praktische Ärzte, haben sie in ihren Veröffentlichungen, auf Kolloquien oder Kongressen erörtert, Krankenschwestern, Verantwortliche des Gesundheitswesens, Philosophen, Theologen, Moralisten, Schriftsteller und viele andere haben sich mehr oder weniger gründlich darüber ausgelassen.

Wir werden hier auf dem Felde der schlichten Praxis bleiben, auf dem sich das Problem ganz konkret stellt, und wollen versuchen, ein wenig mehr Klarheit zu gewinnen, ohne in die große Grundsatzdebatte einzusteigen.

Die erste Hürde, auf die der Patient und der Arzt stoßen, jeder auf seine Weise, ist die der Schmerzen, des Leidens. Es ist eine Ungeheuerlichkeit, daß man beim heutigen Stand der medizinischen, biochemischen und pharmazeutischen Kenntnisse immer noch von Theologen und Moralisten die Behauptung zu hören bekommt, Leiden sei eine erlösende Erfahrung, eine Art Sühne für unsere Sünden und Fehler, und wer es nur recht geduldig und resigniert ertrage, werde dadurch geläutert. Das ist, sagen wir es unverblümt, der reinste Sadismus.

Das Leiden erhebt einen sicher nicht – weder empor zu einem strafenden Gott, der es angeblich auferlegt hat und zu dem man betet, er möge Erleichterung schenken, noch in den Augen der Menschen, die nicht den geringsten Anteil am Martyrium des Leidenden haben. Es gibt fast immer schmerzstillende Mittel in erreichbarer Nähe (außer in Extremfällen, die doch wohl die Ausnahme sind). Im übrigen ist die These vom heilbringenden Leiden schon längst öffentlich und mit Nachdruck von höchsten religiösen und moralischen Autoritäten verworfen worden. Um so schlimmer also, wenn sich noch immer Ärzte finden, die ihr nicht nur anhängen, sondern auch noch nach ihr handeln!

Dies ist ein erster Punkt, auf den man sich einigen muß: Schmerz ist gräßlich, und wenn es Mittel dagegen gibt, müssen sie ohne zu Zögern angewandt werden, auch wenn dadurch das Leben des Kranken um einige Tage verkürzt wird. Ein Arzt, der behauptet, er dürfe es niemals und unter keinen Umständen riskieren, das Leben eines Todkranken zu verkürzen, respektiert damit nicht das Leben, sondern erniedrigt es – und verliert dabei selbst.

Womit wir bereits beim eigentlichen Problem der Euthanasie wären. Einem hoffnungslos leidenden Menschen einen sanften Tod zu verschaffen heißt nichts anderes als eben dies: ihm zu helfen und seine Leiden zu verringern, da es nun mal keine Hoffnung mehr gibt. Ist es ein prinzipieller Unterschied, ob man einen unheilbar Krebskranken in Agonie mit Analgetika vollpumpt, auf die systematische Anwendung aller technischen Hilfmittel verzichtet und die Apparaturen, die ihn noch am Leben halten, abstellt – oder ob man ihm eine Injektion gibt, die seinen Tod auf der Stelle herbeiführt? Vielleicht ist der Unterschied nicht einmal ein gradueller?

Betrachten wir die verschiedenen Situationen mit den Augen des Arztes, der am Krankenbett steht. Im großen und ganzen lassen sich vier mögliche Abstufungen herausschälen.

Erste Stufe: Es gehört zur allseits anerkannten Pflicht des Arztes, dem leidenden Patienten mit allen in seiner Macht stehenden Mitteln Erleichterung zu verschaffen, auch wenn er damit vielleicht seine Agonie verkürzt. »Es ist nie verboten, schmerzstillende Mittel zu geben, auch wenn der Zeitpuntk des Todes dadurch indirekt näher gebracht wird.« Ein klarer Satz. Wer hat ihn geschrieben? Sicher ein gottloser Gegner jener Doktrin von der absoluten Pflicht des Arztes, seinen Patienten um jeden Preis am Leben zu halten, die von manchen Großmeistern der Medizin, besonders von katholischen, im Namen der sakrosankten »Achtung vor dem Leben« so stolz verkündet wird. Keineswegs: Er steht in einer »Erklärung zur Euthanasie« des französischen Episkopats vom 16. Juni 1976.

Wenn bei hoffnungslosen Patienten, die bereits, wie eine Krankenschwester einmal schrieb, »von innen heraus verfaulen«, die Prognose nur noch auf Stunden oder allenfalls wenige Tage lautet, ist die Entscheidung kein Problem, sondern einfach eine Pflicht. Lautet sie aber auf einige Monate, an deren Ende unausweichlich der Tod steht, ist also die Aussicht auf langes Leiden und zunehmenden Verfall so gut wie sicher, wie soll man dann entscheiden? Und wer könnte, außer in ganz seltenen Ausnahmefällen, mit absoluter Gewißheit sagen, daß der Fall wirklich hoffnungslos ist und die Frist nur noch zehn Tage, ein bis drei Monate und nicht mehr beträgt? Kein seriöser Arzt würde das auf sich nehmen. Somit ergibt sich schon in der ersten Situation, der scheinbar einfachsten, Ungewißheit.

Zweite Stufe: Der Arzt kann angesichts einer hoffnungslosen Situation beschließen, nichts zu tun, um den nahen und unvermeidlichen Tod hinauszuzögern, er verzichtet auf neuerliche Behandlungen, Operationen oder Medikamente. »N. T. B. R., *not to be ressuscitated*« schrieb der Direktor einer Londoner Klinik auf das Dossier von Patienten über 65 Jahren, die mindestens seit sechzehn Monaten unheilbar nieren- und lungenkrank waren.

Das Buch von Dr. Mair, »Bekenntnisse eines Chirurgen«, hat bei den Ärzten in Frankreich verständlicherweise einen Sturm der Entrüstung ausgelöst. Mair schrieb ganz lapidar: »Ich habe im Lauf meiner ärztlichen Tätigkeit etwa zwanzig Patienten getötet. In gewissen Fällen ist die Euthanasie ein Segen. Und andere Ärzte machen es insgeheim genauso wie ich«, und er fügte hinzu: »Es muß jetzt endlich klar und offen darüber gesprochen werden.« Ganz offensichtlich wollte Mair schockieren. Hätte er statt zu verkünden »Ich habe getötet« gesagt: »Ich habe sterben lassen«, es wäre dieselbe Aussage gewesen, nur wäre die aktive Euthanasie in eine passive verwandelt worden.

Keine Behandlung mehr versuchen und, wenn man ihr nichts Besseres mehr entgegenzusetzen weiß, der Natur ihren Lauf lassen, also den Tod nicht länger hinauszögern und das Leben nicht mehr um jeden Preis verlängern – das hieße auch, der sogenannten »Behandlungswut« den Prozeß machen. Einen von vornherein verlorenen Prozeß wie der gegen das Leiden. Verloren selbst in den Augen der katholischen Kirche, die ja auf diesem Gebiet wesentlich strenger ist als die anderen Kirchen, besonders die protestantische. Der französische Episkopat hat fast Wort für Wort die früheren Erklärungen von Papst Paul VI. in die oben zitierte Note aufgenommen und formuliert: »Wenn es keine Hoffnung auf Heilung mehr gibt, ist es keinesfalls nötig, auf besondere Mittel zurückzugreifen.« Andererseits verwarf der Text »die Behandlungswut, die auf oft unrationelle und kostspielige Weise alles ins Werk setzt, um bis zu den äußersten Grenzen des technisch Möglichen den unvermeidlichen Zeitpunkt des Todes hinauszuzögern«. Dasselbe Dokument aber verurteilt strikt die Euthanasie, »verstanden als direkte Herbeiführung eines anderen Todesvorgangs als dem, der bereits abläuft, um das Leiden oder die Agonie abzukürzen« – und auch das wieder im Namen der »Achtung vor dem Leben«. Darin liegt mehr als ein Widerspruch, das ist schon fast blanker Hohn.

Denn was heißt denn nicht mehr reanimieren, nicht mehr um eine Verlängerung des Lebens kämpfen? Heißt es nicht auch einen anderen Todesvorgang herbeiführen als den, »der bereits abläuft«? Und was ist mit dem Wort *direkt* gemeint, auf dem hier alles beruht? Gestern bekam ein Sterbender ein Medikament, eine Infusion, wurde künstlich beatmet, und heute wird »der Vorgang beschleunigt«, er bekommt das Mittel nicht mehr, die Infusion wird nicht fortgesetzt, er erstickt: ist das nun direkt oder indirekt? Wir kommen auf diesen Widerspruch noch zurück und wollen hier nur festhalten, daß es zulässig ist, auch in den Augen derer, die »die Achtung vor dem Leben« am verbissensten verteidigen, daß der Arzt die Arme sinken läßt und auf diese Weise sehr »direkt« über den Tod des Patienten entscheidet.

Dritte Stufe: Der Arzt gibt sich nicht mehr damit zufrieden, schmerzstillende Mittel zu verabreichen, die den Todeskampf vielleicht abkürzen. Er begnügt sich nicht mehr damit, untätig mit verschränkten Armen dazustehen und abzuwarten. Er geht einen kleinen Schritt weiter und stellt die Apparaturen ab, die den Patienten künstlich am Leben erhalten. Es genügt ja schon ein ganz winziger Schritt, etwa daß er die Sauerstoffzufuhr unterbricht, die Infusionen nicht fortsetzt oder ein bestimmtes Mittel geringfügig reduziert. Er kann auch lediglich anderen Ärzten oder Schwestern Instruktionen erteilen, wobei er zwar weiter die Hauptverantwortung trägt, aber die Ausführenden haben nun ihren Teil daran und erleichtern sie ihm. Er hilft ein wenig dem Schicksal nach, nichts weiter.

Worin besteht hier der Unterschied zur Einstellung von Reanimationsversuchen, die seit ein paar Stunden laufen und sichtlich erfolglos bleiben? Verläuft hier die Grenze zwischen passiver (erlaubter) und aktiver (unerlaubter) Sterbehilfe? Ist es wirklich etwas anderes und so viel schwerwiegender, einen Patienten nicht mehr mit lebensverlängernden Medikamenten zu versorgen, als (durchaus erlaubterweise) auf außerordentliche Maßnahmen und die Anwendung sämtlicher technischen Möglichkeiten zu verzichten?

Vierte Stufe: der Mord – da die sogenannte aktive Sterbehilfe, also die eigentliche Euthanasie hierzulande, moralisch und juristisch immer noch so bezeichnet wird. Es genügt nicht mehr, bloß abzuwarten oder einen Apparat abzustellen, es muß gehandelt werden: Eine bestimmte Kombination wird vorbereitet, eine Spritze gefüllt, eine Injektion gegeben, oder man mischt den Inhalt von zwei bis drei unverdächtigen Ampullen in die Infusion. Und kurz darauf steht das Leben still.

Hier stoßen wir auf den Katholizismus. Er hat ein Gebot für seine Gläubigen, das in vier deutlichen und unverrückbaren Worten lautet: »Du sollst nicht töten.« Aufgrund dieses Gebots verurteilt er den Selbstmord, übrigens immer weniger streng. Aufgrund desselben Prinzips verurteilt er auch die Abtreibung und will nicht wahrhaben, daß sie in Ländern mit starker katholischer Tradition wie Frankreich oder Italien tagtäglich von katholischen Ärzten an nicht minder katholischen Frauen vorgenommen wird, nach dem Bürgerlichen Gesetzbuch völlig legal und bisweilen sogar auf den Rat oder mit Zustimmung eines Geistlichen. Weil die Bibel sagt: »Du sollst nicht töten«, wird auch die sogenannte »aktive Sterbehilfe« verurteilt – nachdem sie durch subtile Definitionen, die vor der Sintflut der Wirklichkeit nicht einen Augenblick standhalten und in der Praxis unmöglich zu befolgen sind, von der sogenannten »passiven« abgegrenzt worden ist. Und sie wird um so schärfer verurteilt, je unklarer sie sich abgrenzen läßt.

Rechtfertigt die »Achtung vor dem Leben« auch die zahlreichen Einschränkungen des Fünften Gebots, darunter nicht zuletzt die vorbehaltlose Akzeptierung des Tötens in Notwehr und vor allem die Bejahung des Krieges? Wir alle kennen die unerträglichen Bilder von Priestern, Bischöfen und »Militärgeistlichen«, die im Namen Gottes ihre segnende Hand ausstrecken über Menschen, die in den Tod ziehen, über Soldaten aller Nationen und Konfessionen, auch heute noch: Kardinal Spellman wie der Imam, der Oberrabiner und der buddhistische Bonze, sie alle beten den Heiligen Geist herab auf amerikanische, arabische, israelische und vietnamesische Kämpfer, während ein katholischer Bischof die chilenischen Revolutionäre segnet und ein anderer im Namen desselben Gottes und mit denselben Worten die Schergen Pinochets...

Laßt uns die Hungernden segnen, denn sie sollen satt werden, aber erst in der anderen Welt – und nun gehen wir essen. Laßt uns die Armen segnen, denn sie werden Gott schauen, laßt uns die Soldaten segnen, auf daß sie so viele Feinde wie möglich töten, aber schreien wir trotzdem: »Nie wieder Krieg!« In wessen Namen, so fragen wir, können solche Menschen andere verurteilen, die Abtreibung und Euthanasie praktizieren – und zwar entschlossen und aktiv?

Soviel zu den kirchlichen Institutionen, deren keine ganz frei ist von dieser furchtbaren Heuchelei. Wie steht es nun um das irdische Gesetz? In Frankreich und in den meisten anderen Ländern wird versuchter Selbstmord nicht bestraft, nur die »unterlassene Hilfeleistung für Personen in Lebensgefahr« – ein netter Euphemismus, wenn es um Hilfe für einen Verzweifelten geht, der flehentlich bittet: »Töte mich!« Dagegen wird aktive Sterbehilfe oder Euthanasie als Verbrechen, als Mord verfolgt. Ein Arzt, der ein Neugeborenes absichtlich sterben läßt, wenn es irreparable Mißbildungen aufweist, die es mit Sicherheit zu einem geistig oder körperlich Schwergeschädigten machen werden, ist nach unseren Gesetzen ein Mörder. Das wäre vielleicht noch annehmbar, wenn der Staat die volle und ganze Verantwortung für den Geschädigten auf sich nähme, wenn die Gesellschaft den Eltern auf Dauer die nötige materielle und psychologische Hilfe zuteil werden ließe. Doch das ist durchaus nicht der Fall.

So gerät das Prinzip der Achtung vor dem Leben in Widerspruch zu dem Prinzip der Achtung vor der Familie, die ja durch ein solches Kind nicht nur materiell, sondern auch moralisch und psychisch nachhaltig gestört wird. Es gerät ebenfalls in Konflikt mit dem Prinzip der Achtung der menschlichen Würde und Integrität, denn ist das Dahinvegetieren unter solchen Bedingungen noch ein menschliches Leben?

Professor Minkowski, ein Arzt, der etliche Fälle dieser Art zu behandeln hatte, äußerte daher über Neugeborene, bei denen aufgrund von Elektroenzephalogrammen sichere Anzeichen für die totale und irreversible Abwesenheit bestimmter Gehirntätigkeiten vorliegen – über Wesen also, die zu einem rein vegetativen Leben verurteilt sind: »In einem solchen Fall stellen wir das Gerät für die künstliche Beatmung ab, ohne erst die Eltern zu fragen. Denn wir wissen, daß Eltern bei einem Neugeborenen, das sein Leben lang aufs schwerste geschädigt sein wird, im Grunde nicht wollen, daß es überlebt. Würden wir sie aber bei der Entscheidung hinzuziehen, so hätten sie tiefe Schuldgefühle« (nachzulesen in »Le Figaro« vom 1. Juli 1974). Vor Gericht wäre Professor Minkowski des vorsätzlichen Mordes für schuldig befunden worden, hätte eine Untersuchung ergeben, daß diese Erklärung der Wahrheit entsprach.

Soweit die französische Rechtsprechung. Wie in vielen Fällen beruht sie auch hier auf gewaltiger Heuchelei. Wer erinnert sich nicht an die peinlichen Abtreibungsprozesse (vor dem Gesetz war Abtreibung schlicht ein Verbrechen und ist es in zahlreichen Ländern heute noch), bei denen sich beide beteiligten Frauen, die eine, die die Abtreibung verlangt, und die andere, die sie vorgenommen hatte, Seite an Seite auf der Anklagebank wiederfanden? Dabei wußte doch jeder: Frauen, die besser informiert waren und vor allem über die nötigen Mittel verfügten, flogen eben nach London oder nahmen den Zug nach Amsterdam und entkamen so dem Arm der Justiz und den Händen von inkompetenten und improvisierenden »Engelmacherinnen«.

Vor dem Tod gibt es keine Gleichheit. Woher sollte sie denn auch plötzlich kommen, nachdem es vorher das ganze Leben lang keine gegeben hatte? Pierre Chaunu, ein nicht gerade progressiver Historiker, erklärte im November 1972 gegenüber der Zeitung »La Suisse«: »Gleichheit vor dem Tod ist ein Mythos. Die Uhren, die dem einen früher, dem anderen später die letzte Stunde schlagen, heißen soziale, ökonomische und politische Bedingungen.« Mit anderen Worten: Die Gesellschaft praktiziert eine *death control*, eine kollektive und stillschweigende Euthanasie durch Auswahl. Und das Hauptkriterium dieser Auswahl ist das Geld, die soziale Stellung.

Weder die Kirchen noch die Rechtsprechung geben also dem Arzt und dem Patienten, der im Sterben liegt, eine hinreichende Antwort. Die einen verurteilen blind, die andere bestraft selektiv. Wir haben gesehen, wie dünn, ja kaum wahrnehmbar die Grenze zwischen »passiver« und »aktiver« Sterbehilfe sich für den Arzt darstellt. Wie sieht sie nun für den Sterbenden aus? Wie betrachtet er selbst den »sanften Tod«? Schematisch und vielleicht etwas willkürlich lassen sich die verschiedenen Möglichkeiten wohl in folgenden fünf Fällen zusammenfassen:

Erster Fall: Der Kranke ist bei vollem Bewußtsein, aber unheilbar, und verlangt beharrlich nach seinem Tod. Er tut es in voller Kenntnis der Sachlage. Er beteuert es immer wieder, bestätigt und unterstreicht seinen Willen. Da er seine Lage kennt, ist seine Bitte nicht bloß ein verklausulierter Wunsch, zu hören, daß er trotzdem noch Chancen habe. Der Arzt und die Schwestern haben ihr Möglichstes getan, der tödliche Ausgang ist ihrer Ansicht nach unvermeidlich und steht kurz bevor. Auch die Angehörigen sind dafür, daß seinen Leiden und Ängsten ein Ende gemacht wird, da sein Leben ja keinen Sinn mehr hat und ohnehin bald zu Ende geht.

Das ist zweifellos der Extremfall. Hier stellt sich die Frage nicht wirklich.

Zweiter Fall: Der Kranke hat eine »Verfügung« unterzeichnet im Sinne des oben zitierten Euthanasie-Manifests; oder, was auf dasselbe hinausläuft, er hat, als er noch bei Bewußtsein war, unmißverständlich bekundet, daß er keine sinnlosen Rettungsversuche wünscht, die nur seine Agonie verlängern. Nun ist er jedoch nicht mehr in der Lage, diesen Wunsch zu bekräftigen. Gilt seine frühere Willensbekundung noch, oder muß man annehmen, daß er sie jetzt widerrufen würde, wenn er dazu in der Lage wäre?

Dritter Fall: Der Sterbende ist bewußtlos, doch seine Reaktionen zeigen, daß er seine Schmerzen nicht länger aushält. Ihn weiter am Leben zu erhalten kann nur bedeuten, eine Agonie in die Länge zu ziehen, von der niemand weiß, ob er sie noch in Angst und Schmerzen erleidet oder ob sein Geist diesen gequälten Körper bereits verlassen hat.

Vierter Fall: Der Kranke ist bei Bewußtsein und auf seinen Tod vorbereitet. Er verlangt nicht, daß die Agonie beendet wird, aber es ist klar, daß er bereits nicht mehr auf der Seite des Lebens steht. Medizinisch ist er unrettbar verloren, eine Besserung, auch nur von kurzer Dauer, ist in seinem Verfallszustand undenkbar.

Fünfter Fall: Der Sterbende ist bewußtlos, er hängt an Schläuchen und wird künstlich am Leben erhalten, existiert also nur noch rein vegetativ. Die Gehirnfunktionen haben ausgesetzt, es ist nichts mehr zu machen, er liegt im Sterben. Er hat aber nie geäußert, was er in diesem Falle möchte – vielleicht, weil man ihm, als es noch Zeit war, nicht die Wahrheit gesagt hatte. Die Familie ist vollkommen hilflos und schweigt, das Pflegepersonal hat keine Meinung.

Fünf Fälle. Bei dreien davon ist es unsicher, wie sich der Arzt verhalten soll. Denn ein entscheidender Unsicherheitsfaktor ist die Bewußtlosigkeit des Patienten. Nur in diesen Fällen, die allerdings die häufigsten sind, scheint die Entscheidung allein beim Arzt zu liegen. Soll er stur weitermachen, soll er aufgeben, die Apparate abstellen, oder soll er den Tod herbeiführen?

Wie schon bei der Frage, ob der Patient die Wahrheit erfahren soll oder nicht, trifft der Arzt in der Regel auch diese Entscheidung nicht ganz allein. Er ist weder ein Magier noch der absolute Herr über Leben und Tod. Er teilt seine Verantwortung mit dem Pflegepersonal und mit den Angehörigen oder Freunden des Kranken, auch wenn sie ihm nur Vorschläge machen können – denn natürlich werden sie seine Auskunft über die Unabwendbarkeit und den baldigen Eintritt des Todes berücksichtigen. Doch das ist immer noch eine Frage der Medizin und nicht der Moral. Die moralische Entscheidung dagegen muß zumindest mit ihnen besprochen werden.

Der Arzt kann nach dem Beispiel von Professor Minkowski darauf verzichten, die Angehörigen zu befragen, um sie nicht mit Schuldgefühlen zu belasten; oder sie sind nicht in der Lage, ihm zu helfen. Es bleibt ihm immer noch eine Stütze: das Pflegepersonal. Auf jeden Fall darf er sich hier nicht einfach zurückziehen und souverän aufgrund seiner persönlichen Überzeugungen, seines Wissens und seiner Autorität entscheiden.

Ein zweiter Unsicherheitsfaktor ist das Todesverlangen eines Patienten. Wenn einer unzweideutig, schriftlich oder mündlich, wiederholt seinen festen Willen bekundet hat, zu sterben, bevor er in einen bewußtlosen Verfallszustand übergeht, kann man dann sicher sein, daß er seine Meinung nicht im letzten Augenblick ändern würde, wenn er dazu in der Lage wäre, daß er sie nicht bereits geändert hat? Gibt man seinem Todesverlangen statt, mag es auch vom Pflegepersonal und von der Familie bestätigt worden sein, macht man sich dann nicht zum Handlanger eines Selbstmords? Geht der Arzt, dessen Pflicht es doch ist, das Leben zu erhalten, nicht in eine Falle, wenn er sich darauf einläßt, ein Leben unter dem Vorwand, daß der Betroffene ihn darum gebeten habe, bewußt zu verkürzen? Ist das der Dienst, den er dem Patienten zu leisten hat, unter Mißachtung der elementarsten Anforderungen seines Berufs?

Selbstmord ist ein Problem für sich, dessen Behandlung ein ganzes Buch erfordern würde und über das auch schon mehr als eines geschrieben worden ist. Sagen wir es hier ganz offen: Selbstmord kann nicht befürwortet werden. Wer ihn rechtfertigt, sei es auch unter Verweis auf eine Vielzahl von besonderen Umständen und Überlegungen, nimmt das Risiko auf sich, ihn hervorzurufen, denn in diesem Bereich ist der Nachahmungszwang für drepressive Geister besonders stark. Wer den Selbstmord als mutigen Freiheitsakt lobt,

lobt im Grunde den Tod als solchen und öffnet sämtlichen Morden durch Mittelspersonen das Tor.

Selbstmorde gibt es in vielen Versionen. Der Selbstmord des Sokrates oder, uns näher, die Selbstmorde Hemingways oder Montherlants. Der Selbstmord der Witwe von Marcel Sembat, die eine Notiz hinterließ, mit der sie sich dafür entschuldigte, daß sie ihren Gefährten um zwölf Stunden überlebt hatte. Der Selbstmord von Simone Weil, die in London während des Krieges an Entkräftung starb, weil sie versucht hatte, obwohl sie wußte, daß sie es nicht überleben würde, mit derselben Lebensmittelration auszukommen, die ihren Landsleuten im besetzten Frankreich zugeteilt wurde. Selbstmord aus Verachtung oder Ablehnung eines Lebens, das es nicht mehr wert ist, gelebt zu werden. Selbstmord, der niemals auf Liebe zum Tod beruht, aber letztlich immer etwas mit Depressionen zu tun hat und den man als einen Akt bald der Verzweiflung, bald des Mutes kaschiert.

Nein, Selbstmord ist fast in jedem Fall schrecklich und abscheulich wie der Tod selbst. Er ist das Ende einer Krankheit, einer Krankheit wie alle anderen. Zu behaupten, er sei vielleicht »das letzte Stück Freiheit in unserem Dasein«, wie es der Schriftsteller Alfred Fabre-Luce getan hat, heißt das Risiko auf sich zu nehmen, daß dieses neue Jahrhundertübel sich noch mehr verbreitet, vor allem unter den jungen Menschen. In seinem Buch »Lob der Flucht« (*Eloge de la fuite*, Laffot 1976) schreibt Henri Laborit: »Der Hymnus eines Selbstmörders auf den Tod ist nichts anderes als der letzte Hymnus auf das Leben, den ein Mensch anstimmt, dessen Stimme vom dumpfen Lärm der Welt um ihn her bereits erstickt worden ist...«

Also muß die Antwort *nein* heißen, wenn der Patient fordert: »Doktor, töten Sie mich.« Etwas anderes ist es, wenn er sagt: »Doktor, erlösen Sie mich, ich kann nicht mehr. Am Ende meines Lebens habe ich das Recht, würdig abzutreten, und ich bin dazu entschlossen.« Der Arzt, der darauf antwortet: »Ich bin lediglich für Ihre Behandlung zuständig«, versteckt sich hinter bequemer Unverbindlichkeit und versäumt seine Pflicht, die darin besteht, bis zuletzt Arzt zu sein.

Es gibt also keine Antwort, die wirklich befriedigend wäre. Das religiöse Gebot ist nicht besser als das Bürgerliche Gesetz, die ärztliche Standesordnung nicht akzeptabler als die traditionelle Moral. Wenn aber all diese Regeln, die gestern als richtig galten, heute nicht mehr genügen, so liegt das in erster Linie daran, daß Medizin und Krankheit, Leiden und Tod sich geändert haben.

Alle herkömmlichen Antworten bleiben hinter dem Fortschritt der Wissenschaft zurück. Sie stammen aus einer Zeit, als man die heutigen Kenntnisse über den Krebs und andere tödliche Krankheiten noch nicht hatte, als man den Tod noch anders empfand, als die Analgetika noch nicht erfunden waren, als es die modernen Reanimationstechniken noch nicht gab, als die durchschnittliche Lebenserwartung noch viel kürzer war. Ähnlich wie das französische Pressegesetz, das in seiner Substanz aus dem Jahre 1881 stammt, also ein halbes Jahrhundert vor der Erfindung des Rundfunks und 75 Jahre vor der explosionsartigen Ausbreitung des Fernsehens formuliert worden ist. Das Dossier muß wieder geöffnet, das Problem muß neu und konstruktiv diskutiert werden.

Am verbreitetsten unter denen, die von der Notwendigkeit einer gründlichen Revision des Bürgerlichen Gesetzbuches überzeugt sind und zugleich meinen, daß auch die religiösen Gebote eines Tages hinfällig werden, ist der Gedanke, die einschlägigen Paragraphen einfach ersatzlos zu streichen. Soll man etwa, so fragen sie, nachdem man die Euthanasie zu einem gewöhnlichen Mord erklärt hat, der strafrechtlich verfolgt und geahndet werden muß, nun das Gegenteil proklamieren und das Recht auf den Tod gesetzlich festschreiben? Das französische Strafrecht kennt wie gesagt keinen Selbstmord. Es wäre zweifellos besser gewesen, hätte es auch die Abtreibung nicht zur Kenntnis genommen und hätte man sich damit begnügt, das Gesetz, das sie unter Strafe stellte, einfach zu streichen. Die Euthanasie muß lediglich entkriminalisiert, von jeder Strafe befreit werden. Dann steht jeder vor seinem eigenen Gewissen, und jeder Fall kann angemessen gelöst werden.

Es komme hier keiner und sage uns, wie der französische Episkopat in seiner erwähnten Erklärung, daß die Euthanasie wie die Abtreibung »nur neue und furchtbare Probleme aufwirft«. Jede Erfindung, jede Neuerung, jede Erkenntnis, jede Evolution von Lebenssystemen, Verhaltensweisen und Ansichten – und Gott weiß, wie furchtbar unsere Zeit darin ist! – treibt neue Probleme hervor, die gelöst werden müssen. Manche davon ersetzen die alten, die plötzlich gegenstandslos geworden sind, manche kommen hinzu und verwirren das Knäuel noch mehr. Das ist nun einmal so. Will man nicht jeden Fortschritt und jede Veränderung ablehnen, muß man die Konsequenzen wohl oder übel auf sich nehmen.

Die Gefahr, die in einer totalen Öffnung, im schlichten Verzicht auf jede Art Strafe liegt, ist die Entstehung eines rechtlichen und moralischen Vakuums. Ein solches Vakuum ließe den Arzt allein und hilflos. Er wüßte nicht mehr, wie weit er gehen darf. Selbst wenn er sich mit Beratern umgäbe, wäre das zugegebenermaßen keine bequeme Lage.

Also die schriftliche Autorisierung, die Legalisierung der Euthanasie wie zuvor der Abtreibung? Auch das wäre keine wirklich befriedigende Lösung. Es ließe die Tür für vielerlei Mißbrauch offen. Zitiert wird hier üblicherweise die schreckliche Forderung des Nobelpreisträgers Alexis Carrel, jenes Gelehrten und Moralisten, der vor vierzig Jahren die Anwendung der Euthanasie kaltblütig auf alle hochgradig Schwachsinnigen, irreversibel Geisteskranken, auf alle unheilbar Kranken und Gebrechlichen ausdehnen wollte... Und nicht weniger rituell folgt meistens der Hinweis, daß Hitler es noch schlimmer getrieben hat. Doch es gibt auch aktuellere Beispiele. Igor Barrère und Pierre Desgraupes veröffentlichten vor kurzem in einem Buch über die Euthanasie – geschrieben anhand von achttausend Briefen zu einer geplanten Fernsehsendung über das Thema, auf die sie dann schließlich verzichteten – wahrhaft bestürzende Aussagen. Da freut sich zum Beispiel eine großartige Familienmutter bereits auf die Sendung, weil sie dann, wie sie erklärt, ihren Schwiegervater vor den Bildschirm setzen werde, damit er endlich einsehe, daß er stört und seinen Tod verlangen soll.

All jene guten Leute, die, um sorglos in den Urlaub fahren zu können, das Goldfischbecken in den Ausguß leeren, den Hund oder die Katze aussetzen und die noch durchaus rüstige Oma ins Krankenhaus bringen mit der Bitte, sie doch wenigstens einen Monat lang dortzubehalten – würden sie nicht ohne weiteres auch imstande sein, die hilflose und schon ein wenig gestörte alte Frau dazu zu bewegen, in vorschriftsmäßiger Form ein Gesuch um Euthanasie zu unterschreiben? Und wie groß wäre die Versuchung, sich auf diese Weise des Erbonkels zu entledigen, der gerade sein letztes Geld zum Fenster hinauswirft? Ganz zu schweigen von der Möglichkeit einer »freiwilligen« kollektiven Euthanasie unliebsamer gesellschaftlicher Gruppen...

Aber Hitler ist tot, und wir sind zivilisierte Menschen, nicht wahr? Politik hat hier nichts zu suchen. Wirklich nicht? Die Richter, die anordneten, daß der Nazikollaborateur Pierre Laval, der im Sterben lag, weil er eine nicht mehr ganz frische Ampulle Cyanid geschluckt hatte, als ihm seine bevorstehende Hinrichtung mitgeteilt worden war, unter allen Umständen wiederbelebt werden mußte, damit man ihn ordnungsgemäß füsilieren konnte, waren Richter wie andere. Und auch die Ärzte, die sich nach besten Kräften und mit Erfolg bemühten, den Sterbenden für jenen kurzen Moment wieder zum Bewußtsein zu bringen, den man brauchte, um ihn zu töten, waren Ärzte wie andere. Sie waren durchschnittliche Franzosen, durchschnittliche Richter, durchschnittliche Ärzte, sehr durchschnittliche...

Als während des Algerienkriegs die gefangenen Führer der algerischen Befreiungsfront, Ben Bella, Krim Belkassem und ihre Gefährten, einen Hungerstreik machten und nach Garches auf die Reanimationsstation gebracht wurden, zögerten die hochangesehenen Ärzte, die man zu ihnen gerufen hatte: Sollten sie diese Algerier gegen ihren Willen retten? Oder sollten sie diese entschlossenen Gegner Frankreichs tatenlos ihrem Hungerstreik überlassen, was auch geschehen würde? Schließlich wurde der älteste, der Pastor Vallery-Radot, der als sehr müde galt, zu Hilfe gerufen. Sein Spruch gab schließlich den Ausschlag: »Meine Herren, Sie haben nur Ihre ärztliche Pflicht zu erfüllen.« Und alles kehrte wieder in die gewohnte Ordnung zurück. Dieser Mann war kein Durchschnittsmensch. Was er übrigens später noch einmal beweisen sollte, als er sich trotz seiner Bindungen an de Gaulle weigerte, für den Tod des Putschgenerals Salan zu stimmen. Er wollte der Wahl seiner Jugend treu bleiben.

Eine politische Verantwortlichkeit der Ärzte gab es zum Beispiel auch, als sie den halbtoten Präsidenten Pompidou monatelang unter entsetzlichen Schmerzen, die auch durch massiven Einsatz von Medikamenten nicht mehr zu lindern waren, weiterregieren ließen. Das war die Umkehrung der Euthanasie: eine »Behandlungswut«, die in diesem Falle nicht nur einem einzelnen Menschen, sondern einer ganzen Nation hätte schaden können, wäre in diesen Monaten etwas Dramatisches geschehen. Vor eine Entscheidung gestellt, die ähnlich gravierend war wie die Frage der Wahrheit bei Todkranken oder gar die der Euthanasie, nämlich zwischen Geheimhaltung oder offener Information, zunächst des Patienten und dann, falls er ihnen kein Gehör geschenkt hätte, der Öffentlichkeit, beschlossen die Ärzte zu schweigen und der Natur ihren Lauf zu lassen, ohne Rücksicht auf die damit verbundenen Gefahren für ihren Patienten und ihr ganzes Land.

Das sind in der Tat schwere, sehr schwere Verantwortlichkeiten für die Ärzte. Darf man sie damit allein lassen, da es nunmal zu ihrem Beruf gehört und man lieber nichts sehen, nichts hören, nichts wissen will? So hat es zum Beispiel Michel Tournier gefordert: »Die absolute Unverletzlichkeit des Lebens und die bedingungslose Pflicht zur Rettung kranker und alter Menschen müssen das einzige bleiben, was im Gesetzbuch zu diesem Thema steht. Euthanasie... ist vielleicht in einigen äußerst seltenen Fällen vorzuziehen. Wenn aber ein Arzt sich entschließt, nicht alle verfügbaren Behandlungsmöglichkeiten einzusetzen, bloß um – zum Nachteil anderer Patienten – ein winziges Fünkchen Leben in einem leidenden und schon fast völlig zerstörten Organismus zu erhalten, so ist das eine Entscheidung, die nur ihn allein angeht und die er schweigend zu treffen hat.«

Es gibt offensichtlich keine »gute« Lösung. Was wäre beim gegenwärtigen Stand der Dinge die am wenigsten schlechte? Eine äußerste Grenze, einen Bezugspunkt muß es doch geben, und sei es auch nur als Anhaltspunkt für die einsame Gewissensentscheidung des Arztes, die er in jedem Fall seiner Umgebung vorlegen muß, dem Pflegepersonal und wenn möglich den Angehörigen.

Wie wir gesehen haben, darf Euthanasie also weder gesetzlich erlaubt werden, gleich unter welchen Bedingungen oder Klauseln gegen möglichen Mißbrauch, noch von vornherein straffrei bleiben und im Strafgesetzbuch einfach nicht vorkommen. Das Schockierende an der heutigen Regelung ist, daß Euthanasie dem Mord gleichgestellt und als solcher verfolgt wird – noch dazu blind, was in der Praxis heißt, daß sie in einem von tausend Fällen vor Gericht kommt und dann bald bestraft, bald freigesprochen wird. Ein Gesetz, das von der Justiz selber verleugnet, verdreht oder nicht angewandt wird, ist kein Gesetz. Und wie soll man sich übrigens vorstellen, daß ein und dieselbe Gesellschaft gleichzeitig und wohl in Kürze zwei Gesetzesreformen durchführt: die Abschaffung der Todesstrafe und die Ermächtigung zum Töten durch Euthanasie?

Müßte der erste Schritt nicht die Trennung zwischen Euthanasie und Mord sein, so daß letzterer weiterhin als Kapitalverbrechen gilt, erstere aber als simples Vergehen? Wenn ein Kapitän sein Schiff verliert, kommt er vor Gericht. Wenn ein Arzt wissentlich das Leben seines Patienten verkürzt, müßte er sich zu verantworten haben, falls Klage gegen ihn erhoben wird. Freilich dürfte solch eine Klage nur in bestimmten Fällen und unter genau festgelegten Bedingungen statthaft sein, damit Prozeßlawinen gegen Ärzte vermieden werden, wie sie in manchen Ländern, besonders in den Vereinigten Staaten vorkommen. So delikat und unvollständig eine solche Gesetzesreform auch wäre, sie würde zumindest einen gewissen Fortschritt darstellen, ohne allzu vielen Mißbräuchen Tür und Tor zu öffnen.

Eine letzte Bemerkung noch. Im Verhältnis von Arzt und Patient sollten trotz allem nicht die Rollen vertauscht werden. Beide Parteien tun gerne so, als ob sie allein alle Rechte beanspruchen könnten. Die Ärzte, als ob ihnen die Patienten alles schuldeten, die Patienten, als ob ihnen die Gesellschaft alles schuldete. Beide machen so viele Rechte geltend, daß man sich fragt, ob sie darüber nicht manchmal ihre Pflichten vergessen. Zu viele Ärzte beschäftigen sich ganz souverän mit anderen Dingen als mit der Gesundheit und üben gelegentlich heftigen Druck in Bereichen aus, die ihre Kompetenzen zweifellos überschreiten. Und wie viele Patienten finden es ganz normal, von der Allgemeinheit rundum versorgt zu werden, entrüsten sich aber, wenn diese es ablehnt, für ihre Fehler aufzukommen? Selbstgefälligkeit und zur Schau getragenes Leiden finden sich nur allzu oft auf beiden Seiten.

Zum Abschluß dieser Betrachtungen über die schlimmste aller Krankheiten, über die Ärzte und die Patienten, über das Leiden und Sterben, über Wahrheit und Euthanasie, seien noch drei Bemerkungen angefügt, die sich uns bei unseren Begegnungen und Gesprächen, bei unserer Lektüre und schließlich beim Schreiben dieses Buches aufgedrängt haben.

Die erste Bemerkung ist gewiß nicht von umwerfender Originalität: Die Medizin steckt in einer Krise. Jahrhundertelang war der Spruch des Arztes unanfechtbar, seit Jahrzehnten entscheidet er kraft seines Wissens über Leben und Tod, in den letzten Jahren hat er sich gar dazu hinreißen lassen, die Moral und das Recht, das Gute und Wahre zu predigen. Die ärztliche Macht, starr in ihrer Unbeugsamkeit, hat sich den anderen Mächten aufgedrängt und fordert für sich das Monopol der Orthodoxie. Keine Lehre, keine Forschung, keine Neuerung wird zugelassen, die nicht den offiziellen Beglaubigungsstempel trägt. *Nulla salus extra ecclesiam.* Außerhalb ihrer Hierarchie gibt es nur Ignoranz.

Neuerdings aber – und dies ist die zweite Bemerkung – müssen die Ärzte mit den Kranken rechnen und sogar mit den Gesunden, den potentiell Kranken. Die alte Unfehlbarkeit wird in Zweifel gezogen, die Autorität in Frage gestellt, das Monopol angefochten. So entsteht Ratlosigkeit, die ärztliche Macht wird in die Defensive gedrängt und sieht sich dazu verurteilt, einen Grabenkrieg zu führen, den sie auf längere Sicht nur verlieren kann. Er ist nicht der einzige dieser Art: Alle traditionellen Mächte sehen sich heute in Frage gestellt – und zwar um so nachdrücklicher, je existentieller das Gebiet ist, das sie beherrschen, und je arroganter sie auftreten. Was aber ist existentieller als Gesundheit, Leben und Tod, und was tritt arroganter auf als die ärztliche Macht?

Jede Macht muß ständig von neuem begrenzt und in Frage gestellt werden. »Permanente Revolution« bedeutet vielleicht nichts anderes als »nicht-permanente Autorität«. Man weiß ja: »Jede Macht korrumpiert, absolute Macht korrumpiert absolut.« Könnte man nicht auch sagen: »Die ärztliche Macht kann Schlimmes anrichten, die absolute ärztliche Macht kann niemals Gutes bewirken«? Sie will Recht behalten um jeden Preis, mehr Recht als die Kirchen, die an sich zweifeln, mehr als die überall kritisierten Staaten, mehr als das zunehmend bedrohte Kapital, mehr als alle, die irgendwo ein Stück Wissen und Autorität besitzen, die Justiz und die Polizei, die Schule und die Armee, ja sogar die Familie. Und wie viele von diesen Mächten wird auch die ärztliche Macht zugleich von innen ausgehöhlt, trotz all ihrer Vorsichtsmaßnahmen zur Aufrechterhaltung ihrer Orthodoxie.

Steht also zu hoffen, daß sich endlich eine Bresche in der Burgmauer öffnet? Gaston Baissette, der Dichter und Landarzt im Languedoc, hofft und glaubt es. In seinem Buch »An den Grenzen der Medizin« *(Aux confins de la médicine,* Julliard 1977) fragt er sich, ob wir nicht »wie zu Zeiten Pasteurs an der Schwelle einer Umwälzung der gesamten Medizin stehen, die alle unsere bisherigen Kategorien hinfällig machen wird«, so daß man erleben werde, »wie neue Kategorien sich allmählich durchsetzen, die das alte Gerüst zum Einsturz bringen und die Medizin von Grund auf umformen«.

Vermutungen eines Dichters? Baissette sei ja bloß ein unbedeutender Landarzt, er habe nicht einmal die höheren akademischen Weihen, werden die Tempelhüter einwenden. Nun gut, so hören wir eben Professor Michel Ribet, den Chef der chirurgischen Universitätsklinik in Lille, der in »Le Monde« vom 16. Februar 1977 schrieb: »Der Arzt muß wieder nachdenken lernen, und darauf muß man ihn vorbereiten... Die Kranken brauchen humane Menschen mit medizinischen Kenntnissen. Statt dessen finden sie manchmal nur Pseudowissenschaftler, denen jede menschliche Regung abgeht... Eine Revolte gegen die medizinische Apparatur ist im Kommen.«

Nichts anderes habe ich hier gesagt, wenn auch vielleicht manchmal etwas hart. Möge Baissette recht haben, möge Ribet Gehör finden! Mir genügt es, wenn ich mit diesem Ausflug in ein Gebiet, das nicht das meine ist, wenn ich durch diese Gedanken und Reflexionen zum Bericht eines Arztes ein paar Elemente beisteuern konnte, die für andere von Nutzen sind: für die Ärzte und – warum nicht? – auch für die Patienten, für uns Sterbliche insgesamt.